Eva Keil-Kuri

Kassenanträge –
Denkanstoß
statt Angstpartie

Eva Keil-Kuri

Kassenanträge – Denkanstoß statt Angstpartie

Das notwendige Know-how zur rationellen und erfolgreichen Abfassung

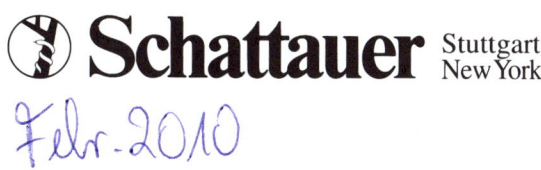
Schattauer Stuttgart New York

Febr. 2010

Dr. med. Eva Keil-Kuri
Fachärztin für Innere und Psychotherapeutische Medizin
mit Weiterbildungsbefugnis
der Bayerischen Landesärztekammer
Etterschlager Straße 7–9
82234 Wessling

Anmerkung:
In Ihren Anträgen, die Sie an die Krankenkassen schicken, sollen nur die Ziffern, nicht aber die daneben stehenden, fett hervorgehobenen Überschriften angegeben werden. Diese wurden für sie zur besseren Orientierung von den Infoblättern wiederholt.

Bibliografische Information der Deutschen Nationalbibliothek
Die Deutsche Nationalbibliothek verzeichnet diese Publikation in der Deutschen Nationalbibliografie; detaillierte bibliografische Daten sind im Internet über http://dnb.d-nb.de abrufbar.

© 2005 by Schattauer GmbH, Hölderlinstraße 3, 70174 Stuttgart, Germany
E-Mail: info@schattauer.de
Internet: http://www.schattauer.de
Printed in Germany

Lektorat: Volker Drüke, Münster
Umschlagabbildung: Nach dem Bild „Die zwei Gesichter der Depression" von Eva Keil-Kuri, entworfen von Thomas A. Günther.
Satz: Fanslau Communication/EDV, Düsseldorf
Druck und Einband: CPI – Ebner & Spiegel, Ulm

1. Sonderausgabe 2008

ISBN 978-3-7945-2631-4

Vorwort

Seit ich das erste Buch über die Abfassung von Kassenanträgen schrieb sind zehn Jahre vergangen. Inzwischen habe nicht nur ich weiter ungezählte Anträge geschrieben, sondern auch alle Kollegen und Kolleginnen mit Kassenzulassung sowie die Ausbildungskandidaten und -kandidatinnen, die naturgemäß am meisten unter der immer noch nicht geänderten Pflicht, diese Anträge zu schreiben, leiden. Ich habe an vielen Orten, seit Einführung des Psychotherapeutengesetzes, auch für die Psychologischen Psychotherapeuten und -therapeutinnen, das Know-how dieser „Crux für viele" vermittelt und dabei festgestellt, dass sich nichts geändert hat: Die meisten Therapeuten und Therapeutinnen sind nicht in der Lage, diese Aufgabe emotionslos oder gar positiv motiviert zu erledigen. Sie erleben sie stattdessen immer noch wie eine Angstpartie, empfinden psychischen Druck und diese Forderung als Unverschämtheit – und sie hoffen, dass die Pflicht, Anträge zu schreiben, möglichst bald abgeschafft wird. Im Zuge aller Reformen in diesen zehn Jahren wurde auch immer wieder das Gerücht ausgestreut, ein Ende der Schreibnöte sei nahe; stattdessen wurde aber im Sinne einer anders schwer durchführbaren Qualitätssicherung auch noch der ausführliche Kurztherapie-Antrag eingeführt, während früher einige Sätze zur Begründung dieser Verfahren genügten. Diese Vorschrift wurde nicht zuletzt deshalb erlassen, weil sehr viele Kolleginnen und Kollegen aus Angstabwehr der ausführlichen Langzeitanträge nur noch Kurzanträge gestellt und nach Ablauf der damit genehmigten 25 Sitzungen die Patienten „antherapiert" weggeschickt haben, was vielen schlecht bekommen ist. Da Kolleginnen und Kollegen, die bereits bei Einführung dieser Vorschrift 35 ausführliche Langzeitanträge geschrieben hatten, auf Antrag an die KV von der Pflicht diese Kurztherapie-Anträge, die fast so viel beinhalten müssen wie ein Langzeitantrag, zu schreiben, befreit wurden, gibt es jetzt zusätzlich den meist sehr kontraproduktiven Neid zwischen denen, die befreit sind oder werden, nachdem sie 35 Anträge geschrieben und genehmigt bekommen haben, und denen, die noch auf dem Wege dahin leiden.

Außerdem ist bis heute kein ausreichend ausführliches Buch über die Abfassung von Anträgen für Kinder und Jugendliche erschienen; daher habe ich mich entschlossen, diesen neuen Leitfaden zu schreiben, um zu erreichen, dass die Anträge, ein noch immer integraler Bestandteil unserer täglichen Arbeit, aufhören, für viele eine Angstpartie zu sein, sondern stattdessen eine Denksport-Aufgabe werden, die sogar Spaß machen kann, in jedem Fall aber hilfreich für den Therapieverlauf ist und nicht mehr die karge Freizeit der Kollegen und Kolleginnen unnötig verkürzt[1].

Die Umschlagabbildung entstand in kreativer Zusammenarbeit mit Herrn Professor Thomas A. Günther von der Fachhochschule für Grafik und Design in München und ich danke ihm sehr für seine Hilfe.

Bedanken möchte ich mich auch beim AOK-Bundesverband und der Bezirksfinanzdirektion Regensburg, die mir die Nachdruckgenehmigungen für folgende

---

1 Aus Vereinfachungsgründen werde ich im Folgenden nicht immer beide Geschlechter benutzen, sondern häufig nur das männliche; gemeint sind aber immer beide Geschlechter – sowohl bei Patienten als auch bei Behandlern.

Formulare erteilt haben: der AOK-Bundesverband für das „Informationsblatt für tiefenpsychologisch fundierte und analytische Therapie bei Erwachsenen" und „Informationsblatt für tiefenpsychologisch fundierte und analytische Psychotherapie bei Kindern und Jugendlichen" (Auszüge auf den S. 37/38, 50, 84, 88, 120/121, 123 und 142), die Bezirksfinanzdirektion Regensburg für die Formblätter „Antrag auf Anerkennung der Beihilfefähigkeit für Psychotherapie" und „Bericht an den Gutachter zum Antrag auf Anerkennung der Beihilfefähigkeit für Psychotherapie" (S. 109/110, 114/115, 118).

Wessling, im März 2005   **Eva Keil-Kuri**

Inhalt

Allgemeiner Teil 1

Einleitung 2

Mentale Modelle zu Kassenanträgen . 3

Formale Kriterien 4

**Behandlungsbedürftige seelische
Krankheit – Definition und
von den Kassen zugelassene
Behandlungsverfahren** 5

**Leistungsbegrenzung für
die einzelnen Verfahren** 6

Die Leistungsbegrenzung
tiefenpsychologisch fundierter
Therapien 7

Die Leistungsbegrenzung
der analytischen Psychotherapie . . 10

Die Leistungsbegrenzung
in der Kinder- und Jugendlichen-
Therapie 10

**Informationsgewinnung
vor Abfassung des Antrags** 11

Das so genannte Vorfeld 14

Formen des Erstgesprächs 16

Strukturiertes versus
unstrukturiertes Erstgespräch 16

Argumente für und gegen
unstrukturierte und strukturierte
Gesprächsführung im Erst-
interview 17

Nonverbale Beobachtung 19

**Zweckmäßige Gestaltung
des Therapieraums** 21

Gestaltung des Therapieraums für
Einzel-/Paar- und Familientherapie . . . 21

Die Gestaltung des Therapieraums
für Jugendliche 22

Die Gestaltung des Therapieraums
für Kinder 22

Die Gestaltung
des Gruppenraums 22

**Selbstbeobachtung und Gegen-
übertragungsentwicklung
beim Therapeuten** 23

**Gesprächstechnik und Beobachtung
der verbalen Signale des Patienten** . . 23

**Gestaltung des Gesprächsanfangs
und -endes** 25

Sinn der probatorischen Sitzungen . . 26

**Dokumentations- und Schweige-
pflicht** 27

Spezieller Teil 29

Erwachsenen-Therapie 30

Beispiele für das Erstgespräch
für eine tiefenpsychologisch
fundierte Langzeit-Einzeltherapie . 30

Beispiele für probatorische
Sitzungen 33

Beispiele für Kassenanträge 37

Der KZT-Antrag generell 43

Beispiele für das Erstgespräch
für tiefenpsychologisch fundierte
Gruppentherapie 52

Beispiele für ein Erstgespräch, das
zur Indikation für psychosomatische
Grundversorgung führt 60

Beispiele für ein Erstgespräch
für eine psychoanalytische
Einzeltherapie 63

Beispiele für probatorische
Sitzungen 66

Beispiele für Kassenanträge
für eine psychoanalytische
Einzeltherapie 70

Inhalt

Beispiele für ein Erstgespräch
für psychoanalytische
Gruppentherapie 76

Die probatorischen Sitzungen
vor Beginn der analytischen
Gruppentherapie 77

Anträge für analytische
Gruppentherapie 78

Der Fortführungsantrag – erster,
zweiter und eventuell dritter
Fortführungsantrag mit
Ergänzungsbericht(en) 83

Der Umwandlungsantrag 100

Beihilfeanträge 108

Kinder- und Jugendlichen-Therapie . . 120

Allgemeine Unterschiede
zur Erwachsenen-Therapie
je nach Alter des Kindes oder
Jugendlichen 120

Der KZT-Antrag 141

Der Fortführungsantrag 142

Der Umwandlungsantrag 149

**Gründe für die Ablehnung
von Anträgen** 150

Was tun, wenn ein Antrag
abgelehnt wird? 151

Formales zum Antrag auf
ein Obergutachten 152

Beispiel für ein Obergutachten:
Patientin P (Privatversicherung) . . . 152

Fortführungsantrag 155

Wichtige Ergänzungen
zur Symptomatik, Genese, Psychodynamik und Diagnose 155

**Aufbewahrungspflicht
von Anträgen** 157

Abrechnung der Anträge 158

Therapeutenwechsel 159

Schlussbemerkung 160

Sachverzeichnis 161

Literatur 166

Allgemeiner Teil

Einleitung

Das am 1.1.1999 in Kraft getretene Psychotherapeutengesetz hat für die Antragstellung keine Änderung gebracht: Noch immer müssen die Anträge nach den Psychotherapie-Richtlinien und Psychotherapie-Vereinbarungen der 90er Jahre des vorigen Jahrhunderts abgefasst werden, und der dazu erlassene Kommentar von Faber und Haarstrick behält seine Gültigkeit, auch wenn die Autoren inzwischen verstorben sind (vgl. Rüger et al. 2003).

Die meisten Kolleginnen und Kollegen arbeiten inzwischen mit PC-Programmen, die Antragsformulare ausdrucken und zum Teil sogar Textbausteine für die Abfassung der Anträge enthalten. Als Hilfen sind diese sicher brauchbar, doch werden die Gutachter mit Recht ärgerlich, wenn sie spüren, dass ein Antrag nur aus solchen Programm-Bausteinen zusammengestückelt und nicht das Ergebnis eigener Überlegungen ist. Denn um diese geht es vor allem in den Anträgen: Der Antragsteller soll damit seine Erkenntnisse aus der Biografie seines Patienten in dem Punkt „Psychodynamik" darlegen, einen dementsprechenden Behandlungsplan entwickeln und in diesem sowohl differenzialdiagnostische als auch differenzialtherapeutische Erwägungen anstellen und niederschreiben.

Auch für den Erfahrenen ist zum Beispiel die Genese einer Depression häufig zunächst nicht völlig zu klären, denn sehr oft hat ein Betroffener „Läuse und Flöhe", das heißt biografisch und stoffwechselbedingte Anteile seiner depressiven Erkrankung. Der Mensch ist kein ICD-Katalog, aus dem wir beliebig eine Ziffer entnehmen und ihn dadurch beschreiben können. Auch die DSM-IV-Achsen und die OPD (Operationalisierte Psychodynamische Diagnostik) ermöglichen nur annähernd die Charakterisierung der komplexen Symptomatik eines Individuums. Trotzdem müssen wir uns auf möglichst wenige ICD-Ziffern zur Beschreibung der Symptomatik des Patienten den Kassen und Gutachtern gegenüber festlegen, im Sinne von Arbeitshypothesen, wie sie für jede wissenschaftliche Arbeit traditionell aufgestellt werden.

Selbst wenn irgendein Zusammenhang bei der Abfassung des Antrags noch nicht klar ist, wird ein Gutachter in der Regel positiv auf die Überlegungen des Antragstellers reagieren, wenn aus seinem Text hervorgeht, dass er oder sie sich wirklich Gedanken über die möglichen Elemente der Psychodynamik gemacht hat. Es ist besser – zum Beispiel bei Frühgestörten, die ja oft „vernebeln" –, offen zu schreiben: „Ich denke, es ist so und so, bin mir aber noch nicht völlig sicher nach den probatorischen Sitzungen" als zu versuchen, dem Gutachter ein Lügengebäude zu verkaufen; Gutachter sind in der Regel wohlwollende und verständnisvolle erfahrene Kolleginnen und Kollegen, die kein Interesse daran haben, Antragsteller niederzumachen wie böse Mütter oder Väter; solche Gedanken entspringen nur den Angstfantasien derjenigen, die Anträge schreiben müssen! Diesen muss aber klar sein, dass der Gutachter eine einmal der Auftrag gebenden Kasse und dem Antragsteller mitgeteilte Entscheidung nur in Ausnahmefällen revidieren kann; in der Regel müssen der betroffene Patient und sein Therapeut bei einer Ablehnung innerhalb von vier Wochen Widerspruch einlegen und ein Obergutachten anstrengen. Das verlangen die Richtlinien, und nicht der Gutachter aus eigener Willkür!

Trotz dieser Bemerkungen: Die Abfassung der Kassenanträge ist weder eine unlösbare mathematische Aufgabe noch sollte sie eine Stunden oder gar Tage dauernde Sisyphus-Arbeit sein, sondern eine sich logisch aufbauende Stellungnahme zu dem, was ein Patient verbal und nonverbal in den ersten Begegnungen von sich mitgeteilt hat. Dabei muss der Therapeut natürlich sowohl ausreichende theoretische als auch methodische Kenntnisse haben und „mit dem dritten Ohr" (Theodor Reik) hören können sowie seine Gegenübertragung wahrnehmen und als diagnostisches und therapeutisches Instrument benutzen. Dazu sollen die folgenden Ausführungen helfen. Da die Anträge derzeit etwa mit dem Satz für eine Einzelsitzung honoriert werden, soll unser Ziel sein, sie möglichst auch in dieser Zeit abfassen zu können, um unnötige Frustration zu vermeiden.

Mentale Modelle zu Kassenanträgen

Mentale Modelle zu Kassenanträgen hindern uns an der notwendigen und kreativen Arbeit; wie können wir diese für uns erkennen und abbauen?

Nicht erst seit den Erkenntnissen der Hirnforschung der letzten Jahre wissen wir (im Grunde schon seit den ersten Arbeiten über Übertragung und Gegenübertragung vor knapp 100 Jahren), dass unser Verhalten multifaktoriell gesteuert wird – je nach unseren bisherigen Lebenserfahrungen und den Glaubens- und Wertesystemen, mit denen wir aufgewachsen sind. Daher ist auch weiter die Selbsterfahrung des Therapeuten in seinen Einzel- und Gruppen-Lehrtherapien unabdingbare Voraussetzung für eine möglichst optimale Wahrnehmung des Patienten, und diese wiederum ist Voraussetzung für den Behandlungsplan und die Abfassung der Anträge.

Dabei fantasiert nicht nur der Therapeut, sondern auch sein über das Prozedere des Antrags aufgeklärter Patient den anonymen Dritten (= Gutachter) je nach seinen subjektiven Lebenserfahrungen entweder als autoritären „bösen" Übervater, der im Generationenkonflikt unbedingt Sieger bleiben und Denkzettel in Form von Ablehnungen verpassen will, oder (im anderen Extrem) als „Schlappi", den man um den Finger wickeln kann und der nur leichtes Geld verdienen will, im Gegensatz zu dem armen Antragsteller, der für seinen Schweiß nur schlecht bezahlt wird, auch von den Privatkassen. Dabei wurden die Anträge früher überhaupt nicht bezahlt; in meinen ersten zehn Praxisjahren waren sie sozusagen noch ein „kostenloses Freizeit(-Miss)vergnügen"!

Beide Verdächtigungen, sowohl der „extrem autoritäre Übervater" wie auch der „desinteressierte Trottel", sind natürlich realitätsferne Produkte der Fantasie und völlig kontraproduktiv die Arbeit erschwerend bis verunmöglichend. Daher ist es wichtig, dass jeder, der Anträge schreiben muss, sich möglichst bald über seine Fantasien im Hinblick auf die Gutachter klar wird und sie eventuell sogar in einer Supervisionsstunde abbauen lernt, damit unnötiger Stress und Zeitverlust vermieden werden. Unsere eigenen „Restneurosen" sind viel hinderlicher für die Abfassung der Anträge als die Psychotherapie-Richtlinien oder die real oft wohlwollenden Gutachter, die sich selbst in ihrer Kontrollfunktion meist nicht als Sadisten, sondern als gütige, aus ihrer größeren Erfahrung Ratgebende verstehen! Es sind unsere verqueren Angstfantasien, die aus ihnen unbekannte Monster von zum Teil riesiger Größe entstehen lassen, fernab der Alltagswirklichkeit!

Paranoide Fantasien sind zwar erlaubt, vielleicht sogar gelegentlich einmal hilfreich wie Karikaturen, die etwas Wesentliches durch die Entstellung verdeutlichen, meist sind sie aber irreführend; Misstrauen führt eher zur Beziehungsvergiftung als zu einer hilfreichen Zusammenarbeit, die u. a. der Sinn des Gutachterverfahrens ist.

Formale Kriterien

Welche formalen Kriterien resultieren aus den Psychotherapie-Richtlinien und müssen daher eingehalten werden?

Oft provoziert ein Antragsteller eine Ablehnung dadurch, dass er die formalen Kriterien, die sich großenteils aus den Psychotherapie-Richtlinien (PT-Richtlinien) entnehmen lassen, nicht oder nicht völlig einhält. Das beginnt mit der Begrenzung der Stundenzahl für die einzelnen Verfahren und endet beim Abstempeln, gegebenenfalls Anonymisieren und „Eintüten" der verschiedenen Papiere: Kein beigelegter Bericht von Kliniken oder anderen Ärzten darf den Namen des Patienten verraten; dieser muss auf allen Seiten entweder ausgestrichen oder mit Tipp-Ex® übermalt werden. Alle Berichte an den Gutachter müssen in die dafür extra gekennzeichneten roten Umschläge gelegt werden, zusammen mit einem Ausdruck des Formulars „Angaben des Arztes bzw. Psychologischen Therapeuten" über die beantragte Therapie. Psychologische Psychotherapeuten müssen diesem Umschlag außerdem den „Konsiliarbericht" beifügen, den der Patient entweder von seinem Haus- oder einem Facharzt ausfüllen lassen muss. Dieser rote Umschlag kommt – zugeklebt und mit dem Praxisstempel des Therapeuten versehen – in einen weiteren Umschlag, zusammen mit den Formularen „Angaben des Versicherten" zur beantragten Therapie und „Angaben des Arztes bzw. Psychologischen Psychotherapeuten". Der Umschlag ist an die Zweigstelle der Krankenkasse zu schicken, bei welcher der Patient geführt wird. Auch dies wird oft falsch gemacht. Das Ganze kostet dann in der Regel 1,45 € Porto, was mit der Ziffer 40120 (Briefe bis 20 g), 40122 (Briefe bis 50 g) oder 40124 (Briefe bis 500 g) (also je nach Gewicht) abgerechnet werden kann. An sich darf laut PT-Richtlinien ein Antrag nur aus formalen Gründen nicht abgelehnt, aber zur Korrektur zurückgeschickt werden, und das macht auch Ärger und Kosten. Und sicher wird ein Gutachter eher eine Ablehnung erteilen, wenn schon das Formale nicht stimmt!

Behandlungsbedürftige seelische Krankheit – Definition und von den Kassen zugelassene Behandlungsverfahren

Den Psychotherapie-Richtlinien zufolge kann sich eine seelische Krankheit folgendermaßen äußern:

- in seelischen Symptomen
- in körperlichen Symptomen
- in krankhaften Verhaltensweisen
- in einer Kombination von zwei oder drei dieser Punkte

Seelische Krankheit wird als krankhafte Störung der Wahrnehmung, der Erlebnisverarbeitung, der sozialen Beziehungen und der Körperfunktionen verstanden. Der Krankheitscharakter dieser Störungen kommt wesentlich darin zum Ausdruck, dass sie der willentlichen Steuerung durch den Patienten nicht mehr oder nur zum Teil zugänglich sind. Seelische Krankheit ist grundsätzlich von ihrer Symptomatik zu unterscheiden. Das Symptom ist nicht schon die Krankheit. Seelische Krankheit kann durch seelische oder auch durch körperliche Faktoren verursacht sein – oder auch durch eine Mischung beider Faktoren. Daraus ergibt sich schlüssig, dass jeder psychotherapeutischen Behandlung die Differenzialdiagnostik auf der Grundlage einer körperlichen und psychischen Untersuchung vorausgehen muss. Ausnahmen von diesem Grundsatz können indiziert sein, bedürfen dann aber der besonderen Begründung.

Einer seelischen Krankheit liegt häufig eine **aktuelle Krise** zugrunde, die konfliktzentriert behandelt werden kann. Es kann ihr aber auch eine **lebensgeschichtlich erworbene Struktur** zugrunde liegen, die auf einer **anlagemäßigen Disposition** aufbaut. Hinzu kommen als krank machende Faktoren häufig Konflikte im privaten und beruflichen Umfeld.

Es ist die Aufgabe des Therapeuten, das Krankheitsgeschehen in all diesen Richtungen ätiologisch zu erfassen und im Kassenantrag darzustellen. Dies gilt sowohl für die psychoanalytisch begründeten Verfahren als auch für die Verhaltenstherapie.

Die Richtlinien fordern bei psychoneurotischen und auch bei vegetativ-funktionellen und psychosomatischen Störungen eine „gesicherte psychische Ätiologie".

In den Richtlinien wird eine Abgrenzung gegenüber nichtseelischen Krankheiten in der Weise gemacht, dass zugestanden wird, dass Berufs-, Erziehungs- und Sexualprobleme Beratungen erforderlich machen können, für die Gebührenziffern für ärztliche Beratung anzuwenden sind, nicht aber psychotherapeutische Ziffern.

Es wird unterschieden zwischen der **Beratungs- und Erörterungstätigkeit** des Arztes – zur Sichtung gravierender gesundheitlicher Lebensprobleme und deren Bewältigung durch Aktivierung gesunder seelischer Fähigkeiten. Dies sind keine Maßnahmen zur Behandlung seelischer Krankheiten.

Auch **Beziehungsstörungen** sind nur dann als seelische Krankheit anzusehen, wenn ihre ursächliche Verknüpfung mit einer krankhaften Veränderung eines Menschen nachgewiesen wurde. Das heißt, dass zum Beispiel Unverträglichkeiten zwischen Partnern, die mit Krisen einhergehen können, nicht unbedingt als Krankheiten im Sinne der RVO zu betrachten sind. Sie gehören daher weniger in die psychotherapeutische Praxis als in die Ehe- und Familienberatungsstellen.

Insgesamt sagen die Richtlinien, dass eine Behandlung seelischer Krankheiten voraussetzt, „dass das Krankheitsgeschehen als ein ursächlich bestimmter Prozess verstanden wird". Das Krankheitsgeschehen wird durch gegenwärtig wirksame Faktoren und durch lebensgeschichtliche Prägungen determiniert. An der individuellen Genese der seelischen Erkrankung haben immer auch Einwirkungen gesellschaftlicher Faktoren Anteil, im Sinne des „bio-psycho-sozialen Modells" von Thure von Uexküll.

Die „ätiologisch orientierte Diagnostik" muss die jeweiligen Krankheitserscheinungen erklären und zuordnen; der Therapeut muss dies erfassen und in seinem Kassenantrag beschreiben. Für die psychoanalytischen Verfahren wird in einer „ätiologisch orientierten Psychotherapie" die unbewusste Psychodynamik zum Gegenstand der Behandlung gemacht.

Das Psychotherapeutengesetz macht unmissverständlich klar, „dass eine auf langfristige Stabilisierung angelegte psychotherapeutische Behandlung keine Notversorgung im Sinne des § 13 Abs. 3 SGB V ist". Weiter heißt es in dem Gesetz:

„Das bedeutet, dass der Versicherte die Forderung gegenüber seiner Krankenkasse auf Erstattung der Kosten einer psychotherapeutischen Behandlung nicht mit dem Hinweis auf einen Notfall begründen kann. In Betracht kommt in Notfällen allein die Erstattung der Kosten einer verbalen Krisenintervention oder einer ärztlich verordneten Medikation. Die psychotherapeutische Behandlung mit Ausnahme der Notversorgung steht dem Versicherten als Sachleistung oder als Anspruch nach § 13 Abs. 2 SGB V auf Erstattung der Kosten in Höhe des für die entsprechende Sachleistung von der Krankenkasse aufgewendeten Betrages zur Verfügung."

Außerdem wird gefordert, dass seelische Krankheit im Rahmen eines **umfassenden Theoriesystems der Krankheitsentstehung** diagnostiziert wird. Die Erfassung des Motivations- und Beziehungsgefüges gilt als Voraussetzung für therapeutische Interventionen.

Leistungsbegrenzung für die einzelnen Verfahren

Dieses Thema ist heute, im Zeitalter der „leeren Kassen", wichtiger denn je; die tiefenpsychologisch begründeten Verfahren mit ihrer höheren Stundenzahl als die Verhaltenstherapie müssen immer härter ums Überleben kämpfen, das heißt immer besser begründet werden, wenn sie weiterhin genehmigt werden wollen. Nicht nur deshalb werden immer mehr Kurztherapien beantragt und durchgeführt, leider auch da, wo es dem Therapeuten klar sein müsste, dass sie auf die Dauer nicht ausreichen können. Sie sind aber natürlich das Mittel der Wahl für umschriebene Konflikte wie Prüfungsängste oder akute Belastungsreaktionen.

Die Leistungsbegrenzung tiefenpsychologisch fundierter Therapien

Die Therapiedauer variiert zwischen ca. sechs Monaten und drei Jahren bei in der Regel einer Sitzung pro Woche.

Die tiefenpsychologisch fundierte Einzel- und Gruppentherapie ist die am häufigsten angewandte von den Krankenkassen anerkannte Therapieform neben der Verhaltenstherapie. Man unterscheidet beim Antrag folgende Sonderformen:

- Kurztherapie
- Fokaltherapie
- dynamische Psychotherapie
- niederfrequente Therapie in einer längerfristigen, Halt gewährenden therapeutischen Beziehung

Im Vertragsgebiet Ost sind die entsprechenden Begriffe „psychodynamische Einzeltherapie" (statt „tiefenpsychologisch fundierte Einzeltherapie") und „intendierte dynamische Gruppentherapie" (statt „tiefenpsychologisch fundierte Gruppentherapie").

Die „echte" **Kurztherapie** mit KZT-Antrag (Kurzzeittherapie-Antrag, 35130) nach BMÄ 35200 hat eine Leistungsgrenze von 25 Sitzungen. Wenn der Therapeut feststellt, dass dies doch nicht reicht, muss er nach 20 dieser vom Gutachter (bzw. häufig nur vom Sachbearbeiter der Kassen) genehmigten Sitzungen einen Umwandlungsantrag in eine tiefenpsychologisch fundierte Langzeittherapie (LZT) stellen. Sinn dieser Maßnahme ist, dass bei einer möglichen Ablehnung der Umwandlung noch genügend Zeit bleibt, einen Patienten „abzunabeln".

Bei den verschiedenen Formen von Kurztherapie wird ein „vorwiegend konfliktzentriertes Vorgehen" in einem zeitlich begrenzten Rahmen durchgeführt. Dies eignet

sich besonders für deutlich hervortretende Aktualkonflikte, angstneurotische Krisen und pathologische Trauerreaktionen. Bei der **dynamischen Psychotherapie** nach A. Dührssen ist das zeitliche Arrangement flexibel bedarfsgesteuert und variiert von zwei Sitzungen pro Woche bis zu einer im Monat, um die nötige Zeit für die Nachreifung und Umstellung ebenso wie für Probehandeln zu lassen.

Im Antrag für eine **tiefenpsychologisch fundierte Einzel-LZT** (35131) werden als erster Schritt 50 Sitzungen nach BMÄ 35201 beantragt. Reicht das nicht aus, können in einem nächsten Schritt weitere 30, dann nochmals 20 Sitzungen in einem zweiten Verlängerungsantrag erbeten werden. Wenn auch das nicht reicht, kann in besonders begründeten Ausnahmefällen im Sinne der „Entdeckelung" eine weitere Verlängerung beantragt werden, jeweils in Schritten von 10 bis 30 Sitzungen, wenn noch deutliche Symptome von Krankheitswert und eine begründete Hoffnung, diese noch beseitigen zu können, bestehen, da der Patient bis jetzt noch Anspruch auf ausreichende Hilfe hat. Ob dies bei Erscheinen dieses Buchs noch so sein wird, steht allerdings in den Sternen.

Die **tiefenpsychologisch fundierte Gruppentherapie** hat mit ihrer auf 80 Doppelstunden begrenzten Zeit von ca. zwei Jahren (wenn z. B. mit Rücksicht auf Teilnehmer, die Schulkinder haben, Pausen in den Schulferien gemacht werden) als Voraussetzung, dass ein bereits erkannter Konflikt von den einzelnen Teilnehmern in der Gruppe bearbeitet werden kann. Dafür benötigen die Teilnehmer eine ausreichende Ich-Stärke und ein relativ reifes Strukturniveau. Es muss erwartet werden können, dass auch bei begrenztem Therapieziel und einer Einschränkung regressiver Prozesse ein ausreichender Behandlungserfolg zu erwarten ist. Dies muss im dazugehörigen Antrag ausdrücklich dargestellt werden. Beantragt werden können auf einmal 40 Sitzungen, dann nochmals die gleiche Anzahl.

Bei der so genannten **niederfrequenten Therapie in einer längerfristig haltgewährenden therapeutischen Beziehung** will man zwei besonderen Patientengruppen entgegenkommen:

- Patienten, bei denen äußere Lebenskrisen in ihrer Entwicklung abgewartet werden müssen, zum Beispiel unfallbedingte Krisen, Scheidung, berufliche Probleme wie plötzliche Arbeitslosigkeit, vorzeitige Verrentung usw.
- Patienten, die eine haltgebende Instanz des Therapeuten zur Stärkung ihrer Ich-Funktion über einen längeren Zeitraum hinweg benötigen, damit sie – unter Vermeidung regressiver Prozesse – zu einer stabilisierten emotionalen Balance gelangen

Die in den Richtlinien eingeführte Therapieform der niederfrequenten haltgewährenden Beziehung soll als spezielle Anwendung der tiefenpsychologisch fundierten Psychotherapie Folgendes ermöglichen:

- eine niederfrequente therapeutische Intervention, reduziert bis zu wenigstens einer Sitzung im Monat
- bei Bedarf eine Halbierung der Sitzungsdauer auf 25 Minuten und damit die Verdoppelung der Sitzungszahl innerhalb des Kontingents der Nr. 35200 BMÄ/E-GO auf maximal 200 Leistungen
- eine Kombination der Nr. 35200 BMÄ/E-GO mit Leistungen nach Nr. 35202 bzw. 35203 oder 35211 als tiefenpsychologisch fundierte Gruppen-KZT bzw. Gruppen-LZT oder analytische Gruppenpsychotherapie

Die Anwendung dieser Behandlungsformen ist von folgenden Zielkriterien bestimmt:

- Die niederfrequente Therapie soll eine kontinuierliche systematische tiefenpsychologisch fundierte Psychotherapie chronischer neurotischer Zustandsbilder ermöglichen.
- Ihre Anwendung soll bei seelischer Behinderung eine Eingliederungs- oder Wiedereingliederungshilfe bei nachweisbaren, die Behinderung bestimmenden psychodynamischen Faktoren gewähren und möglichst die Arbeitsfähigkeit eines Patienten wiederherstellen oder erhalten.

Gleiches gilt auch für die **Psychotherapie von Persönlichkeitsstörungen**, wenn mithilfe dieser Therapieform eine Re-Integration in ein soziales Gefüge (Familie, Beruf) erreichbar scheint. Die Kombination einer Einzelbehandlung – nach R: B I 1.1.1.4 – mit einer Gruppentherapie nach Nr. 35202 bzw. 35203 oder 35211 BMÄ/E-GO hat sich nach bisher vorliegenden Erfahrungen durch Verdichtung des Therapieangebots zur Behandlung der beschriebenen Persönlichkeitsstörungen bewährt. Dazu dienen unterschiedliche Beziehungs- und Übertragungsangebote, einschließlich ergänzender Aufarbeitungsmöglichkeiten affektiver Spannungszustände wie auch depressiver Rückzüge im Verlauf der parallel und im gleichen Rhythmus zur Verfügung stehenden Einzelsitzungen. Unter Wahrung der Maximalgrenze der Richtlinien ergeben sich im Zuge der Halbierung der Sitzungszeiten auf mindestens 25 Minuten bis zu 200 Sitzungen. Dabei soll die Behandlung den Bedürfnissen angepasst werden. Es könnte sich daraus eine Gesamttherapiedauer von drei bis fünf Jahren ergeben, ein Behandlungszeitraum, der dem Krankheitsbild dieser Patienten angemessen sein dürfte.

Bestimmte Lebensumstände der Patienten (zum Beispiel langwierige Trennungsprozesse im Rahmen einer Scheidung, Risikoschwangerschaften oder Versuche künstlicher Befruchtung) lassen es unter Umständen angezeigt sein, eine LZT vorübergehend in eine niederfrequente Psychotherapie nach R: B I 1.1.1.4 umzustellen. Die Möglichkeit der Halbierung der Leistungen nach R: B I 1.1.1.4 wie auch die Wahl der Frequenz werden der Versorgung in den erwähnten Ausnahmesituationen eher gerecht. Diese Umstellung muss jedoch über die zuständige Krankenkasse dem Gutachter mitgeteilt werden. In der Regel erbittet die Krankenkasse dessen fachliche Billigung.

Nach den oben gemachten Ausführungen sollte das Kontingent einer Therapieleistung nach R: B I 1.1.1.4 – niederfrequente Therapie – in der Regel nur für ein bis zwei Jahre befürwortet werden. Danach wäre ein Fortführungsantrag erforderlich. Im Bericht an den Gutachter zum Antrag auf eine tiefenpsychologisch fundierte Psychotherapie nach R: B I 1.1.1.4 ist die **Kombination von Einzel- und Gruppenpsychotherapie** besonders zu begründen. „Besonders" bedeutet, dass sowohl das zu behandelnde Krankheitsbild, die spezifischen Voraussetzungen des Patienten (Hinweise auf gelungene Lebensbewältigung, intakte Funktionsbereiche, typische Auslöser der psychischen Dekompensation, psychodynamische Bedeutung der affektiven Durchbrüche u. Ä.) als auch der Therapieplan einschließlich der Zielkriterien (Erwartung des Patienten, seiner Umwelt und des Therapeuten, kritische Einschätzung der psychischen Möglichkeiten des Patienten, Erörterung der Alternativen) ausführlich zu schildern sind.

Abgesehen von Leistungen nach R: B I 1.1.1.4 ist im Rahmen psychoanalytisch begründeter Verfahren die **simultane Kombination von Einzel- und Gruppenpsychotherapie grundsätzlich ausgeschlossen** (siehe R: B II 6)

Patienten mit Persönlichkeitsstörungen und strukturellen Defiziten in der Ich-Entwicklung (Kernberg 1984) werden heutzutage mit modifizierten Analysen oder mit dynamischer Psychotherapie behandelt, je nachdem, ob sie doch genügend verlässlich in einer intensiven analytischen Behandlung mitarbeiten können oder ob die Behandlungsprognose der Persönlichkeitsstörung dagegen spricht. Da es sich oft um sehr schwere Störungen handelt, scheint auch ein aufwändiger Therapieversuch gerechtfertigt und kann jahrelang dauern, da die Patienten – oft sozial schwierig und nicht arbeitsfähig – sonst sehr hohe Kosten für die Versicherungsträger verursachen. Bei dieser Patientengruppe ist immer besonders sorgfältig abzuwägen, ob der benötigte Therapieaufwand noch den Gesetzen der Notwendigkeit und Wirtschaftlichkeit entspricht. Darüber hat ja dann der Gutachter zu befinden, wenn der Therapeut einen Behandlungsversuch wagen will. Da es zunehmend viele solcher Patienten gibt, wird immer weiter geforscht – mit dem Ziel besserer Behandlungsmethoden. Gegenwärtig werden auch sowohl ambulant als auch stationär bei dieser Patientengruppe so genannte Intervall-Therapien versucht; im Rahmen dieser kommt der Patient zum Beispiel zweimal im Jahr für einige Wochen in die gleiche stationäre Abteilung zu möglichst den gleichen Therapeuten und versucht in der Zwischenzeit, alleine oder mit ambulanter Begleitung zurechtzukommen. Auch ein Versuch mit Psychopharmaka sollte gemacht werden.

Die Leistungsbegrenzung der analytischen Psychotherapie

Die Dauer beträgt ca. zwei bis vier Jahre bei in der Regel zwei bis drei Sitzungen in der Woche zu möglichst regelmäßigen Zeiten, bei einem Maximum von 300 Sitzungen für Einzelstunden (= 50 Minuten) bzw. 150 Doppelstunden (= 100 Minuten) für die analytische Gruppentherapie. Die analytische Methode unterscheidet sich vor allem dadurch von der tiefenpsychologischen, dass **unter Nutzung regressiver Prozesse** der neurotische Konfliktstoff ebenso wie die zugrunde liegende neurotische Struktur behandelt werden soll. Auch wenn es manchen Analytikern schwer fällt, eine zeitliche Begrenzung der Analyse anzuerkennen, ist diese von den Kassenrichtlinien her zu fordern (s. u. a. Henseler u. Wegner 2000). Im Antrag auf eine analytische Therapie muss ein „neurotischer Konfliktstoff" erkennbar werden, welcher der seelischen oder psychosomatischen Symptomatik zugrunde liegt. Weder eine neurotische Strukturentwicklung allein noch direkt beobachtbare Symptome begründen die Therapiebedürftigkeit, sondern nur das **Zusammenwirken einer aktuell wirksamen Psychodynamik mit pathologischer Struktur und Symptomatik.**

Der Leistungsumfang, den die Krankenkassen willens sind zu bezahlen, liegt seit den grundliegenden Studien von A. Dührssen im AOK-Institut für seelische Gesundheit in Berlin in den 50er Jahren des letzten Jahrhunderts bei 160 Sitzungen, in Ausnahmefällen bei 240. Nur wenn es ganz besondere Gründe gibt, kann die Zahl auf 300 und eventuell darüber hinaus erhöht werden.

In der Vergangenheit gab es eine intensive Auseinandersetzung der einzelnen Analytikerschulen zur wöchentlichen Sitzungsfrequenz. Besonders die Deutsche Psychoanalytische Vereinigung (DPV) plädierte in der Nachfolge Freuds auf vier bis fünf Sitzungen pro Woche; da der Nachweis einer direkten Korrelation zwischen Erfolg und Sitzungszahl nicht erbracht werden konnte, werden seit 1993 nur mehr maximal drei Wochenstunden von den Kassen bezahlt. Sehr viele Analytiker sind längst zu einer Sitzungsfrequenz von zweimal pro Woche übergegangen, da mehr meist nicht mit den Alltagsanforderungen der Patienten, aber auch nicht mit den Terminkalendern der Therapeuten zu vereinbaren ist. Quantität ist auch da nicht immer bessere Qualität! Immer wieder sollte der Therapeut seine Gegenübertragung im Hinblick auf exakte Wahrnehmung der neurotischen Anspruchshaltung der Patienten und der Entwicklung einer „süchtigen" Übertragungsbeziehung überprüfen. Manchmal kann die Ablehnung einer weiteren Verlängerung durch den Gutachter als „Einbruch der Realität" durchaus heilsam und therapeutisch wesentlich sein!

Die Leistungsbegrenzung in der Kinder- und Jugendlichen-Therapie

In der Kinder- und Jugendlichen-Psychotherapie kann sowohl tiefenpsychologisch fundierte als auch analytische Psychotherapie durchgeführt werden. Die Begrenzung der Stundenzahl ist für beide Therapieformen gleich, da eine exakte Unterscheidung dieser Behandlungsarten – insbesondere in der Kinderpsychotherapie – nicht begründet werden kann.

Die **KZT bei Kindern und Jugendlichen** hat den gleichen Leistungsumfang wie in der Erwachsenen-Therapie, das heißt 25 Sitzungen, zu denen sich das Erstgespräch und fünf probatorische Sitzungen addieren. Auch hier gilt: Wenn sich erweist, dass die KZT doch nicht ausreicht, ist nach längstens 20 der genehmigten 25 Sitzungen ein Umwandlungsantrag analog der Erwachsenen-Therapie erforderlich.

Bei der **tiefenpsychologisch fundierten** und der **analytischen Kinder- und Jugendlichen-Therapie** ist die normale Therapiedauer mit 90 Sitzungen à 50 Minuten festgelegt, eine Verlängerung in besonderen Fällen um weitere 50 auf 140 Sitzungen insgesamt ist möglich. Als Höchstgrenze gelten im Regelfall für beide Therapieformen 180 Sitzungen.

Für die entsprechenden Gruppentherapieformen werden im ersten Schritt 40 Doppelstunden, in der ersten Verlängerung weitere 20 und in Ausnahmefällen nochmals 30 Doppelstunden beantragt und – hoffentlich – genehmigt. Hinzu kommt bei all diesen Verfahren bei Kindern und jüngeren Jugendlichen eine begleitende Therapie der Bezugspersonen im Verhältnis von 4 : 1, das heißt nach jeder vierten Therapiesitzung für den Junior werden möglichst beide Eltern zum Therapeuten gebeten; leider kommt in der Realität meist nur ein Elternteil oder eine andere Bezugsperson. Das ist nicht verwunderlich, da ja der wohl häufigste Anlass für eine Kinder- und Jugendlichen-Therapie das Auseinanderbrechen der Ehe der Eltern ist.

Informationsgewinnung vor Abfassung des Antrags

Welche Informationen muss der Therapeut vor der Abfassung des Antrags unbedingt gewinnen, und welche sind zusätzlich sinnvoll?

Wenn Anträge scheitern, liegt dies bekanntermaßen meist an der unzureichend entwickelten Psychodynamik. Diese kann ein Antragsteller aber nur halbwegs richtig darstellen, wenn er eine sorgfältige biografische Anamnese auf der Grundlage ausreichender Kenntnisse der Entwicklungspsychologie gemacht hat. Dabei ist die zusätzliche Schwierigkeit, dass nicht nur das äußerlich abrufbare Geschehen, sondern ganz wesentlich auch das subjektive Erleben des Patienten, sei er nun Kind, Jugendlicher, Erwachsener oder älterer Mensch, und seine Erlebnisverarbeitung entscheidend sind. Ich kann das äußere Geschehen mit Fragebögen vielleicht abfragen, die Erlebnisverarbeitung aber niemals.

Wenn ich als Therapeut Fragebögen verwende, muss ich sie Punkt für Punkt mit dem Patienten durchgehen und seine verbale und nonverbale Reaktion auf die einzelnen Fragen sehr genau beobachten und dokumentieren. Dann dürfte ein Fragebogen aber keine Zeitersparnis mehr sein. Darüber hinaus erleben viele Patienten einen Fragebogen wie eine Hausaufgabe in der Schule und gehen – wenn überhaupt – nur mit innerem Widerwillen daran, überlegen sich möglicherweise sogar, was sie weglassen oder „färben". Dies ist ausgesprochen kontraproduktiv für das Informationsbedürfnis des Therapeuten. Natürlich sind standardisierte Fragebögen zum Beispiel für Studien erforderlich; auch die Verhaltenstherapie arbeitet ständig mit Fragebögen. Manchem Patienten mögen sie auch entgegenkommen, weil er glaubt, dadurch werde die Therapie nachvollziehbarer und solider. Jeder möge also für sich selbst entscheiden, ob er Fragebögen verwenden will, und wenn ja, ob standardisierte oder selbst verfasste. Mir persönlich liefert das unmittelbare Berichten und Erleben des Patienten die meisten Informationen. Noch gewähren ja die gesetzlichen Kassen auch zu diesem Zweck die probatorischen Sitzungen, sodass ich keine Angst haben muss, Notwendiges nicht zu erfahren, bevor ich den Antrag stellen muss. Zumindest für einen KZT-Antrag werde ich genug Information gewinnen können. Allerdings sollten die probatorischen Sitzungen nicht, wie es derzeit geschieht, wesentlich schlechter bezahlt werden als die genehmigten Sitzungen; abgesehen davon, dass sie ja eher schwieriger sind als spätere, verführen sie die aufs Geld angewiesenen Kollegen zu einer „Hopplahopp-Strategie" bis zur Stellung eines KZT-Antrags, die für die zu beantragende Therapie nur schädlich ist!

Wie bekomme ich nun im Einzelnen am besten die für die Formulierung der Psychodynamik so notwendigen Informationen? Auch hier scheiden sich die Geister: Für die in diesem Buch zu verhandelnden tiefenpsychologisch fundierten und analytischen Verfahren bin ich nach wie vor der Meinung, dass ein **möglichst unstrukturiertes** oder **analytisch geführtes Erstinterview** die meisten Informationen bringt. Dabei sollte der Therapeut aber nicht nur schweigend und mit einem „Pokerface" dasitzen, sondern, wo nötig, mit freundlich-anwärmenden Bemerkungen dem Patienten die Angstpartie des Erstgesprächs erleichtern. Wenn der Patient dann redet, sollte er nicht unterbrochen werden, es sei denn, er redet den Behandler so „tot", dass dieser nicht mehr folgen kann. Dann sollte er den Patienten freundlich unterbrechen und genau dies mit Wärme thematisieren, etwa so: „Erlauben Sie, dass ich Sie hier unterbreche; Sie be-

richten mir eine solche Flut von Erleben, dass ich gar nicht mehr ausreichend folgen kann; vielleicht geht das ja anderen Gesprächspartnern von Ihnen gelegentlich auch so?" Ein solch logorrhoisches Verhalten eines Patienten ist ja durchaus diagnostisch verwertbar, kennzeichnend für ganz bestimmte frühe Störungen oder auch Alkoholabhängige. Ganz generell sollte sich der Therapeut bei einem solchen Verhalten fragen: „Wovon will der Patient ablenken, was soll ich nicht merken?"

Erfahren muss ich vor allem Folgendes:

- Warum kommt der Patient und warum gerade jetzt?
- Von wem wurde er geschickt bzw. überwiesen?
- Mit welchen Erwartungen kommt er?
- Was möchte er durch eine Therapie erreichen?

Seine Erwartungen und Ziele sind wesentliche prognostische Kriterien: Unrealistische Erwartungen und Ziele müssen korrigierbar sein, sonst scheitert eine Therapie von vornherein. Vorsicht ist auch geboten, wenn der Patient über nahe Freunde oder Verwandte, die früher bei mir in Behandlung waren, oder über meine eigenen nahen Freunde, falls er mit diesen auch befreundet ist, zu mir kommt; in diesem Fall sollte ich ihn lieber freundlich an andere Kollegen vermitteln, um mir unnötigen Ärger und eventuelle Vorwürfe, aber auch paranoide Befürchtungen und Wünsche zu ersparen. Diese Punkte gehören später im Antrag u. a. in den Punkt 1 (Spontanangaben des Patienten).

Nach der Klärung des Therapiebegehrens folgt die **biografische Anamnese**, unabdingbarer Bestandteil jedes Antrags. Diese Anamnese ist etwas grundsätzlich anderes als ein Lebenslauf und unterscheidet sich auch sehr von der üblichen medizinischen

Anamnese, die nur konkret die Symptomatik und ihren zeitlichen Kontext abfragt. Besonderer Wert ist dabei auf die ersten sechs Lebensjahre zu legen, wobei für die ersten vier bis fünf Jahre ja kaum eigene direkte Erinnerungen zur Verfügung stehen. Daher fragen wir am besten: „Was haben Ihnen Ihre Eltern erzählt, wie sie als Säugling und Kleinkind waren? Was wissen sie aus den Berichten von Verwandten und Freunden der Eltern und Großeltern? Und was sind Ihre eigenen frühesten Erinnerungen? Wurden Sie gestillt, oder war dies nicht möglich; wenn ja, wie lange?" Viele Patienten wissen das nicht, können es aber vielleicht noch erfragen.

Auch ist es im Sinne des bio-psycho-sozialen Modells von Thure von Uexküll (s. Adler et al. 2003) immer sinnvoll, um nicht zu sagen: notwendig, die Bedingungen der Sozialisation abzufragen:

- Stammt der Patient vom Land, im Extremfall von einem Einödhof, aus einem Dorf, einer Klein- oder Großstadt?
- Musste er mit den Eltern oft umziehen, eventuell gar ins Ausland?
- Kommt er aus den neuen Bundesländern, und wenn ja: vor oder nach der Wende?
- Gab es früh außer den Eltern wesentliche andere Bezugspersonen, zum Beispiel mit im Hause lebende Großeltern oder Kindermädchen, oder musste das Kind in eine Kinderkrippe oder den Hort, weil die Mutter berufstätig war?
- Wie war die materielle Situation der Familie, und wie gingen die Bezugspersonen des Patienten mit seinen kindlichen Wünschen um (das ist ja oft unabhängig von der materiellen Situation!)?
- Was war überhaupt erlaubt und was verboten?
- Welche Rolle spielten Religion oder Zugehörigkeit der Eltern zu Parteien oder anderen Organisationen?

- Welche Werte wurden dem Kind vermittelt, welche Ge- und Verbote galten?
- Gibt es Geschwister, und wenn ja: Der wievielte in der Geschwisterfolge ist der Patient, und in welchem zeitlichen Abstand sind die Geschwister zueinander geboren?
- Gibt es tote Geschwister, die vor oder nach dem Patienten geboren und vor seiner Geburt oder während seiner Kindheit verstorben sind?
- Gibt es behinderte bzw. chronisch krank gewordene Geschwister?

Schließlich ist es auch hilfreich, zu überlegen, was während der Kindheit des Patienten passierte, vor welchem historischen Hintergrund er somit aufwuchs:

- Ist er eventuell noch ein Kriegs- oder Nachkriegskind, ein „Wirtschaftswunderkind", aufgewachsen im Zeitalter der „antiautoritären Erziehung", also den frühen 1970er Jahren?
- Welchen Beruf hatten Vater und gegebenenfalls die Mutter, und wie haben sie ihn ausgeübt?
- Waren sie angestellt, selbstständig oder verbeamtet?
- In welchem Alter hat der Patient das Elternhaus verlassen?
- War er im Internat, in Lehrlingsheimen oder bei der Bundeswehr?
- Wohnte er während seiner Ausbildung zu Hause, oder ging er in eine fremde (Universitäts-)Stadt?
- Wann hatte er die ersten sexuellen Kontakte und mit welchem Geschlecht?
- Wie ist sein jetziges Partnerverhalten und seine Möglichkeit sexueller Befriedigung?
- Wie lebt der Patient jetzt: allein, mit einem Partner oder Partnerin, in einer WG oder mit einer kompletten Familie; zur Miete oder in einem Eigenheim; in der Stadt oder auf dem Land usw.?

- Ist seine berufliche Situation gesichert? Oder lebt er – wie so viele heutzutage – auf einem „Schleudersitz", in ständiger Angst um seinen Arbeitsplatz?
- Muss er nur für sich oder noch für Angehörige sorgen? Wenn ja, wie geht es ihm damit?
- Hat er einen Freundeskreis, oder lebt er isoliert vor sich hin?
- Was für Hobbys befriedigen ihn? Sind es welche, die er nur alleine ausüben kann, oder braucht er Partner dazu?
- Ist er sportlich aktiv oder musisch-kreativ?
- Was gibt er zu über eventuelles Suchtverhalten?
- Wie ist der körperliche Zustand? (Dies muss durch einen Konsiliarbericht eines behandelnden Arztes für nichtärztliche Therapeuten im Antrag ergänzt werden.)
- Ist der Patient gepflegt oder eher verwahrlost, auffällig oder unauffällig gekleidet, sichtbar behindert oder ungewöhnlich groß oder klein?

All diese Dinge spielen eine wesentliche Rolle für das Erleben des Patienten sich selbst und seiner Umwelt gegenüber.

Ausführlich ist auch eine somatische Krankengeschichte zu erheben, wobei der Akzent auf das emotionale Erleben der Krankheit im jeweiligen Alter zu legen ist, auch beim Fragen, etwa: „Hat es ihnen besonders Angst gemacht, haben Sie befürchtet, nie mehr gesund zu werden?" – „Wie war es für Sie, dass Sie sich so lange nicht bewegen konnten?" – „Wer hat Ihnen beim Bewältigen der Krankheit oder des Unfalls beigestanden?" – „Wie haben sich Eltern und Geschwister verhalten?" – „Sind Reste körperlich oder emotional zurückgeblieben?"

Schließlich ist noch wichtig zu erfahren, ob und gegebenenfalls in welchem Alter des Patienten nahe Bezugspersonen schwer erkrankt oder verstorben sind und wie der Patient dies verarbeitet hat. Pathologische Trauerreaktionen sind wesentlich häufiger, als gemeinhin angenommen wird.

Jetzt werden Sie vielleicht verzweifelt fragen: „Wie soll ich das alles in einem oder wenigen Gesprächen herausbekommen?" Ich kann Sie beruhigen: Wenn Sie etwas nicht erfahren haben, können Sie das durchaus (am besten mit Begründung) im Antrag darlegen; daran ist wohl kaum ein Antrag gescheitert. Wenn der Gutachter Ihrem Antrag entnehmen kann, dass Sie sich um Klärung bemüht haben, wird er Ihnen keinen Strick daraus drehen, dass der Patient willentlich oder unwillkürlich etwas verschwiegen hat oder nicht sagen konnte.

Überhaupt sind Gutachter, wie ich immer wieder feststellen konnte, fast immer sehr wohlwollend und geben oft hilfreiche Kommentare.

Das so genannte Vorfeld

Bevor Patient und Therapeut einander kennen lernen, geschieht schon ungeheuer viel, und der Therapeut tut gut daran, sich dafür zu interessieren. Im Zeitalter des Internets ist es nicht ungewöhnlich, dass sich ein Therapiewilliger die Liste der in seiner Gegend zugelassenen Therapeuten im Internet anschaut, früher (das kommt auch jetzt noch vor) häufig im Branchenverzeichnis der Telefonbücher. Es kann aber auch sein, dass er von verschiedensten Seiten über Sie gehört hat, wobei er kaum sagen wird, was er gehört hat! Oder er wurde schlicht überwiesen, entweder von seinem Haus- oder einem Facharzt, den Sie kennen oder nicht. Warum ist das wichtig, werden Sie fragen? Weil es sehr viel zu tun hat mit den bewussten und unbewussten Erwartungen des Patienten an Sie und die Therapie; die Fülle der Mitteilungen in den Medien vereinfacht unser Tun beileibe nicht, sondern macht es eher komplizierter, zumal ein Großteil der Medienberichte zu psychotherapeutischen Themen nicht unbedingt exakt ist. Der solcherart vorinformierte Patient ist ähnlich schwierig wie der Therapie-Erfahrene, der schon einige Kollegen aufgesucht hat und/oder in psychotherapeutischen Kliniken war. Solche Patienten sind einem schwierigen Erbe vergleichbar; am besten lässt man, wenn man kann, die Finger davon und verfällt nicht der illusionären Riesenerwartung, besser als die Vorgänger zu sein. Vor allem Anfängern ist dies dringend anzuraten; gerade sie sind besonders anfällig für appellative Strategien solcher Patienten und wollen sich der Bewährungsprobe aussetzen. Wenn sie es tun, sollten sie zumindest Intervisions- oder Supervisionsmöglichkeiten haben.

Die Terminvereinbarung als solche ist ebenfalls ein sehr aufschlussreicher Vorgang: Ich behaupte, dass mit einiger Erfahrung schon nach dem ersten Telefonkontakt deutlich ist, ob jemand eine Zwangsneurose hat: Ein „Zwängler" ist am Telefon meist problematisch; kaum jemals akzeptiert er den ersten Terminvorschlag, findet Ausreden ohne Ende, warum ihm ein Termin nicht passt, akzeptiert erst einen Termin, wenn er spürt, dass unsere Geduld am Ende ist. Auch eine Depression lässt sich meist schon am Telefon erkennen: Entweder wirkt der Patient klagsam oder verlangsamt, monoton und/oder trist, älter, als er sich später herausstellt. Es gibt allerdings auch Depressive,

die am Telefon bemüht sind, gesund und frisch zu wirken (wie sie es dann im „richtigen" Leben auch tun). Über Angst als Therapiegrund sprechen die Patienten in der Regel spontan. Unbedingt klären müssen wir, wenn jemand über Depression spricht, ob eine akute Suizidgefahr gegeben ist. Dann dürfen wir keine längere Zeit verstreichen lassen, etwa bis zu einem Termin fürs Erstgespräch. Ansonsten empfehlen sich ein paar Tage zwischen Telefonkontakt und erstem Treffen aus mehreren Gründen: Zum einen wäre es ungut für den Übertragungsaufbau, wenn der Patient denkt, wir hätten nichts zu tun und würden gerade auf ihn warten; zum anderen kommt nach dem Telefonkontakt schon eine ganze Menge bewusst und unbewusst im Patienten in Gang (je nach dem Verlauf des Telefonats auch in uns!), weshalb es durchaus günstig sein kann, bis zum ersten Termin ein bis zwei Wochen verstreichen zu lassen. Mehr Zeit sollte es möglichst aber auch nicht sein, denn sonst geht es den Patienten wie kleinen Kindern vor ihrem Geburtstag: Sie fühlen sich unerträglich lange auf die Folter gespannt und halten womöglich die Wartezeit nicht durch. Ich denke, es ist eine Frage des Fingerspitzengefühls am Telefon, wie lange ich jemand warten lassen kann, ohne ihm zu schaden und ihn zu kränken. Wenn ich wirklich länger gar keine Zeit habe, sage ich das direkt am Telefon und bedaure es und verweise den Patienten an die inzwischen nahezu allerorts in erreichbarer Ferne vorhandenen Kollegen. Wenn jemand dann trotzdem unbedingt zu mir will, muss er die unvermeidbare Wartezeit in Kauf nehmen, wobei ich immer noch anbiete, dass er Montag früh in der Telefonzeit anrufen und fragen kann, ob eventuell jemand abgesagt hat und daher ein früherer Termin möglich ist. Wir sollten bereits im Vorfeld ein partnerschaftliches und humanes Verhalten zeigen und keine Macht und Überlegenheit demonstrieren. So genannte „Wartelisten" halte ich für unzumutbar, ich habe fast 30 Jahre praktizieren können, ohne eine zu brauchen. Wenn jemand akut Bauchweh hat, kann er auch nicht ein Jahr warten bis er Hilfe bekommt! Eine akute Depression ist zwar – von der Suizidgefahr abgesehen – nicht lebensgefährlich, aber mindestens so quälend wie Bauchweh oder Herzbeschwerden.

Eine heikle Frage ist die nach dem Kostenträger für eine etwaige Therapie; auch wenn die Gebühr für eine Sitzung zwischen gesetzlichen und privaten Kassen noch um ca. 20 € pro Sitzung differiert, sollte dies nicht oberstes Entscheidungskriterium für die Annahme oder Ablehnung eines Patienten sein. Patienten sind hochsensibel, nicht nur an diesem Punkt, und fühlen sich sehr leicht abgelehnt – je nach ihrem ja in diesem Moment dem Therapeuten noch unbekannten Schicksal. Wir sollten daher in jedem Fall versuchen, unnötige Kränkungen zu vermeiden. Umgekehrt sollten wir uns zu nichts zwingen, wenn uns jemand – aus welchen Gründen auch immer – schon am Telefon extrem unsympathisch ist. Nicht nur beim Patienten ist oft der erste Eindruck entscheidend für den Verlauf einer entstehenden Beziehung.

Wenn wir von unseren Patienten Flexibilität erwarten, sollten wir sie ebenfalls in gewissem Umfang zeigen, zum Beispiel bei den Terminabsprachen. Wir können natürlich sagen – vor allem, wenn es tatsächlich so ist –: „Ich habe nur dann und dann Zeit", sollten aber nicht immer – wie es früher üblich war – vom Patienten verlangen, dass er sich in jedem Fall unterordnet; auch er muss schließlich einiges an Terminen berücksichtigen.

Formen des Erstgesprächs

Strukturiertes versus unstrukturiertes Erstgespräch

Immer heftiger ist in den letzten Jahren der Streit in der Frage entbrannt, welche Form des Erstgesprächs die meisten Informationen liefert: die klassisch-analytisch unstrukturierte, die vom Therapeuten maximal strukturierte oder gar jene mit mehr oder weniger umfangreichen Fragebögen, wie sie die Verhaltenstherapie, aber auch die Hypnotherapie und andere humanistische Verfahren benutzen. Dabei sind die Argumente der Verteidiger aller Richtungen stichhaltig, aber auch die Angst, etwas nicht schnell genug zu erfassen, muss ernst genommen werden. Um alles noch zu verkomplizieren befindet sich die OPD auf dem Vormarsch aus der klinischen Forschung in die Praxis. Auch auf die Gefahr hin, für altmodisch gehalten zu werden, plädiere ich nach wie vor bei tiefenpsychologisch fundierter und analytischer Einzel- und Gruppentherapie für eine unstrukturierte Form des Erstinterviews. Ganz unstrukturiert ist ja auch diese nicht: Die zeitlichen und räumlichen Vorgaben geben einen klaren äußeren Rahmen, und in der Regel wird der Therapeut ohnehin eine freundliche, „anwärmende" Bemerkung bei der Begrüßung machen, wenn er sich dessen bewusst ist, dass für den Patienten das erste Kommen eine fast unüberwindliche Hürde sein kann. In jedem Fall aber kommt der Patient mit mehr oder weniger ängstlich gespannter Erwartung, nicht nur mit einfacher Neugier auf uns, die für ihn neue Person, zu. Und wir sind ja in der Regel auch gespannt, wer und was sich zeigt, wenn wir die Tür öffnen. Und auch wir können uns täuschen: Heute öffnete ich die Tür für eine Frau, die am Telefon vorsichtig und kritisch wirkte. Sie war extrem dünn, und natürlich dachte ich zuerst, es wäre eine Patientin mit einer Magersucht-Problematik. Sie war aber vor kurzem an einem Magen-Karzinom operiert worden, wie sie nach wenigen Minuten erzählte. Eine eventuell „anwärmende" Bemerkung sollte nicht thematisch einengen und allgemein formuliert sein, etwa: „War es schwer, hierher zu finden?" Oder – wie bei Engländern – eine Bemerkung übers Wetter. Natürlich werden wir uns eine solche Bemerkung ersparen, wenn der Patient sofort zu sprechen beginnt. Dann reicht ein freundlicher Gruß zu Beginn, jedes Wort mehr würde den im Patienten bereits angelaufenen Prozess stören. Überhaupt können wir ja davon ausgehen, dass der Patient sich schon lange vorher überlegt hat, was er uns sagen will; dass er dann oft etwas ganz anderes sagt, als er sich vorgenommen hatte, hat unbewusste (Übertragungs-)Gründe. Manche Patienten bemerken das und sprechen ihre Verwunderung darüber aus.

Argumente für und gegen unstrukturierte und strukturierte Gesprächsführung im Erstinterview

Fangen wir mit der von mir bevorzugten unstrukturierten Methode an: Sie entspricht eher den später praktizierten therapeutischen Techniken der tiefenpsychologisch fundierten Verfahren. So muss sich der Pa-

tient nicht wesentlich umstellen, und Sie können gleich sehen, ob und wie der Patient sich verbal äußern kann. Außerdem wissen wir (Franz Argelander hat dies in seinem schmalen, aber inhaltsreichen Bändchen „Das Erstinterview" eindrucksvoll beschrieben [Argelander 1989]), dass der Patient, wenn wir ihn „frei laufen" lassen, im Erstgespräch unbewusst die Kernszene seiner Problematik darstellt; dass dies einen unschätzbaren Vorteil birgt, ist unmittelbar einsichtig. Auch die Analytikerin Anita Eckstaedt plädiert in ihrem 1991 erstmals erschienenen Buch „Die Kunst des Anfangs" für die analytisch-abstinente Form der Gesprächsführung, da sie am meisten Aufschluss über die Psychodynamik des Patienten gibt (s. Eckstaedt 1991). Die Angst der meisten Anfänger bei dieser Methode besteht darin, etwas zu übersehen oder nicht richtig zu gewichten oder in den Probesitzungen nicht genug Informationen für die Abfassung des Kassenantrags in Erfahrung zu bringen. Vielleicht verschweigt der Patient ja auch absichtlich, bewusst oder unbewusst etwas, weil er noch nicht genug Vertrauen entwickeln konnte, dass mit seinen Informationen gut umgegangen wird. Er hat Angst vor Ablehnung, etwas ist ihm peinlich, mit Scham besetzt usw. Das ist auch so bei strukturierterem Vorgehen, es kann nicht vermieden werden. Das macht aber nichts; es kommt nicht auf Vollständigkeit an, sondern darauf, dass der Antragsteller lernt, den Patienten zu verstehen. Und dies setzt voraus, dass der berichterstattende Therapeut die Zusammenhänge zwischen biografischen Daten und der Psychodynamik der behandlungsbedürftigen Symptomatik begriffen hat. Dies ist nach sechs Sitzungen in der Regel zu schaffen, Weiteres kann in einem etwaigen Verlängerungsantrag nachgeliefert werden. Und es ist immer besser, einen unbekannten Menschen reden zu lassen, ihn dabei mit freundlich-ermutigendem Ausdruck zu beobachten, als ihn in ein Schema von Frage und Antwort zu pressen. Denn Druck hat er in seinem bisherigen Leben in der Regel mehr als genug erlebt, sonst bräuchte er vermutlich keine therapeutische Begleitung. Fragenkataloge erinnern in unguter Weise an Schule, Examen, Behörden, führen also wahrscheinlich zu einer negativ getönten Beziehung. Natürlich gibt es Menschen, die lieber gefragt werden – aus Angst, etwas falsch zu machen oder weil sie es nicht anders gewöhnt sind und immer in einer abhängigen Position waren. Aber auch bei solchen ist es besser, auszuprobieren, was sie tun, wenn sie nicht detailliert gefragt werden, sondern nur „offen" wie mit dem Satz: „Wir haben jetzt 50 Minuten Zeit, die gehören ganz Ihnen, schildern Sie mir doch, warum sie heute hier bei mir sind …" Finden auch solche Patienten, die an das Gefragt-Werden gewöhnt sind, schließlich zu einer frei fließenden Rede, oder kommen sie immer wieder ins Stocken? Ersteres wäre prognostisch günstiger. Wenn sie ins Stocken kommen, ist es in der Regel nicht zufällig, an welchen Punkten. Das sollten wir immer registrieren, denn häufig verbirgt sich dahinter ein so genanntes „heißes Eisen", das heißt ein besonders emotional besetztes Thema. Es wäre aber falsch, gleich „nachzubohren", wenn der Patient das Thema wechselt. Man kann später – bei passender Gelegenheit – das Stocken aufgreifen, ohne als Detektiv zu wirken, und etwa sagen: „Mir ist aufgefallen, dass Sie einen Anlauf genommen haben, über das Thema X zu sprechen, und dann wieder davon weggegangen sind, erinnern Sie sich?" Dann wird sich der Patient normalerweise beachtet fühlen, was ihn narzisstisch bestärkt und dabei hilft, sich weiter zu öffnen. Das ist wichtiger als manche historischen Fakten. Ein weiterer Vorteil ist, dass der Patient sich nicht manipuliert fühlt, sondern frei gelassen im Zentrum der Aufmerksamkeit des Therapeuten, der als nichteinengende Autorität erlebt wird.

Doch nun die Argumente fürs Strukturierte: Es entspricht mehr dem einem Patienten vertrauten Arztverhalten. Bei der klassischen Anamnese werden Symptome abgefragt, gezielt und möglichst präzise; die alten Kliniker waren stolz darauf, nur durch Ausfragen der Patienten und durch die klinische Untersuchung ohne Apparate zu einer exakten Diagnose zu kommen. Es erscheint dem Patienten bequem: Er kann relativ passiv bleiben und muss nur antworten; der Therapeut ist der „Macher", der seine Befriedigung aus dem Ergebnis möglichst vollständiger Daten zieht, entsprechend dem gewohnten Ziel, möglichst nichts zu vergessen oder zu übersehen. Er schafft sich gewissermaßen eine Datenbank, auf die er dann jederzeit Zugriff hat. Wichtig ist nur, dass er sie deuten kann, sonst hilft sie nichts für den Behandlungsplan, sondern befriedigt nur seine quasi-technische Neugier. Die Nachteile liegen auf der Hand: Die Therapeuten bekommen keinen mündigen Patienten für ein therapeutisches Arbeitsbündnis, in dem die Aktivität von ihm kommen muss; sie erfahren oft nicht die emotionale Bedeutung berichteter Fakten und können so nicht ausreichend einschätzen, was wie traumatisch für den Einzelnen war. Dabei wissen wir Therapeuten ja, dass für die Symptomentstehung meist nicht die objektive, sondern die subjektive Belastung entscheidend ist; das gleiche Ereignis kann den einen fast umbringen, ein anderer steckt es fast unbesehen weg! Wenn jemand das Bedürfnis nach wissenschaftlicher Perfektion hat, kann er ja unstrukturiert interviewen und danach das Material mittels OPD sichten, wenn es ihm wert bzw. notwendig erscheint.

Bevor wir uns der Beobachtung des non-verbalen Verhaltens zuwenden, will ich Ihre Aufmerksamkeit noch auf die hörbaren Unterschiede in der Sprechweise der Einzelnen und deren eventuelle Bedeutung lenken: Achten Sie nicht nur darauf, was der Patient berichtet, sondern *wie* er dies tut. Spricht er laut oder eher leise, verändert er seine Lautstärke, oder bleibt er monoton, immer gleich laut? Flüstert er (eventuell, um damit erhöhte Aufmerksamkeit zu erzwingen), oder spricht er generell sehr laut, sodass Sie am liebsten Ohropax® zwischenschalten würden? Ist sein Ton nassforsch oder weinerlich, aggressiv fordernd oder bescheiden? Lamentiert er, oder überspielt er seine Not mit einem reporterartig distanzierten Ton? Redet er „ohne Punkt und Komma", oder macht er Pausen, kürzere oder längere? Haben Sie das Gefühl, totgeredet zu werden, und wenn ja: Wieso? Oder müssen Sie dem Patienten gewissermaßen „die Würmer aus der Nase ziehen"? Dies ist häufig der Fall bei anankastisch-gehemmt-depressiven Patienten und Anorektikerinnen. Bricht der Patient gelegentlich mitten im Satz ab? Hört er eventuell Stimmen, oder kommen ihm Bedenken, das weiterzuerzählen, womit er begonnen hat? Es gibt viele Ursachen für Schweigen: nachdenklich sein, sich schämen, sehr verunsichert sein, was richtig und falsch ist; traurig oder retentiv sein und anderes mehr. Das Achten auf die Sprachqualität ist also fast so wichtig wie das inhaltliche Zuhören.

Nonverbale Beobachtung

Die nonverbale Beobachtung ist genauso wichtig als Informationsquelle und Richtschnur fürs therapeutische Vorgehen wie empathisches Zuhören und Achten auf die sprachlichen Nuancen. Nicht erst seit dem Buch des berühmten Pantomimen Samy Molcho über die Körpersprache lernen wir auf den Ausdruck unserer Mitmenschen zu achten: Jede Mutter hat ihr Kind erst einmal via Beobachtung und Berührung kennen gelernt, ehe es sprechen konnte. Sie hat natürlich auch auf die Qualität seines Schreiens geachtet und sich je nachdem beunruhigt oder nicht. Und doch ist es erstaunlich, wie viele Menschen keine gute Körperwahrnehmung haben, weder für ihren eigenen Körper noch für die Körpersprache des anderen. Beides kann man aber trainieren, und Therapeuten sollten dies tun. Nicht zuletzt, weil unsere Patienten uns auch beobachten, und zwar ziemlich genau, und sie interpretieren das Beobachtete, schauen, ob wir das gut finden oder nicht, genau wie wir. Wenn wir uns das klar machen, sollte es unsere Motivation zur nonverbalen Beobachtung stärken. Damit uns möglichst wenig entgeht, sollten wir nicht nur unsere Termine am Telefon vergeben, sondern auch den neuen Patienten selbst an der Tür begrüßen; beides sollten wir, wenn irgend möglich, nicht einer Helferin/Sekretärin überlassen. Oft sehen wir mit einem Blick beim Öffnen der Tür die Angst oder Depression des Patienten, manchmal auch einen flackernden, psychotischen Blick, der danach lange Zeit versteckt bleiben kann. Der erste Moment der Begegnung löst sofort intensive Übertragungs- und Gegenübertragungsgefühle aus, die wir registrieren sollten. Sie enthalten oft unschätzbare Hinweise auf die sich entwickelnde Beziehungsdynamik. Grüßen Sie den Patienten freundlich und bitten ihn höflich herein, wie Sie es mit einem Freund tun würden. Lassen Sie dem Patienten Zeit sich umzusehen und zu orientieren, bieten Sie ihm die Benutzung der Garderobe an, und beobachten Sie, ob er sie nutzt und wenn ja, wie: Misstrauische oder sehr kontrollierende Patienten, die eventuell paranoide Fantasien haben, nehmen ihre Mäntel mit ins Sprechzimmer; auch manche anal strukturierten trennen sich nicht von ihren Jacken. Frauen nehmen ihre Taschen meist mit und lassen nur die Oberbekleidung an der Garderobe; Männer trennen sich gelegentlich von Rucksäcken, weniger von Aktentaschen. Achten Sie auf die Kleidung bei beiden Geschlechtern und darauf, wie sich das Outfit von Sitzung zu Sitzung verändert. Achten Sie darauf, wie ein Patient geht; dazu ist es zweckmäßig, ihn vorgehen zu lassen (was ja auch die Höflichkeit gebietet), und darauf, wie er sich hinsetzt und ob er die anfängliche Sitzhaltung beibehält oder nicht. Weiter ist es aufschlussreich, ob jemand „nestelt" oder andere stereotype Bewegungen ausführt oder einen Gegenstand (Tasche, Schlüsselbund usw.) in der Hand behält oder mit dem Ehering spielt. Das alles ist Ausdruck besonderer Nervosität oder (anankastischer) Depression. Traut sich jemand, sich ausgiebig im Therapiezimmer umzusehen, oder schlägt er schüchtern die Augen nieder? Wie hält er es mit dem Blickkontakt: Frisst er sie gleichsam mit den Augen auf oder meidet er Ihren Blick? Versuchen Sie über Eck mit dem Patienten zu sitzen, damit Sie nicht ständig von ihm fixiert werden können; das ist nämlich nur mit sehr großer Anstrengung auszuhalten. (Nicht wenige Patienten drehen ihren Stuhl dann ihnen zu oder rücken ihn näher, auch wenn sie nicht schwerhörig sind!) Beobachten Sie den gesamten Menschen: Zappelt er mit den Füßen, wippt er auf dem Stuhl, hat er ausufernde Gesten zur Untermalung seiner Rede, beugt er sich plötzlich vor oder lehnt sich demonstrativ zurück; zeigt er autoerotische Bewegungen wie Kratzen, Reiben, Streicheln bestimmter Kopf- oder Körperteile, führt er symbolische Gesten aus; zieht

er am Ende gar vor dem Sprechzimmer spontan und ungebeten die Schuhe aus? Auch dies kann Verschiedenes bedeuten: Vielleicht musste er im Elternhaus immer die Schuhe ausziehen, dann macht er es gewohnheitsmäßig; hat er einen Reinlichkeitswahn und möchte ihre Praxis nicht kontaminieren, ist das ernster; tut er es aus Rücksicht auf ihre Teppichböden, ist es eher harmlos usw.

Besondere Aufmerksamkeit sollten sie der Mimik schenken: Passt der Gesichtsausdruck zum Gesagten oder gibt es eine deutliche Diskrepanz etwa im Sinne einer so genannten „lächelnden Depression"? Hat der Patient einen maskenhaften Ausdruck oder gar eine Amimie wie bei der Parkinson-Krankheit? Oder hat er – im Gegenteil – eine sehr lebhafte Mimik? Wie passen Mimik und Gestik zusammen? Bewegt sich nur das Gesicht oder unterstreicht der Patient seine Aussagen mit Händen und Füßen?

Sie sehen, es gibt so viel zu beobachten, dass Sie gar nicht in Versuchung fallen können, zu aktiv zu fragen bzw. das Gespräch zu strukturieren, sonst entgeht Ihnen zu viel vom Nonverbalen.

Denken Sie immer auch mal an Ihren eigenen nonverbalen Ausdruck: Schauen Sie nicht unnötig auf die Uhr oder zum Fenster raus, das könnte ein Patient als Desinteresse werten; hängen Sie nicht sichtbar müde in Ihrem Sessel, auch wenn Sie müde sind; achten auch Sie auf Ihr Äußeres in dem Ihnen gemäßen Stil: So wie unsere Eltern für uns Modelle waren, sind wir es für unsere Patienten, ob wir wollen oder nicht. Das ist übertragungsbedingt unvermeidbar. Die wenigsten Patienten trauen sich offen, unser Äußeres zu kritisieren, vor allem nicht zu Beginn, aber sie registrieren es sehr genau!

Zweckmäßige Gestaltung des Therapieraums

Gestaltung des Therapieraums für Einzel-/Paar- und Familientherapie

Immer abhängig von Ihren finanziellen Möglichkeiten, Ihrer Klientel und Ihrem eigenen Geschmack sollten Sie auf folgende Aspekte achten:

Der Patient und Sie selbst sollten sich in dem Raum wohl fühlen können, nicht erschlagen von irgendwelchen besonders auffälligen Einrichtungsgegenständen oder eingeengt durch zu viele Möbelstücke; umgekehrt sollte auch keine völlig sterile Atmosphäre herrschen; allzu karges Mobiliar, das der Patient mit Ihnen assoziiert, wirkt eher lebensfeindlich. Es sollte durchaus Bilder und auch Pflanzen in Ihrem Raum geben, aber die Bilder sollten nicht zu viel Aufmerksamkeit des Patienten abziehen. Der Stuhl für Sie und der für den/die Patienten sollten die gleiche Art haben; „Thronsessel" für die Therapeuten sind nicht angebracht! Ein notwendiger Einrichtungsgegenstand ist eine Schatulle mit Papiertaschentüchern für die Tränen, die ja oft fließen. Rauchgegenstände im Therapieraum sind nicht sinnvoll; auch wenn Sie selbst rauchen, sollten Sie es nicht in der Praxis tun. Eher schon macht es Sinn, in einer Ecke Mineralwasser und Gläser bereitzustellen, wenn Sie Patienten haben, die Psychopharmaka nehmen, die eine abnorme Mundtrockenheit verursachen. Schön ist ein lichtdurchfluteter Raum und für die dunkle Jahreszeit eine warme Beleuchtung. Achten Sie beim Anmieten des Raums oder beim Kauf einer Praxis auf die Umgebungsgeräusche: Ein möglichst ruhig gelegener Raum ist zweckmäßig, damit Sie in einem warmen

Sommer auch während der Sitzungen mal die Fenster offen lassen können. Die Farben sollten dezent und beruhigend wirken; zu bunt lenkt ab. Ich habe auch immer besonderen Wert auf eine liebevolle Ausgestaltung des „Örtchens" gelegt; es wird von den Patienten dankbar registriert: Vor ca. zehn Jahren brachte mich eine Gruppe darauf, auf einer Ablage dort ein Glasgefäß mit (selbstverständlich eingepackten) Bonbons aufzustellen; ich habe seither einen reißenden Umsatz solcher kleinen Tröstungen für die Unbilden der Therapiesitzungen!

Einen – wenn auch noch so kleinen – Warteraum sollten Sie bei unserem Klima auch haben; manchmal kommt eine Begleitung mit, zum Beispiel bei gehbehinderten Patienten, oder der Chauffeur, und es ist nicht immer angenehm, eine Stunde im Auto zu warten.

Ein PC gehört – auch wenn Sie ein Computerfreak sein sollten – nicht in den Therapieraum; genauso wenig ein Sie und den Patienten trennender Schreibtisch. Dies erwähne ich ausdrücklich, weil Ärzte eine solche Raumordnung gewöhnt sind; für Nähe und Distanz in der Therapie sind diese Möbel aber ungeeignet. Wenn Sie schon einen Schreibtisch im Therapieraum unterbringen müssen, bitte irgendwo an der Seite.

Stellen Sie die Stühle immer über Eck und beobachten Sie dann, welche Patienten den Stuhl drehen oder sich vis-à-vis von Ihnen setzen; es sind meist die mit einem erhöhten Kontrollbedürfnis, die Sie keinen Moment aus den Augen lassen wollen und den direkten Blickkontakt ständig brauchen.

Wer auch Analysen im Liegen macht, braucht natürlich eine Couch, von der aus der Patient möglichst einen Blick ins Freie haben sollte oder – wenn das nicht geht – auf ein Bild, das ihn beruhigen kann und nicht zu sehr ablenkt. Viele Analysanden machen aber ohnehin die Augen zu.

Wenn Sie für Ihre Therapien weitere Gegenstände wie Malutensilien, Klangschalen o. Ä. brauchen, deponieren Sie diese am besten auch an der Seite des Therapieraums, nicht als besonderen Blickfang.

Die Gestaltung des Therapieraums für Jugendliche

Wenn Sie viele Jugendliche behandeln, sollten Sie auf den Geschmack der jungen Generation bei der Einrichtung etwas Rücksicht nehmen: Stilmöbel gefallen heutzutage nur der Minderheit. Eher schon schöne Fotos, moderne Bilder oder Poster. Im Übrigen kann die Einrichtung natürlich der von Erwachsenen entsprechen.

Die Gestaltung des Therapieraums für Kinder

Wenn Sie räumlich nicht beengt sind, ist es zweckmäßig, mindestens zwei Räume zu haben: ein Spielzimmer für die Kleinen mit Sandkasten und möglichst vielfältigen Gegenständen, die das Kind anregen, wenn es auswählen darf. Dazu ein Besprechungszimmer für die Elterngespräche und ältere Kinder/Jugendliche und zusätzlich eine Küche mit Wasserquelle zum Plantschen oder eventuell Backen und Kochen. Und natürlich auch das berühmte Örtchen, das in der Kinderpraxis kindgerecht sein sollte.

Die Gestaltung des Gruppenraums

Als ich meine Gruppenausbildung machte, zum Teil bei der Group Analytic Society in London, waren die Gruppenräume immer sehr karg, die Stühle unbequem hart, kein Bild an der Wand, keine Pflanze; lediglich die Papiertaschentuch-Box gab es auch dort. Für meinen Gruppenanalyse-Raum habe ich daran festgehalten, dass alle Stühle gleich und im Rund angeordnet sein sollten; allerdings gestehe ich meinem Rücken und dem der Teilnehmer etwas Polsterung der Stühle zu. Es gibt auch wenige Bilder im Gruppenraum und in einer Ecke eine große Hydrokulturwanne, da es ein Souterrainraum ohne Blick ins Freie ist, dafür schallisoliert und mit weißen Wänden. In der Mitte liegt ein dezenter, aber warm wirkender Teppich ohne viel Muster. Was wir uns neben den technischen Erfordernissen bei der Raumgestaltung klar machen sollten, ist: Der Patient leitet aus unserer Raumgestaltung unsere vermutliche Einstellung zum Menschen ab; er überlegt, ob wir wollen, dass er sich wohl fühlt, ob wir bereit sind, Geld für ihn auszugeben, ob wir wohl selbst lebensbejahend sind oder dies nur unseren Patienten suggerieren, ob wir sehr einseitig sind (wenn unsere Einrichtung puristisch in einem Stil gehalten ist) oder tolerant usw. Das heißt, wir werden an unseren Räumen gemessen, denn das ist das, was der Patient außer unserer Person sieht, was den ersten Eindruck mit prägt. Es lohnt sich also, sich vor dem Kauf der Einrichtung einige Gedanken darüber zu machen, wie wir wirken wollen.

Selbstbeobachtung und Gegenübertragungsentwicklung beim Therapeuten

Dieses Thema ist ungeheuer wichtig, auch im Hinblick auf die Abfassung der Anträge: Wenn wir uns bei manchen Patienten schwer tun, in den wenigen probatorischen Sitzungen ausreichend konkrete Information zu erhalten (es gibt Patienten, die ausgesprochen „vernebelnd" berichten), sind wir besonders auf die Analyse unserer Gegenübertragung und Selbstwahrnehmung (neben der Wahrnehmung der nonverbalen Signale des Patienten) angewiesen. Dabei ist oft aufschlussreich, wie diese von Sitzung zu Sitzung wechselt: Ein Patient kann uns zum Beispiel zunächst extrem unsympathisch sein; wenn wir unsere negative Gegenübertragung erfolgreich analysiert haben, kann das Empfinden ins Gegenteil umschwenken. Bei heftigen affektiven Reaktionen unsererseits sollten wir uns immer auch fragen, was „auf unser eigenes Konto geht", das heißt wo unsere Restneurose oder „blinde Flecke" uns zu stark beeinflussen. Denn das spielt manchmal eine genauso wichtige Rolle wie das Verhalten unseres Patienten. So wie die Übertragung des Patienten von vielen Faktoren abhängt, geschieht dies auch mit der Gegenübertragung: Unsere Tagesform, eventuell gerade schon gehabter Ärger, Lustlosigkeit oder gar eigene Deprimiertheit beeinflussen die Gegenübertragung genauso wie vielleicht das Äußere des Patienten, sein Geruch, seine Dialektfärbung, bestimmte Gesten, die uns aufregen usw. Je besser wir uns selbst beobachten (wann ermüden wir besonders rasch, wann werden wir missmutig, wann amüsiert, wann sehnen wir das Ende der Sitzung herbei), umso besser gelingt uns zu spüren, was sich hinter den Worten des Patienten verbirgt. Ergänzend zur „unbewussten Szene", die der Patient erschafft, gewinnen wir so unschätzbare Information, die wir für die Entwicklung der „Psychodynamik" im Antrag, der häufigsten Angstursache der Antragschreiber, gut brauchen können.

Gesprächstechnik und Beobachtung der verbalen Signale des Patienten

Über dieses Thema könnte man ein eigenes Buch schreiben; hier will ich mich auf die praktisch wichtigsten Empfehlungen beschränken: Beginnen wir mit den verbalen Signalen des Patienten. Achten Sie u. a. auf Folgendes:

- auf den ersten Satz des Patienten (und notieren Sie ihn, wenn möglich)
- auf die Lautstärke des Gesagten sowie auf deren Varianz: Spricht der Patient monoton-einschläfernd oder modulierend, zu laut oder zu leise? (Flüstern erzwingt erhöhte Aufmerksamkeit!)
- auf den Redefluss: Wann stockt der Patient; wann redet er so zähflüssig, dass Sie verführt werden zu fragen?
- auf die emotionale Haltung: Wann kommen ihm die Tränen, lässt er sie fließen

oder unterdrückt er sie mehr oder weniger vollständig?

- auf die Kongruenz: Passt die Affektäußerung zur inhaltlichen Mitteilung?
- auf den Blick: Wo schaut der Patient hin, während er redet?

Wenn Sie meiner Empfehlung eines möglichst wenig strukturierten Gesprächs folgen wollen, ist es doch hilfreich, anfänglich Struktur durch eine Bemerkung zu geben, etwa folgender Art: „Wir haben jetzt etwa eine dreiviertel Stunde Zeit; die gehört ganz Ihnen – dafür, dass Sie mir sagen, weshalb Sie kommen und was Sie sich von der heutigen Sitzung und einer eventuellen Therapie erhoffen". Dann warten Sie, was der Patient äußert. Aber warten Sie nicht zu lange; wenn ein gehemmter Patient so noch keinen Anfang findet, müssen Sie ihm weitere Hilfestellung geben, mit möglichst offenen Fragen wie zum Beispiel: „Was macht es so schwer anzufangen?" Der Kontaktaufbau ist das A und O für das Gewinnen von Information und für den Aufbau einer therapeutischen Beziehung: Seien Sie offen für alles, was der Patient vorbringt, auch wenn es Ihnen zunächst irrelevant erscheint; oft erkennen wir erst im Nachhinein, was uns der Patient mit einem bestimmten Satz mitteilen wollte. Unterbrechen Sie den Patienten nur, wenn Sie sich so totgeredet fühlen, dass Sie nicht mehr aufmerksam sein können. Teilen Sie ihm das dann in freundlicher Weise mit, etwa so: „Es tut mir Leid, dass ich Sie jetzt unterbrechen muss, aber ich fühle mich so überflutet, dass ich nicht mehr folgen kann. Lassen Sie uns einen Moment innehalten und überlegen, was Sie mir bislang gesagt haben." Sonst greifen Sie nur auf, was ein Patient gesagt hat, bevor er in Schweigen verfiel, und zwar am besten im emotionalen Kontext, zum Beispiel: „Wenn ich Sie richtig verstanden habe, schienen Sie recht traurig bei dem, was Sie mir mitteilten, ehe Sie plötzlich ins Stocken gerieten." Und dann warten Sie, wie der Patient fortfährt. Meist kann er die Blockade überwinden, wenn Sie ihm emotional helfen. Wenn Sie sonst unterbrechen wollen, um gleich ein Thema zu vertiefen, tun Sie es höflich und sagen etwa: „Erlauben Sie mir, dass ich hier einhake, da ich gerne gleich zusätzlich fragen würde, damit ich es nicht aus dem Auge verliere…" Und dann fragen Sie das, was Sie wissen wollen. Stellen Sie kurze, aber dennoch offene Fragen, so weit irgend möglich. Nur wenn Sie nach dem zeitlichen Kontext von Symptomen fragen, sollten Sie gezielt fragen: „Erinnern Sie sich noch, wann das Symptom zum ersten Mal auftrat und unter welchen Umständen und ob jemand dabei war und wenn ja, wer? Und wie lange hat es damals angehalten und wann ist es dann das erste Mal wiedergekommen?" Hilfreich für das Arbeitsklima ist es auch, wenn Sie sich auf das Sprachniveau ihres Patienten „einschießen" und zur Illustration ihrer Kommentare möglichst Bilder aus seiner Welt benutzen. Und gebrauchen Sie grundsätzlich kurze Sätze: Jemand, der aufgeregt ist, kann langen Sätzen nicht folgen, wie in zahlreichen Untersuchungen festgestellt wurde. Er nimmt oft nur den ersten halben Satz wahr. Reden Sie jedoch in Ihrer Sprachfärbung und versuchen Sie nicht, auf einen Dialekt mit demselben zu reagieren, wenn Sie ihn nicht richtig sprechen können; das wirkt lächerlich und aufgesetzt. Positiv registriert der Patient auch, wenn Sie manchmal nachfragen: „Habe ich Sie richtig verstanden? Meinten Sie, dass…" Wenn es sich anbietet, ist der Einsatz von Humor auch etwas, was das Klima verbessern kann. Aber vermeiden Sie alles, wodurch der Patient sich womöglich lächerlich gemacht fühlen könnte.

Gestaltung des Gesprächsanfangs und -endes

Dieser Punkt ist wie ein Spiel, bei dem man sehr viel gewinnen und verlieren kann: Gelingt es uns zu Beginn, den „richtigen" Einsatz zu wagen, ist es schon halb gewonnen, und wenn wir das Ende zu abrupt angehen, kommt der Patient möglicherweise nicht wieder! Da Sie ja das Ende vorbereiten können, ist dies leichter als der Anfang mit einem Unbekannten. Daher immer wieder die Empfehlung: Lassen Sie die Aktivität weitestgehend beim Patienten, dann können Sie nicht in ein Ihnen unbekanntes „Fettnäpfchen" tappen. Seien Sie freundlich-abwartend und unterstützen Sie nur durch eine „anwärmende" Bemerkung den Anfang. Sie werden sehen bzw. hören, was der Patient möchte, wenn Sie innerlich bereit sind, sich auf ihn einzulassen. Bestellen Sie daher möglichst einen neuen Patienten zu der Tageszeit, zu der Sie sich normalerweise am besten fühlen, und variieren dann eher die Zeiten der probatorischen Sitzungen, um zu sehen, wann sich ihr Patient am besten und wann er sich am schlechtesten fühlt. Dies gilt natürlich besonders für die Einschätzung des „Morgentiefs" depressiver Patienten. Am Ende des Gesprächs sollten Sie ca. fünf Minuten reservieren, um den Patienten aus der begonnenen Regression bzw. seiner Geschichte wieder in die Gegenwart zu holen, etwa mit einer Bemerkung wie: „Jetzt haben wir noch fünf Minuten Zeit; lassen Sie uns doch innehalten und ansehen, wie sie sich jetzt fühlen. Sie müssen heute noch gar nichts entscheiden; wenn Sie wissen, ob Sie wiederkommen wollen, rufen Sie mich einfach in meiner Telefonzeit an, die von … bis … täglich stattfindet." Wenn der Patient dann energisch sagt, er sei jetzt schon sicher, er wolle wiederkommen, können Sie ja einen weiteren Termin vereinbaren; es sollten aber mindes-

tens einige Tage Zeit zwischen den ersten beiden Sitzungen liegen, es sei denn, jemand ist akut suizidal. Dann müssen Sie mit ihm besprechen, wie lange er es zuverlässig bis zu einem nächsten Termin aushält, oder – wenn er für seine eigene Sicherheit nicht garantieren kann – ihm nahe legen, in eine Klinik zu gehen, und ihm gegebenenfalls dabei helfen, ein Bett zu finden. Bei allen anderen Patienten verabschieden Sie sich am besten mit guten Wünschen und eventuell der Bemerkung, dass in einem Gespräch leider kaum alle wichtigen Punkte erledigt werden können, es ja aber weitere Möglichkeiten gebe. Begleiten Sie den Patienten höflich zur Tür, besonders wenn er „klebt", das heißt nicht gehen will, wie viele depressive Patienten, aber auch „Zwängler". Das unbewusste Motiv der Patienten, die sich schwer tun, zur vereinbarten Zeit zu gehen, kann sehr verschieden sein: Die Zwangskranken wollen sich möglichst viel holen, vor allem dann, wenn sie zu spät gekommen sind. Sie sind absolute Genies, wenn es darum geht, sich den „verlorenen" Teil wieder zu holen. Depressive Patienten kommen ja manchmal schwer in Gang und können sich dann schlecht trennen, weil Loslassen für sie generell ein schwieriges Thema ist und weil sie Angst haben, diese Anstrengung nicht zweimal zu schaffen. Narzissten in ihrer Grandiosität kommen nicht nur gerne ohne Entschuldigung zu spät, sondern finden auch das von Ihnen gesetzte Ende willkürlich und nicht notwendigerweise zu respektieren. Hysteriker können so in Fahrt sein, dass sie gar nicht an ein Ende denken (wollen). Das heißt: Es ist einzig Ihre Aufgabe, auf das Ende der Zeit zu achten und es gedeihlich zu gestalten. Achten Sie auch auf den Händedruck am Ende; er ist ein Gradmesser der entstandenen Nähe, aber auch eventuell aufgekeimter Aggression! Wenn Ihnen jemand fest die Hand drückt, ist dies eher ein gutes Zeichen als ein ganz „lascher" Händedruck, der für Bedenken oder unterdrückte Aggression des Patienten spricht. Manchmal ist es hilfreich, dem Patienten einen Zettel mit dem nächsten Termin mitzugeben. Sie sollten aber fragen, ob er einen möchte, damit er sich nicht unfähig dazu fühlt, sich einen Termin zu merken, bzw. glaubt, dass Sie ihm nicht zutrauen, dass er es kann. Sie sehen, selbst so kleine Aktionen wollen überlegt sein!

Sinn der probatorischen Sitzungen

Es sind Probesitzungen für Sie, aber auch für die Patienten und daher besonders anspruchsvoll. Leider honorieren das die gesetzlichen Kassen derzeit nicht und bezahlen die probatorischen Sitzungen schlechter als die danach genehmigten. Sie dienen dazu, dass beide Parteien sich klar darüber werden, ob sie weiter zusammen zum Wohle des Patienten arbeiten wollen und können. Der Patient wird in der Regel nach Sympathie und Vorerfahrungen entscheiden, während Sie vielfältige Kriterien beachten sollten:

- Wie verändert sich der Patient äußerlich und innerlich von Sitzung zu Sitzung?
- Wie entwickelt sich seine Übertragung und Ihre Gegenübertragung?
- Wie steht es mit Ihrer Sympathie/Antipathie? Können Sie sich vorstellen, mit ihm über längere Zeit zu arbeiten, ohne sich permanent „vergewaltigen" zu müssen?
- Welche zusätzlichen Informationen gewinnen Sie nach dem Erstgespräch?
- Was verschweigt der Patient zu Beginn eventuell absichtlich und worüber kann er noch nicht reden?
- Wie kann der Patient mit Reizdeutungen umgehen?
- Wie introspektionsfähig ist er?
- Wie groß ist seine Neigung zu regredieren, eventuell auf maligne Weise?
- Wie verlässlich zeigt er sich im Einhalten des Settings?

Welches Therapieverfahren erscheint Ihnen optimal für den jeweiligen Patienten? Einzel- oder Gruppentherapie (falls Sie solche anbieten können), tiefenpsychologisch fundiert oder analytisch? Bedenken Sie, dass Sie die Wünsche des Patienten respektieren müssen: Wenn er keine Gruppentherapie möchte, können Sie ihn nicht dazu zwingen, auch wenn Sie gute Gründe für die Empfehlung haben. Umgekehrt, wenn jemand ausdrücklich in eine Gruppe will, sollten Sie diesem Wunsch entsprechen, es sei denn, der Patient zeigt eine Kontraindikation für Gruppenarbeit.

Alle diese Punkte sollten Sie möglichst geklärt haben, ehe Sie einen Antrag an die Krankenkasse stellen, damit Sie sich nicht umsonst die Mühe machen und der Patient wegläuft, kaum dass Sie den Antrag losgeschickt haben. Testen Sie seine Fähigkeiten, auch unangenehme Einsichten auszuhalten, und seine Flexibilität, zum Beispiel im Hinblick auf Termin-Organisation. Und überdenken Sie seine Entwicklungsmöglichkeiten: Hat er nur noch innere Möglichkeiten der Veränderung (z. B. alte oder chronisch kranke Patienten) oder auch äußere? All das müssen Sie ja für den Antrag wissen.

Dokumentations- und Schweigepflicht

Wie jeder Arzt und jedes Krankenhaus sind Sie verpflichtet, die über den Patienten erstellten Unterlagen zehn Jahre aufzubewahren; bei jungen Patienten empfiehlt es sich eventuell sogar länger: Zu Jahresanfang hatte ich gerade mal wieder „ausgemistet" und einige Akten, die zwölf Jahre alt waren, entsorgt; da rief genau einer dieser Patienten wenige Tage später an und wollte wiederkommen.

Was sollten Sie dokumentieren? Außer den Personalien das Datum jeder Sitzung und jedes Telefonats; den wesentlichen Inhalt der Sitzung und einen Satz zu Übertragung und Gegenübertragung; Träume sollten Sie, wenn möglich, wörtlich notieren; es lohnt sich insbesondere, Äußerungen negativer Übertragung und ablehnender Gefühle aufzuschreiben, da sie wahrscheinlich das Szenario der nächsten Sitzung(en) bestimmen. Ich notiere mir auch auffällige Veränderungen im Äußeren; zum Beispiel bei Männern, wenn sie sich von einem Bart trennen, den Haarschnitt ändern, sich eine neue Brille zulegen; bei Frauen, wenn sie nach langer Zeit von Schwarz oder tristem Grau plötzlich einen bunten Schal o. Ä. tragen oder wenn sie, nachdem sie lange Zeit nur in Hosen kamen, einmal einen Rock anhaben. Das müssen Sie nicht dokumentieren, es ist aber für Sie selbst hilfreich, weil Sie zum Beispiel für einen Verlängerungsantrag wissen, wann eine Entwicklung begonnen hat.

Die Schweigepflicht versteht sich von selbst; sie ist bei Inhalten psychotherapeutischer Sitzungen extrem wichtig. Ich lasse mir daher von Gruppenteilnehmern zu Beginn eine Vereinbarung unterschreiben, in der sie ausdrücklich auf das strikte Einhalten der Schweigepflicht hingewiesen werden, und ich nenne die Teilnehmer grundsätzlich beim Vornamen, um das Inkognito zu wahren. Lassen Sie sich auch nicht in Versuchung führen, zum Beispiel durch den Anruf eines Gruppenteilnehmers, der um die Telefonnummer oder Adresse eines anderen, eventuell auch bereits ausgeschiedenen bittet, egal aus welchen Gründen die Bitte geäußert wird. Sonst ziehen Sie sich womöglich Juristen auf den Hals.

Auch Partnern oder Eltern von Patienten gegenüber haben Sie eine strenge Schweigepflicht; normalerweise dürfen Sie nicht einmal sagen, dass Sie den Patienten kennen oder dass er da war; auch der Polizei gegenüber nicht, es sei denn, es handelt sich um Ermittlungen im Rahmen eines Gewaltverbrechens; da kann es sein, dass Sie Auskunft geben müssen, um weiteres Unglück zu verhindern. Auch Kollegen gegenüber sind Sie zu keinen Auskünften verpflichtet, es sei denn, der Patient hat sie schriftlich dazu ermächtigt.

Spezieller Teil

Erwachsenen-Therapie

Beispiele für das Erstgespräch für eine tiefenpsychologisch fundierte Langzeit-Einzeltherapie

Patientin A

Bei dieser Patientin war rasch klar, dass sich eine analytische Behandlung aufgrund ihres Alters verbot (beim Erstkontakt war sie schon über 70 Jahre alt), unklar war noch, ab eine KZT ausreichen würde, was die Patientin wollte, um ihrer Krankenkasse Kosten zu ersparen. Ich hatte von vornherein aber Bedenken, da ihr Hausarzt, mit dem ich seit Jahrzehnten bekannt bin, sie schon vor ca. 20 Jahren zu mir schicken wollte; sie aber der Meinung war, sie müsse es alleine schaffen. Schließlich bat sie doch um einen Termin wegen quälender Schlafstörungen und seit vielen Jahren bestehender Nervenschmerzen, „die durch den Körper gehen; alle Innenteile sind wie wund". Begonnen habe das Ganze „seit dem Wechsel"; schlecht geschlafen habe sie schon davor, nachdem sie nach der Geburt ihres vierten Kindes, des einzigen Mädchens, eine schwere Wochenbettdepression gehabt habe und wenige Monate danach noch einmal schwanger geworden war, direkt nachdem sie aufgehört hatte zu stillen. Sie habe das Kind nicht gewollt und sei froh gewesen, dass es im vierten Monat zu einem Spontanabort gekommen sei. Da habe sie erstmals „etwas zum Schlafen" bekommen, und ihr Mann habe sie gefragt: „Warum bist du müde?", wenn Sie den ganzen Tag mit den vier Kindern, dem Haushalt und ihrer Unterrichtstätigkeit verbracht hatte. Sie war 44 Jahre lang verheiratet und schilderte ihren

beruflich sehr erfolgreichen Mann als Eigenbrötler, der sich vor jeder Mitarbeit zu Hause gedrückt habe, auch nach seiner Pensionierung. Er habe dann nur noch gemacht, was ihm Spaß machte, und sie nie zu seinen Unternehmungen mitgenommen. Daraufhin begann sie noch eine Sportart, für die sie immer wegfahren musste, als sie erkannte, er werde seine Gewohnheiten nicht ändern, und erkaufte sich so Freiraum. Bei diesem Sport (Gleitschirmfliegen) habe sie sich schon einmal zwei Brustwirbel gebrochen und eine Bandscheibe lädiert. Trotzdem gibt sie bis heute den Sport nicht auf, überlegt es jetzt allerdings, nachdem der Grund, von ihrem Mann weg zu können, wegfällt. Sie habe ihn mit 24 Jahren kennen gelernt und mit 29 Jahren geheiratet, und sie habe sich eine Ehe erhofft, wie sie es bei ihren Eltern erlebt hatte: Diese hätten sich „ungeheuer geliebt und füreinander gelebt" und sehr viel gemeinsam unternommen. Sie habe daher auch für ihren Mann alles getan, sogar für ihn gedacht, während er mit seinen Freunden, als sie schwanger war, in die Berge gegangen und dann mit ihnen zur Brotzeit nach Hause gekommen sei: „So eine Doofe wie mich haben die alle nicht gefunden." Ihre Tochter habe sie als „Lächel-Maschine" bezeichnet, und sie spüre, dass da etwas dran sei. Die Tochter sei ein hübsches, allzu braves Kind gewesen („Sie war mein kleines wunderbares Kind nach drei Söhnen, die damals acht, zehn und zwölf Jahre alt waren") und habe später eine Bulimie bekommen, was die Mutter sehr bedrückte. Inzwischen sei sie weitgehend geheilt und im Ausland verheiratet. Die Söhne sind alle extrem sportlich, nur einer ist verheiratet und hat Kinder. Die Patientin bezeichnet sich als begeisterte Oma. Sie hat zu allen Kindern einen guten Kontakt und ist selbst für ihr Alter noch sehr sportlich – trotz ausgeprägter Heberden-Arthrosen und einem lästigen Fersensporn. Die heftigen Probleme mit ihrem inzwischen verstorbenen Mann arbeitete sie körperlich aus, hackte (auch schon als Kind) Holz, um sich abzureagieren; wenn es ihr dann gut ging, konnte sie auch mit ihrem Mann zurechtkommen, wenn nicht, war sie völlig verzweifelt. Ihr Vater sei, als sie zwölf war, von den Russen in Berlin erschossen worden. Sie habe seine blutbefleckte Uniform ihrer Mutter gebracht, die völlig verzweifelt gewesen sei, und sich um ihren drei Jahre jüngeren Bruder gekümmert. Auch die geliebte Großmutter sei im Bombenhagel in Berlin umgekommen. Sie selbst sei als 16-Jährige von Russen in Berlin vergewaltigt worden, das hatte sie völlig verdrängt, bis sie beim Urologen wegen rezidivierender Blasenentzündungen (seit sie denken könne habe sie solche alle halbe Jahr) akupunktiert wurde: Als er eine Nadel in den Bauch gesetzt habe, habe sie ihn plötzlich auf Russisch angeschrien, er solle aufhören. Da sei die Erinnerung wiedergekommen. Nach dem Abitur habe sie eine Ausbildung als Volksschullehrerin gemacht und diesen Beruf bis zur Heirat ausgeübt; später gab sie für die Kinder im Dorf Musikunterricht, um sich sozial zu engagieren.

So viel erfahre ich im Erstgespräch; am Ende einigen wir uns auf eine Medikation mit Neuroplant-Filmtabletten, damit sie hoffentlich besser schlafen kann. Meine Gegenübertragung ist vorwiegend positiv mit einem leicht negativen, fragenden Begleitton, warum sich diese „Power-Frau" bis heute so untergeordnet hat. Die Patientin erscheint hoch motiviert durch ihren enormen Leidensdruck.

Patient B

Im Herbst letzten Jahres rief eine am Telefon sehr gewandt wirkende Dame an und wollte einen Termin für ihren Lebensgefährten vereinbaren, der unterwegs sei. Ich bestand darauf, dass er selbst anrief, was er noch am gleichen Tag tat. Er wurde von seinem mir seit Jahren bekannten Hausarzt im Nachbarort überwiesen, wegen Panikattacken und diversen psychosomatischen Beschwerden. Auf meine Frage nach einem Termin sagte er, er sei zeitlich flexibel, und so konnte ich ihm einen Termin schon in fünf Tagen anbieten. Er wirkte ähnlich am Telefon wie seine Lebensgefährtin, dynamisch und sympathisch. Mir passierte ein Malheur: Ich kam fünf Minuten zu spät zum Erstgespräch; ein Helfer hatte ihm die Tür geöffnet. Er meinte, er sei auch zwei Minuten zu spät gekommen, und berichtete dann zunächst, er sei mit seiner Lebensgefährtin im April zu einem Kurzurlaub in Italien gewesen; auf der Rückfahrt davon hätten sie in Sterzing zum Einkaufen angehalten; da sei ihm unwohl geworden, Unruhe bis hin zu Angst habe ihn befallen. Er habe sich gefragt, ob er zu viel Kaffee getrunken und geraucht habe und ob etwas mit dem Herz sein könne. Da habe er angefangen, am ganzen Körper zu zittern; dabei sei ihm innerlich kalt gewesen und er habe sich ins Krankenhaus bringen lassen. Dort habe man ein EKG gemacht und ihm Blut abgenommen. Da beides unbedenklich gewesen sei, habe man ihm einen Beruhigungstrank mit Valium® gegeben. Zu Hause sei wieder alles in Ordnung gewesen, für zwei bis drei Tage. Dann habe er abends wieder eine Art Schüttelfrost am ganzen Körper gehabt und sei zu seinem Hausarzt gefahren. Wie nebenbei sagt er: „Ich habe einen stressigen Job" und erzählt weiter, dass der Hausarzt gesagt habe, organisch sei alles bestens. Da sei es ihm eine Woche gut gegangen; dann musste seine Lebensgefährtin auf eine Dienstreise, und er war alleine abends zu Hause: „Da kam wieder so ein Anfall, und ich rief den Notarzt." Es war eine Notärztin, die ihm „leichte Beruhigungstabletten" gegeben habe; nach einer Stunde sei das Gleiche wiedergekommen. Daraufhin wurde er in eine internistische Klinik in der Nähe eingewiesen und sei zehn Tage lang „durchgecheckt" worden. Das Einzige was man gefunden habe, sei eine „leichte Hyperventilation" gewesen. In der Klinik habe er zunächst keinen solchen Zustand mehr gehabt, erst nach der Wochenendbeurlaubung einen leichten. Man hätte ihm empfohlen, weniger zu rauchen und Sport zu treiben. Bis Mitte Mai war er beschwerdefrei, dann ging er wieder zum Hausarzt. Nach Rücksprache mit seiner Firma, in der er bereits seit 15 Jahren als PC-Spezialist deutschlandweit in der Kundenbetreuung tätig ist, arbeitete er vier Wochen lang nur halbtags und erledigte nur das Nötigste. Vier bis sechs Wochen später „war es wieder da" und im letzten Urlaub extrem; da habe er auch „einen Kloß im Magen" gehabt und sich zum Essen zwingen müssen. Bei der Arbeit merke er das nicht so; da vergesse er eh gerne das Essen.

Er denkt wohl, er sei mit seinem Bericht am Ende, und schaut mich erwartungsvoll an. So ergreife ich die Chance und bitte ihn, mir seine Lebensgeschichte zu erzählen. Ich erfahre, dass er im Herbst vor 39 Jahren geboren ist, im Allgäu, wo seine Mutter damals verheiratet gewesen sei. Als er noch keine zwei Jahre alt war, ließen sich die Eltern scheiden; seine Mutter sei mit ihm zurück zu ihren Eltern an den Bodensee gezogen, wo sie blieben, bis er 13 Jahre alt war. Seinen Vater habe er nicht mehr gesehen. Seine Mutter habe jeden Kontakt zum Vater unterbunden und selbst immer mal wieder längere Beziehungen gehabt; schließlich sei-

en sie wegen einem Berufswechsel des damaligen Freundes der Mutter nach München gezogen, wo er in eine Realschule kam. Am Bodensee hatte er Kindergarten, Volksschule, Realschule und auf Wunsch der Mutter ein Jahr lang das Gymnasium besucht; er habe aber kein Latein gemocht und sei daher davon wieder weggegangen. Als er 15 Jahre war, zerbrach die Beziehung der Mutter, da sei er „mit der Mutter alleine rumgezogen". Als er mit 17 Jahren auf der Fachoberschule (FOS) war, habe er auf einem Schulfest seine spätere Frau kennen gelernt. An die FOS schloss er die Fachhochschule für Informatik an, und er lernte über seine Diplomarbeit seine jetzige Firma kennen, die ihm schon sechs Wochen vor dem Studienende einen Arbeitsvertrag gab. Da sei er mit seiner späteren Frau zusammen gezogen, und bald darauf hätten sie geheiratet. Ein Jahr später sei die Tochter geboren worden, zwei Jahre später habe er sich – zunächst auf Zeit – getrennt. Es habe Probleme mit der Familie gegeben, weil er beruflich so viel unterwegs sein musste. Nach weiteren fünf Jahren habe er sich scheiden lassen, da es immer einen „unerfreulichen Kleinkrieg ums Geld" gegeben habe. Er habe seine Tochter jedes zweite Wochenende bei sich. Zwei Jahre nach der Scheidung habe er seine jetzige Lebensgefährtin, die einen ähnlichen Job in der gleichen Firma hatte, in Frankfurt kennen gelernt. Sie war bei der Firma erst ein halbes Jahr, nach einem weiteren halben Jahr konnte sie an seinen Wohnort wechseln, und seither lebt das Paar zusammen. 1992 bis 1998 entwickelte er die Systeme, mit denen die Firma arbeitet, und war dafür jeweils für acht Wochen im Entwicklungszentrum in Mailand. Er spricht relativ gut Italienisch, ein Grund, weshalb er meist im Urlaub nach Italien fährt.

Körperlich sei er immer gesund gewesen, habe lediglich mit 7 und 14 Jahren das

Schlüsselbein gebrochen: „Beim Fußballspielen, wie's sich gehört." Außer den üblichen Kinderkrankheiten wurde lediglich, von der Mutter veranlasst, sein abstehendes Ohr operiert. Sonst hatte er keine Operationen oder Unfälle. In der 5. Schulklasse war er schon einmal wegen „nervöser Beschwerden" in Behandlung. Schließlich berichtet er noch, dass Sterzing nicht der erste Ort war, wo er eine Panikattacke hatte, sondern vor zweieinhalb Jahren sei es ihm plötzlich bei der Arbeit in München schlecht geworden, die Rippen hätten „gezwickt", er habe Herzbeschwerden und Schweißausbrüche bekommen und sei kurzatmig geworden, weswegen er in die Universitätsklinik zur Abklärung vom Notarzt eingewiesen wurde. Er wurde wieder entlassen, nachdem klar war, dass sein Herz organisch gesund war. Trotzdem ging er noch zum niedergelassenen Kardiologen, ehe er sich beruhigte. Damals habe er zehn Kilo weniger gewogen als heute. Dann sei er noch zum Orthopäden gegangen, der habe verbogene Rippen festgestellt, ihn eingerenkt, ihm Fango und Massage verordnet, da seien die Beschwerden zurückgegangen. Schließlich gibt er noch zu, bereits seit Mitte Mai einen vorwiegend beruhigenden selektiven Serotonin-Wiederaufnahmehemmer (SSRI) einzunehmen – in mittlerer Dosierung; er vertrage die Tabletten gut und sei ruhiger, aber nur kurz ohne Panikzustände geblieben. Das sagte er erst, nachdem ich ihm gegen Ende der Sitzung erklärt hatte, es gebe für seine Beschwerden zwei Wege, den medikamentösen und den psychotherapeutischen bzw. die Kombination von beiden. Schließlich gebe ich ihm noch zwei Reizdeutungen, die erste treibt ihm Tränen in die Augen, als ich sage, er leide unter dem fehlenden Vater. Als zweites spiegele ich ihm, dass er mit seiner Tochter partiell das eigene Schicksal wiederholt habe; sie sei ungefähr im gleichen Alter

gewesen, als er sich von ihrer Mutter trennte, wie er selbst bei der Trennung seiner Eltern; der Unterschied sei aber, dass er sich sehr um den Dauerkontakt mit seiner Tochter bemühe und ihr ein guter Vater bleiben wolle. Das tut ihm offensichtlich gut. Als ich zum Schluss sage, er solle sich überlegen, ob er zu einem Mann oder einer Frau in Therapie wolle, sagt er, das wisse er schon: lieber zu einer Frau und am liebsten zu mir. Er komme immer besser mit Frauen zurecht, das seien seine wirklichen Freunde. Ich frage mich in der Gegenübertragung: Was ist mit der Mutter?

Beispiele für probatorische Sitzungen

Die probatorischen Sitzungen von Patientin A

Zum zweiten Gespräch knapp drei Wochen später kam die Patientin gleich gekleidet wie zum Erstgespräch, in hellen Jeans und Pullover. Sie begann zu erzählen, dass sich ihre Eltern schon mit 14 Jahren kennen gelernt hätten und erst 15 Jahre später hätten heiraten können; ihre Mutter sei bei ihrer Geburt schon 30 Jahre alt gewesen. Sie sei aus einer sehr vermögenden Familie gekommen – im Unterschied zum Vater, der ein „armer Bürgermeistersohn" gewesen sei; sein Großvater sei zwar Mathematikprofessor gewesen, aber mit diesem Beruf habe man ja nichts verdient. „Meine Eltern liebten sich immer sehr, das war schon übertrieben", idealisiert die Patientin die Ehe ihrer Eltern, die durch den frühen Tod des Vaters, den die Russen in Berlin erschossen hatten, ein jähes Ende fand. Sie habe dann bei ihrem Mann auch „etwas Väterliches" gesucht: die Tüchtigkeit, Spaß an allem Machen und Tun. Die Tüchtigkeit habe sie gefunden, auch die Verlässlichkeit, aber sonst habe ihr Mann immer getan, was er wollte, und auf die Familie kaum Rücksicht genommen; die Erziehung der drei Söhne und der nachgeborenen Tochter sei allein ihre Sache gewesen; sie sei auch alleine mit den Kindern in Zelturlaub gefahren, während ihr Mann in seiner Firma aufging. Nach dem Krieg sei ihre Mutter mit ihrem Bruder und ihr völlig verarmt gewesen; Vater, älterer Bruder und Großmutter waren tot, so habe sie selbst schon sehr bald Geld verdienen müssen, um der Mutter zu helfen: „Meine Mutter war eine gutgläubige Nazifrau, die sich nichts Böses dachte und dann bitter enttäuscht war. Sie hat ehrenamtlich für die Nazis gearbeitet und zum Beispiel Leuten die Nachricht gebracht, dass ein Angehöriger gefallen war." Als die Patientin 15 Jahre alt war, brachte der Vater die Nachricht, der heiß geliebte, dreieinhalb Jahre ältere Bruder sei in Russland vermisst. Diesen habe sie so geliebt und bewundert, dass sie dachte, sie selbst sei ein Adoptivkind, weil sie ihn so viel gescheiter fand als sich selbst. Auch ihren jüngeren Bruder, der wohl eine schwere Zwangsneurose hat, hat sie sehr lange wegen seiner intellektuellen Fähigkeiten idealisiert, ebenso ihren Ehemann, der als junger Mann schon in den Krieg musste und – da er in der HJ Segelflieger gewesen war – schnell Pilot und kurz vor Kriegsende Fallschirmjäger wurde. Er habe viel vom Krieg in der Form amüsanter Storys erzählt; sie glaube, er habe dahinter seinen unbewältigten Schmerz versteckt. Sie hat ihren Mann Anfang der 50er Jahre bei einem Skiurlaub kennen gelernt, zu dem sie von Berlin aus ins Allgäu trampte. In Berlin arbeitete sie bereits als Lehrerin und gab zusätzlich Nachhilfeunterricht fürs Familienbudget. Sie habe damals viele Verehrer gehabt, aber ihr Mann habe sie „nicht mehr ausgelassen", und so habe sie ihn geheiratet;

zwei Jahre nach dem Skiurlaub sei er auf einer Dienstreise nach Berlin gekommen, in der Zwischenzeit hatte er ihr immer wieder Karten geschickt. Nach ihrer Vergewaltigung durch die Russen habe sie sich die Verehrer immer vom Leib gehalten; er habe nicht viel geredet, sei ungeheuer stur und unbeweglich, habe aber gute Prinzipien und sei total verlässlich. Am Ende des zweiten Gesprächs fragt die Patientin, was die Therapie kostet: „Ich hatte schon das letzte Mal den Geldbeutel dabei." Ich beruhige sie und sage, die ersten sechs Sitzungen würden auf jeden Fall von ihrer Krankenkasse übernommen, sie solle mir ihre Chipkarte zum Einlesen in den Computer geben. Darüber ist sie erleichtert, während ich an ihrer Art ihre lebenslange große Sparsamkeit ablesen kann.

Die dritte Sitzung dreht sich um ihre somatische Anamnese; sie berichtet zunächst, dass sie vor sechs Jahren eine so schwere Gürtelrose gehabt habe, dass sie sechs Wochen in einer internistischen Fachklinik gelegen habe. Nach diesem Kurzbericht schwenkt sie sofort wieder auf ihren Mann um und berichtet von dessen Krankheiten; als sie von seinen Magenproblemen berichtet hat, erwähnt sie, dass auch sie heftiges Sodbrennen bekäme, vor allem nach dem Genuss von Kohlehydraten; sie nehme einen Säureblocker, habe trotzdem einen großen Hunger auf Süßigkeiten. Und schon wieder ist sie bei ihrem Mann und erzählt, dass sie beide im Alltag nichts verbinde. Auch gemeinsame Reisen gebe es kaum. Jetzt sei zum 75. Geburtstag eine Reise auf die Bahamas in einen Club geplant, wo jeder dann tue, was er wolle, sie nur zum Abendessen zusammenkämen.

Die vierte Sitzung, nach dem Urlaub, beginnt sie mit dem Satz: „Mein Mann sagt, der Urlaub war wunderbar; ich sage, er war scheußlich." Und dann schildert sie ausführ-

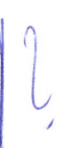

lich die Pannen, die damit begannen, dass ihr Pass abgelaufen war und sie daher erst eine Woche später als geplant fliegen konnten. Ich spreche ihre massiven Heberden-Arthrosen an den Händen an; sie ergänzt noch, dass sie schon „ganz früher an sehr viel Kopfschmerzen gelitten, auch Albträume gehabt habe". Am Ende sinniert sie noch darüber, dass sie häufig zu gutmütig sei.

Vor der fünften Sitzung hatte ich Sie gebeten, ihre Wünsche und Therapieziele zu notieren. Das tat sie auch und hatte dreimal mit Ausrufezeichen „Freiheit" geschrieben, dazu: Geduld, Geborgenheit, körperliche Wärme. Außerdem wolle sie sich nicht mehr ständig übernehmen und trotzdem schaffen, „was nötig ist (Haus und Garten und vieles mehr) und („und" hatte sie doppelt unterstrichen), was ich möchte". Außerdem wünscht sie sich eine „widerstandsfähigere Blase und nicht so viele Schmerzen in den Gelenken", und dass sie „wieder schlafen kann". Sie möchte frei von der Angst sein, etwas falsch zu machen, falsch verstanden zu werden und dadurch andere zu kränken. Von ihrem jüngsten Sohn und dessen Frau, mit der sie große Probleme hat, möchte sie mehr Vertrauen erleben, auch von ihrem Mann. Schließlich wünscht sie sich noch, dass sie mit ihrer Tochter ein immer besseres Verhältnis bekommt und mit ihrem jüngeren Bruder vernünftige Abmachungen treffen kann. Sie habe ihn großgezogen und fühle sich noch immer für ihn verantwortlich; er sei ein arbeitsloser „Messie", obwohl promovierter Naturwissenschaftler. Schließlich erlaubt sie sich eine kleine Beschwerde über ihren Mann: Er habe sie derart aus der Firma ausgegrenzt, dass sie schon in den Geruch gekommen sei, sie interessiere sich nicht dafür.

In der letzten probatorischen Sitzung wurden die Themen Sex und Religion besprochen. Die Patientin ist evangelisch, be-

tet in Not und meint, sie sei sehr durchs Christentum geprägt. Ihr Mann ist katholisch, die Kinder sind evangelisch, weil er sich nicht um die Erziehung kümmern wollte. Er stammt von Bergbauern im Schwarzwald ab. Dort sei man katholisch und stur. Er sei der einzige männliche Nachkomme, daher sei es besonders wichtig gewesen, dass sie Söhne bekommen habe. Schließlich formuliert sie noch als Therapieziel, sie möchte ihre Vorwürfe gegen ihren Mann loswerden, mag an sich selbst nicht, dass sie gerne stichelt.

Dies ist reichlich Material für einen Kassenantrag, der angesichts des Alters der Patientin nur einer auf tiefenpsychologisch fundierte Einzeltherapie sein kann; wäre sie so früh gekommen, wie ihr Hausarzt es ihr vorgeschlagen hatte, wäre eine Analyse sicher sinnvoll gewesen. An sich wäre auch eine Gruppentherapie sinnvoll, aber die Patientin ist hier in der Gegend zu bekannt, da möchte sie sich (noch) nicht so sehr exponieren, hat einfach Angst, es würde darüber geredet.

Die probatorischen Sitzungen von Patient B

Gute drei Wochen sind bis zur nächsten Sitzung vergangen, da der Patient beruflich sehr viel unterwegs war. Er berichtet über seine Mutter, dass sie jetzt 58 Jahre alt sei, bei seiner Geburt erst 19 Jahre alt war und – abgesehen von der kurzen Ehe – immer allein erziehend. Sie sei mittelgroß, relativ schlank, mit rötlich braun gefärbten Haaren und mache immer einen sehr gewinnenden Eindruck. Sie nehme allerdings wenig Rücksicht auf andere, zum Beispiel Partner; es sei nicht leicht, mit ihr auszukommen. Am Bodensee sei er bei Pflegeeltern gewesen und habe die Mutter nur abends gesehen. Die

Pflegeeltern seien im Alter der Großeltern gewesen und hätten zwei Enkel gehabt, die viereinhalb Jahre älter und jünger gewesen seien als er. Er empfand sie wie Brüder und war mindestens acht Jahre dort. Der Opa sei wie seine Mutter cholerisch gewesen; man habe nicht mit ihm streiten können, er habe aber Ausflüge mit den Jungen gemacht. Die Großeltern waren beide berufstätig; das war der Grund dafür, dass er bei Pflegeltern war. Die Oma sei ziemlich streng gewesen, habe gewollt, dass er Beamter werde. Daher habe er zunächst aufs humanistische Gymnasium gemusst, aber nach einem Jahr wieder runter gedurft, da er das Latein nicht mochte. Der Opa war Prokurist bei einer großen Spedition; er hätte sich gerne selbstständig gemacht, das erlaubte die Oma aber nicht, die Verwaltungsangestellte war.

Der Patient selbst bezeichnet seine berufliche Situation als optimal; er könne viel von zu Hause aus arbeiten, habe nur offiziell einen Arbeitsplatz in München. Er wirkt auf mich sehr kompetent, was auch das große Entgegenkommen seiner Firma im Hinblick auf seine Arbeitsbedingungen erklärt.

Auch die nächste Sitzung beginnt mit ergänzenden Bemerkungen über seine Mutter, zu der er meint, doch die engste Verbindung zu haben. Dabei hat er sie die letzten drei Jahre nicht gesehen, obwohl sie in München lebt. Sie sei wieder verheiratet mit einem gebildeten Ausländer, der nur eineinhalb Jahre älter sei als er selbst. Die Mutter sei auch politisch aktiv, Gemeinderätin und im Bezirksausschuss. Als ich nach seinen Hobbys frage, berichtet er, er lese gerne und sehr viel: Krimis, Mickymaus-Bücher, John Gardiner und Tolkien; den „Herrn der Ringe" habe er schon mehrmals gelesen. Auch möge er die Bücher von Antoine de Saint-Exupéry sehr gerne.

In der vierten Sitzung berichtet er, dass er am Vortag schweißnasse Hände, Herzrasen und leichtes Kopfweh bekommen habe, als er hörte, jemand sei mit Herzbeschwerden umgekippt. So etwas setze ihm immer sehr zu. Wenn er sich aufrege, habe er keinen Appetit: „Es schlägt mir auf den Magen." Das passiere immer in für ihn unbekannten Situationen, zum Beispiel bei neuen Kunden oder auch in Situationen, in denen er die Symptome schon einmal hatte. Dabei sei keine nahe Bezugsperson herzkrank. Seine Mutter habe jetzt Gelenkbeschwerden an den Händen. Er raucht eine bis eineinhalb Schachteln Zigaretten und hat es schon einmal fertig gebracht, für zweieinhalb Jahre nicht zu rauchen.

Die vorletzte probatorische Sitzung gehört noch einmal den Hobbys: Der Patient kommt in einem Alfa Romeo Spider Cabrio, obwohl es Mitte November ist, an einem milden Föhntag. Außer diesem Kult-Auto hat er noch einen VW Golf als Dienstwagen. Er sei ein Auto-Freak wie der Vater seiner Ex-Frau, der in ihm die Auto-Leidenschaft geweckt habe. Außerdem sei er eine Zeit lang regelmäßig im Kletter-Club gewesen und liebe das Sport-Klettern, habe jetzt aber keine Zeit mehr dazu. Auch bekomme er Höhenangst beim Herunterklettern. Mit seiner Freundin teile er einige Hobbys wie Eintagestouren mit Besichtigungen, Kochen, Kino (leider auch dafür wenig Zeit) und Treffen mit Freunden.

Die letzte probatorische Sitzung beginnt der Patient damit zu erzählen, dass er das ganze Wochenende einem guten Freund beim Umzug geholfen habe und körperlich jetzt k.o. sei. Während die letzten Sitzungen alle ziemlich zäh waren, ist der Patient heute spontan gesprächiger, was ich u.a. darauf beziehe, dass es ihm gut tat, dass ich in der vorigen Sitzung so ausführlich auf seine Hobbys eingegangen war.

Bei diesem Patienten sind prinzipiell alle vier kassentechnisch erlaubten tiefenpsychologischen Verfahren möglich. Mit Rücksicht auf seine berufliche Überlastung und häufige Reisetätigkeit habe ich mich gegen eine Analyse und gegen eine Gruppentherapie entschieden, sondern eine tiefenpsychologisch fundierte Einzeltherapie im Sinne der dynamischen Psychotherapie von A. Dührssen beantragt, die zeitlich mehr Flexibilität ermöglicht.

Beispiele für Kassenanträge

Bevor ich die Anträge für die Patienten A und B folgen lasse, füge ich als orientierenden Baustein für die Abfassung der Anträge vor den jeweiligen Abschnitten den entsprechenden Absatz aus dem Informationsblatt für tiefenpsychologisch fundierte und analytische Therapie bei Erwachsenen ein. Dieses geben die meisten KVen den Therapeuten bei der Niederlassung zur Hand.

Bericht zum Erst- oder Umwandlungsantrag/LZT – PT 3a bzw. PT 3a EK

1. Spontanangaben des Patienten
Schilderung der Klagen des Patienten und der Symptomatik zu Beginn der Behandlung – möglichst mit wörtlichen Zitaten –. Ggf. auch Bericht der Angehörigen/Beziehungspersonen des Patienten.
(Warum kommt der Patient zu eben diesem Zeitpunkt und durch wen veranlaßt?)

2. Kurze Darstellung der lebensgeschichtlichen Entwicklung
a) Familienanamnese,
b) körperliche Entwicklung,
c) psychische Entwicklung,
d) soziale Entwicklung mit besonderer Berücksichtigung der familiären und beruflichen Situation, des Bildungsganges und der Krisen in phasentypischen Schwellensituationen.

3. Krankheitsanamnese
Es sollen möglichst alle wesentlichen Erkrankungen, die ärztlicher Behandlung bedurften oder bedürfen, erwähnt werden, insbesondere bereits früher durchgeführte psychotherapeutische Behandlungen.

4. Psychischer Befund zum Zeitpunkt der Antragstellung
a) Emotionaler Kontakt, Intelligenzleistungen und Differenziertheit der Persönlichkeit, Einsichtsfähigkeit, Krankheitseinsicht, Motivation des Patienten zur Psychotherapie.
b) Bevorzugte Abwehrmechanismen, ggf. Art und Umfang der infantilen Fixierungen, Persönlichkeitsstruktur.
c) Psychopathologischer Befund (z. B. Bewußtseinsstörungen; Störungen der Stimmungslage, der Affektivität und der mnestischen Funktionen; Wahnsymptomatik, suicidale Tendenzen).

5. Somatischer Befund bzw. Konsiliarbericht
Das Ergebnis der körperlichen Untersuchung, bezogen auf das psychische und das somatische Krankheitsgeschehen, ist mitzuteilen. Der somatische Befund soll nicht älter als 3 Monate sein. Die Mitteilung des körperlichen Befundes ist grundsätzlich erforderlich. Falls die körperliche Untersuchung nicht vom ärztlichen Psychotherapeuten selbst durchgeführt wird, müssen Angaben zum somatischen Befund eines anderen Arztes, evtl. auch zu dessen Therapie (ggf. gebietsbezogen) beigefügt werden.
Bei Psychologischen Psychotherapeuten ist der Konsiliarbericht eines Arztes beizufügen.

6. Psychodynamik der neurotischen Erkrankung
Darstellung der neurotischen Entwicklung und des intrapsychischen neurotischen Konfliktes mit der daraus folgenden Symptombildung. (Zeitpunkt des Auftretens der Symptome und auslösende Faktoren im Zusammenhang mit der Psychodynamik, auch der interpersonellen Dynamik, sind zu beschreiben.)
Bei Behinderung und bei strukturellen Ich-Defekten ist ein von Behinderung und Defekt abgesetztes, aktuell wirksames Krankheitsgeschehen in seiner Psychodynamik darzustellen.

7. Neurosenpsychologische Diagnose zum Zeitpunkt der Antragstellung
Darstellung der Diagnose auf der symptomatischen und strukturellen Ebene: differentialdiagnostische Erwägung unter Berücksichtigung auch anderer Befunde ggf. unter Beifügung der anonymisierten Befundberichte.
(Auch von anderen Ärzten erhobene Befunde, besonders der letzten 3 Monate, sowie die Ergebnisse klinischer Untersuchungen und Behandlungen sind anonymisiert als Kopie beizufügen.)

8. Behandlungsplan und Zielsetzung der Therapie
Begründung für die Wahl der Behandlungsform und deren Anwendung in Einzel- oder Gruppentherapie. Bei Gruppentherapie sind Gruppensetting, Zusammensetzung der Gruppe und die gruppenspezifische Indikation, auch die Erfahrung des Patienten in natürlichen und sozialen Gruppen, darzustellen. Es muß ein Zusammenhang nachvollziehbar dargestellt werden zwischen der Art der neurotischen Erkrankung, der Sitzungsfrequenz, dem Therapievolumen und dem Therapieziel, das unter Berücksichtigung der nach den Psychotherapie-Richtlinien begrenzten Leistungspflicht der Krankenkasse als erreichbar angesehen wird.

Der Antrag für Patientin A[1]

Ich habe zunächst einen KZT-Antrag gestellt, um die Therapie rasch fortsetzen zu können und weil die Patientin zunächst nicht mehr wollte bzw. glaubte, das reiche ihr aus. Auch fürchtete sie, dass ihre Krankenkasse angesichts ihres Alters nicht mehr bezahlen würde, was aber nicht so war. Hier also zunächst der kurze Text des KZT-Antrags (ich bin von der Pflicht, einen ausführlicheren KZT-Antrag zu stellen, befreit). Dann folgt der Umwandlungsantrag in eine LZT, der ja wie ein Erstantrag ist, nur noch zwei zusätzliche Punkte verlangt, nämlich die Begründung für die Umwandlung und einen Bericht über den bisherigen Therapieverlauf.

Der KZT-Antrag

Die Patientin kommt mit einem reaktiv-depressiven Syndrom auf dem Boden einer chronifizierten depressiven Entwicklung in einer exazerbierten Krisensituation mit massiven Schlafstörungen, Gelenkschmerzen und Blasenbeschwerden. Sie hat sehr lange versucht, alleine zurechtzukommen, weil ihr narzisstisches Über-Ich nur schwer zulässt, Hilfe anzunehmen. Die körperlichen

---

1 Der Antragstext wurde hier und im Folgenden aus den Anträgen, so wie sie genehmigt wurden, wörtlich übernommen.

Beschwerden wurden aber so quälend, dass die Patientin sich entschloss, der Überweisung ihres Hausarztes zu folgen.

Bericht zum Umwandlungsantrag PT 3a E Chiffre A 000000 Datum

10. Umwandlung von Kurzzeittherapie in Langzeittherapie

1) Es zeigte sich in der bisherigen Therapie, dass die Patientin trotz ihres Alters noch ungewöhnlich motiviert und ausreichend flexibel ist und bereit, sich da zu ändern, wo es ihr möglich und notwendig erscheint. Dass grundsätzlich eine LZT nötig wäre, war von vornherein klar; es war nur die Frage, ob noch ausreichende Möglichkeiten für Änderung bestehen.

2) Die Patientin arbeitete ungeheuer motiviert mit, wobei sie ein noch nicht völlig aufgeklärtes Zeitproblem hat, entweder zu früh, zur verkehrten Zeit oder selten ein paar Minuten zu spät kommt, wobei sie die Zeit immer genau in ihren Kalender schreibt, sich dann aber verliest oder verrechnet. Bisher ist klar, dass es mit dem Zeitproblem ihres 1944 gefallenen Vaters zu tun hat, aber wohl nicht nur. Die Patientin lernt sich gegen ihren sehr dominanten Mann, dem sie sich lebenslang unterworfen hat (er baute eine große Firma auf und ist gewohnt, alles zu bestimmen), im Alltag abzugrenzen und manchmal auch eigenständig etwas zu unternehmen; zum Beispiel hat sie wieder

angefangen, ihrem Hobby nachzugehen, und ist gegenwärtig mit Freunden dazu für eine Woche in der Türkei. Und dies, obwohl sie der Mann mit einer Trigeminusneuralgie seit Monaten tyrannisiert und ihr Schuldgefühle macht, wenn sie ihm nicht ständig Breichen kocht.

Die Schlafstörungen sind etwas besser, die Blasenprobleme verschwanden während der KZT.

1. Spontangaben des Patienten

Die sehr sportliche, große, lebendige Musiklehrerin ist mir seit mehr als 20 Jahren bekannt: Sie unterrichtet noch immer für ein minimales Honorar die Dorfkinder und ist auch sonst sozial aktiv, obwohl sie mit vier erwachsenen Kindern, einigen Enkeln und ihrem anspruchsvollen Mann, mit dem sie in einem großen eigenen Haus lebt, genug zu tun hätte. Sie kommt jetzt („Eigentlich hätte ich schon vor 20 Jahren zu Ihnen kommen müssen, der L., der Dorfarzt, hat es mir schon damals gesagt") wegen quälender Schlafstörungen: Sie kann gut einschlafen, ist nach ca. einer halben Stunde wieder „glockenhell wach", aufgeschreckt. Außerdem habe sie seit ganz vielen Jahren „Nervenschmerzen, die durch den Körper gehen; alle Innenteile sind wie wund". Nach der Geburt ihrer Tochter (das ist die Jüngste, sie kam nach drei wesentlich älteren Brüdern zur Welt) hatte die Patientin eine schwere Wochenbettdepression, die sich dadurch hinzog, dass sie sofort nach dem Abstillen – in der Vor-Pillen-Zeit – wieder schwanger wurde und dann im vierten Monat einen Spontanabort hatte. Damals bekam sie Medikamente, welche weiß sie nicht mehr. Außerdem hat sie an den Händen ausgeprägte Heberden-Arthrosen, die sie schmerzen; sie bekommt ca. alle sechs Monate eine so heftige Blasenentzündung, dass sie Antibiotika nehmen muss: „Seit ich bei Ihnen bin, habe ich keine Blasenprobleme mehr."

Letzteres sehe ich im Zusammenhang mit ihrer nur mühsam unterdrückten Wut auf ihren Mann, die übrigen Somatisierungen auch in der Folge von immer noch deutlichen Schuldgefühlen wegen der schweren Bulimie ihrer Tochter. Beide Themen nahmen denn auch im Erstgespräch einen breiten Platz ein.

2. Kurze Darstellung der lebensgeschichtlichen Entwicklung

a bis d) Die in Berlin geborene und aufgewachsene Ostpreußin hat im Krieg Fürchterliches mitgemacht; so wurde sie mit 17 Jahren von Russen vergewaltigt. Damals habe sie noch gedacht: „Meine Eltern tun so etwas (Geschlechtsverkehr) nicht!" Als sie darüber spricht, bekommt sie Krämpfe an der Innenseite der Oberschenkel, heute noch!! Ihr Vater ist gefallen, die geliebte Großmutter durch Bomben umgekommen. Ihre Eltern hatten sich bereits mit 14 Jahren kennen gelernt, mussten 15 Jahre warten, bis sie heiraten konnten. Ihre Mutter stammte aus einem sehr vermögenden Haus, während der Vater ein „armer Bürgermeistersohn" war, dessen Vater zwar Mathematikprofessor war, aber „da verdient man ja nichts". Den Tod ihres Vaters musste sie der Mutter mitteilen, die sie immer als eher wenig belastbar erlebte: „Sie war eine naive, gutmütige Nazifrau, die ehrenamtlich für die Nazis gearbeitet hat und dann bitter enttäuscht war. Sie brachte zum Beispiel den Leuten die Nachricht, wenn jemand gefallen war." Auch der Bruder fiel im Krieg bzw. war vermisst, als die Patientin 15 Jahre alt war, und kam nicht zurück: „Mein heiß geliebter großer Bruder war 18 1/2 Jahre damals." Die Patientin dachte, sie sei ein Adoptivkind, weil sie sich nicht so toll wie ihren Bruder fand: „Ich habe furchtbar gelitten, wenn ich etwas nicht konnte." Die Ehe ihrer Eltern idealisiert sie völlig, alles sei nur harmonisch gewesen. So hoffte sie auf eine ähnlich harmonische Beziehung und war bereit, alles dafür zu tun, ohne dass sich ihre Hoffnung erfüllte. Sie ging auf im Versorgen und glaubte nicht, dass Sexualität für sie irgendeine Bedeutung hätte, außer dass sie es als Muss empfand. Körperlich war die Patientin immer sehr fit, ist es heute noch. Psychisch war sie durch die Kriegswirren in Berlin völlig überfordert, entwickelte ein einseitiges Leistungsideal und das Bedürfnis, möglichst rasch materiell unabhängig zu werden. Sie war Leistungssportlerin und wurde als solche – zumal blond und groß – staatlich gefördert bis kurz vor dem Zusammenbruch. Auch ihre Söhne waren Leistungssportler, der eine mehrfach Weltmeister im Surfen. Sie wurde Lehrerin, da ihr dies als solider Beruf erschien, für den man damals nicht lange studieren musste. Während der Ausbildung verdiente sie sich schon mit Nachhilfestunden etwas eigenes Geld und half ihrer Mutter, die 1996 mit 83 Jahren an einem Karzinom verstarb, vorher noch dreimal nach Japan fuhr, wo ihr Sohn, ein jüngerer Bruder der Patientin, Professor war. Wenn es ihr psychisch schlecht ging, arbeitete sie sich körperlich völlig ab, zum Beispiel mit Holzhacken; das tut sie bis heute. 1948 brach sie völlig zusammen, nachdem sie mit Mutter und dem drei Jahre jüngeren Bruder gerade wieder Fuß (hier in Bayern) gefasst hatte, und musste stationär behandelt werden. Dabei unterstellte man ihr, sie sei schwanger (obwohl sie außer der Vergewaltigung nie eine intime Beziehung vor der Ehe hatte), und demütigte sie. Schließlich wurde sie dann doch für einige Stunden zu einem Psychologen überwiesen; es habe ihr gut getan. Auch schon unmittelbar nach dem Krieg war sie für einige Stunden in Therapie, ehe die Familie Berlin verließ. Schulische Probleme hatte sie nicht; im Leistungssektor funktionierte sie stets ausreichend. 1952, mit 24 Jahren, lernte sie ihren Mann beim Berg-steigen kennen, mit 29 Jahren heiratete sie. Sie war eine sehr umworbene junge Frau, ihr Mann war der „sprödeste" ihrer Verehrer, sturköpfig, egozentrisch, aber absolut verlässlich. Er beschenkte sie nie, hielt sie auch von der Firma fern, die er aufbaute, bis zu internationalem Renommee; als er in den Ruhestand ging, hatte diese 180 Mitarbeiter. Sie ließ sich alles gefallen, sogar, dass die Leute glaubten, sie interessiere sich nicht für die Firma. Erst jetzt geht der Mann manchmal mit ihr in Urlaub, wobei sie aber sogar oft getrennt essen. Die Patientin schildert ihn als kompletten Eigenbrötler, die Söhne hätten schon oft gesagt, sie hätte sich trennen sollen. Finanziell hätten sie immer mehr gespart, als notwendig gewesen sei; sie tue das jetzt noch.

3. Krankheitsanamnese

Beim Gleitschirmfliegen hatte sie bei einer regelwidrigen Landung vor einigen Jahren zwei Brustwirbel gebrochen und eine Bandscheibe beschädigt. Sie ließ sich nur ambulant von einem Fliegerfreund mit Akupunktur behandeln. Auch nach einem Autounfall bei Glatteis kümmerte sie sich erst ums Auto, obwohl sie dann ins Krankenhaus eingeliefert werden musste – mit einer schweren Kommotio. Vor sechs Jahren hatte sie eine so schwere Gürtelrose am Sitzbein und Unterschenkel, dass sie mehrere Wochen stationär in einer internistischen Klinik lag. Gegen ein ständiges Sodbrennen nimmt sie Talcid® und versucht ihren Hunger nach Süßem zu beherrschen. Schon in der Jugend litt sie sehr an Kopfschmerzen und Angstträumen. Ein Ermüdungsschielen beeinträchtigt sie schon seit Kindheit beim (Noten-)Lesen; das mag auch bei ihrem Verlesen ihrer Termine für die PT (Psychotherapie) eine gewisse Rolle spielen. Außerdem hat sie seit Jahren einen heftigen Bruxismus, während ihr Mann schnarcht. Trotzdem schlafen sie noch immer in einem gemeinsamen

Schlafzimmer, weil wohl beide unterschwellig ein Bedürfnis nach Nähe haben.

4. Psychischer Befund zum Zeitpunkt der Antragstellung

a) Die Patientin baut sofort einen vertrauensvollen emotionalen Kontakt auf, nach langer Überlegung kommt sie zu mir, die ich ihr natürlich auch durch viele Gerüchte neben der Realität bekannt bin. Sie ist hochintelligent, differenziert und motiviert. Ihre Krankheitseinsicht ist ebenfalls überdurchschnittlich.

b) Die narzisstisch-depressive Persönlichkeitsstruktur bedingt sowohl frühe Abwehrmechanismen (vor allem Spaltung) wie reifere (Idealisierung, Verleugnung und Verdrängung, Identifizierung mit dem Aggressor u. a.).

5. Somatischer Befund bzw. Konsiliarbericht

Abgesehen von den unter 2. und 3. erwähnten Beschwerden ist die Patientin für ihr Alter ungewöhnlich fit und sportlich. Laut Auskunft ihres Hausarztes besteht kein die Therapie behindernder somatischer Befund.

6. Psychodynamik der neurotischen Erkrankung

Es gibt eine Exazerbation im Sinne eines aktuellen Konflikts: Durch ihre sich verschlimmernden Körpersymptome wurde die Patientin gezwungen, sich zu überlegen, was sie mit dem verbleibenden Rest ihres Lebens will: schlaflos schmerzgequält sich weiter durchlavieren oder doch versuchen, die Ursachen dafür zu finden und durchzuarbeiten. Es handelt sich zwar um eine chronifizierte neurotische Entwicklung, aber daneben um einen aktuellen Autonomie-Abhängigkeits-Konflikt, den sie erkennen und daraus resultierende notwendige Verhaltensänderungen vornehmen muss. Sie entschied sich für die Autonomie; das heißt sie versucht, „egoistischer" zu sein, ihrem Ehemann und anderen nicht mehr jeden

Wunsch zu erfüllen – ohne Rücksicht auf ihre eigenen Bedürfnisse. Sie traut sich, vorsichtig aggressiv zu werden, und verteufelt Aggression nicht mehr völlig. Außerdem wurde die traumatische Erinnerung an die Vergewaltigung durch den Besuch bei einem Heilpraktiker wegen ihrer Blasenprobleme aktualisiert: Als dieser ihr Akupunkturnadeln auf den Bauch setzte, schrie sie auf und erlebte das Trauma wieder. Dies war der letzte Auslöser, warum sie sich endlich entschloss, mich aufzusuchen. Eine wesentliche, auch aktuell noch quälende Geschichte ist die Bulimie der Tochter, die zwar (kinderlos) inzwischen im benachbarten Ausland verheiratet ist, aber noch immer eine bulimische Restsymptomatik hat, trotz jahrelanger Therapie. Die Patientin fühlt sich immer noch schuldig, obwohl ihr verstandesmäßig klar ist, dass sie allenfalls eine Teilschuld hat: Sie fühlte sich lange sehr symbiotisch mit dieser einzigen Tochter, die ihrerseits die „liebe Kleine" war, sodass die Mutter bis zum Ausbruch der Krankheit immer glaubte, sie hätten ein besonders gutes Verhältnis. Die unerträglichen Schuldgefühle wurden somatisiert und damit Suizidimpulse abgewehrt.

7. Neurosenpsychologische Diagnose zum Zeitpunkt der Antragstellung

F 34.1, F 45.34, F 45.4, F 52.10; kein Anhalt für endogene Depression

8. Behandlungsplan und Zielsetzung der Therapie

In einer tiefenpsychologisch fundierten Einzeltherapie sollen die unter 6. beschriebenen Konflikte so weit bearbeitet werden, wie es beim Alter der Patientin noch möglich ist, damit sie ihren Lebensabend wenigstens weitgehend frei von körperlichen Schmerzen erleben kann. Außerdem will sie lernen, mehr auf sich zu achten und ein besseres Selbstbewusstsein ihrem Mann gegenüber entwickeln.

selbstbewußter!

9. Prognose der Psychotherapie

Dafür erscheint die Prognose ausreichend günstig, da die Patientin sowohl sehr problembewusst wie motiviert ist, verlässlich kommt und ihr bisheriges Leben partiell hervorragend bewältigt hat. Sie kann sowohl ausreichend regredieren wie noch Entwicklung zulassen – mit für ihr Alter erstaunlicher Flexibilität und Dynamik.

Der Antrag für Patient B (Privatkasse)

Antrag zur ambulanten Psychotherapie für Chiffre B 000000 VN: XYZ 1278 Datum

Aktuelle Symptomatik

Der mittelgroße, gepflegte Enddreißiger in gutem Allgemein- und Ernährungszustand suchte mich im Herbst letzten Jahres auf Überweisung seines Internisten erstmals auf – wegen Panikattacken und „verschiedenen psychosomatischen Schwierigkeiten", mit denen er seit einigen Jahren zunehmend zu kämpfen hatte, verstärkt seit April 2002, nach einem Kurzurlaub in Italien, wo es auf der Rückkehr in Sterzing zu einem Paniksyndrom kam, das den nach außen sehr ruhig wirkenden Informatiker zwang, das dortige Krankenhaus aufzusuchen. Es wurde kein organisches Korrelat für seine Beschwerden gefunden, dort ebenso wenig wie in einer internistischen Privatklinik hier in der Nähe, in der er anschließend neun Tage lang untersucht wurde (anonymisierter Bericht liegt bei). Psychotherapeutische Hilfe hat er nur mit ca. zehn Jahren wegen „nervöser Beschwerden" bekommen, danach nie mehr. Er bekommt seit Mai 2002 von seinem Internisten Remergon®, zunächst 15, dann 30 mg pro Tag, was er noch immer nimmt. Daher ist sein wirklicher Zustand maskiert. Es kommt aber – vor allem bei beruflicher Belastung, die der Top-Informatiker häufig hat – auch unter Remergon® noch zu Panikzuständen, sodass ich nach den bisherigen Probesitzungen und in analytischer Würdigung seiner Biografie nicht glaube, dass (wie ursprünglich von mir geplant) eine KZT ausreichen wird, weswegen ich mich zu diesem Antrag trotz Überlastung entschlossen habe.

Biografische Entwicklung und Krankheitsentwicklung/-verlauf

Der Patient wurde als einziger Sohn seiner Eltern in einer Kleinstadt im Allgäu geboren. Als er noch keine zwei Jahre alt war, ließen sich die Eltern scheiden, die Mutter zog mit ihm zurück zu ihren Eltern an den Bodensee. Diese zogen ihn – während die Mutter ganztags als Sekretärin berufstätig war – zunächst auf. Die Mutter des Patienten unterband konsequent jeden Kontakt zu seinem Vater, er kennt ihn nicht. Er kam in eine Pflegefamilie wenige Straßen von der Wohnung der Großeltern entfernt, wo er zusammen mit zwei Jungen, die jeweils knapp fünf Jahre älter und jünger waren als er, aufwuchs und diese wie Brüder erlebte. Sie waren die Enkel der Pflege-Großeltern, ihre Mutter war aber – im Gegensatz zu seiner – nicht berufstätig. In dieser Familie blieb er bis zu seinem 13. Lebensjahr. Dann zog seine Mutter mit ihrem Lebensgefährten, der nach München versetzt wurde, dorthin und nahm ihn mit. Zwei Jahre später trennte sich das Paar; der Patient blieb noch bei seiner Mutter, bis er mit 17 Jahren auf einem Schulfest der FOS (Fachoberschule), die er nach der Realschule besuchte (ein einjähriger Versuch auf dem Gymnasium war an seiner Abneigung gegen Latein gescheitert), seine spätere Frau kennen lernte. Er studierte nach dem Fachabitur an der FH (Fachhochschule) Informatik und zog im letzten Studienjahr mit seiner Frau zusammen und bekam noch vor seinem Diplom von der Firma, über die er studiert hatte, ein Stellenangebot, das er annahm. Er ist immer noch bei der gleichen Firma, inzwischen in leitender Position, und kümmert sich um die Computersysteme von Großbetrieben als Software-Betreuer. Dazu ist er ziemlich viel mit schnellen Autos unterwegs und hat manchmal gerade auf diesen Dienstreisen Panikattacken. Er wiederholte sein eigenes Schicksal insofern, als das Paar eine Tochter bekam und sich trennte, als diese noch keine zwei Jahre alt war. Im Unterschied zu seinem Vater kümmert er sich jedoch ziemlich intensiv um seine Tochter, die inzwischen ein Teenager ist. Seit 1998 hat er eine neue Lebensgefährtin, die in der gleichen Firma tätig ist. Er lebt inzwischen mit ihr zusammen, ist aber sehr zögerlich bei der Überlegung, ob er noch einmal heiraten will. Wieso er häufig im Urlaub mit ihr oder am Urlaubsende Panikzustände bekommt, ist mir noch nicht völlig klar; das erste Mal vor zweieinhalb Jahren. Da bekam er plötzlich „ein Zwicken in den Rippen, Stechen auf der linken Thorax-Seite, Herzbeschwerden, Schweißausbrüche und wurde kurzatmig". Er rief den Notarzt und wurde in der Medizinischen Universitätsklinik untersucht; herzmäßig wurde nichts Krankhaftes gefunden. Damals wog er zehn Kilo weniger als heute. Ein Orthopäde, den er auch noch aufsuchte, diagnostizierte „drei verbogene Rippen", renkte ihn ein und ließ ihn mit Massagen und Fango behandeln, worauf die Beschwerden zurückgingen. Sie kamen jedoch in ähnlicher Form bald wieder. Schon in der Kindheit war er für kurze Zeit in psychotherapeutischer Behandlung. Einzelheiten davon erinnert er bislang nicht.

Aktueller psychischer Befund

Nach außen ruhig wirkender, innerlich sehr angespannter, freundlich-routiniert wirkender Enddreißiger mit einem ängstlich-depressiven Syndrom, das durch die Medikation maskiert ist. Keine Denk-, Bewusstseins- und Gedächtnisstörungen nachweisbar, keine offene Suizidalität und keine produktiven Symptome. Voll orientiert; hochintelligent und -differenziert mit erheblichem Leidensdruck und Motivation zur Therapie, mit der umzugehen er allerdings erst lernen muss.

Psychodynamik der Krankheit

Vorläufig sehe ich zwei Problembereiche kausal für seine Symptome: die Vaterlosigkeit und die dadurch bedingte Neigung, sich zu überfordern, weil er glaubt, alles selbst leisten zu müssen. Er hat eine deutlich narzisstisch-depressive Struktur und muss immer „top" sein, beruflich und privat. Hinzu kommen erhebliche Schuldgefühle seiner Tochter gegenüber, wohl auch seiner Mutter gegenüber, die kein Hehl daraus machte, dass sie die Scheidung nicht gut fand. Mit ihr sei überhaupt schwer auszukommen; trotzdem verstehe er sich besser mit Frauen und wolle auch unbedingt eine weibliche Therapeutin. Mit Männern kommt er im beruflichen Feld klar, hat auch einige Freunde, für die er viel tut. Die aktuelle Not kommt wohl aus diesen Schuldgefühlen heraus, ebenso wie aus der Ambivalenz, ob er, nachdem seine jetzige Beziehung vier Jahre besteht, noch einmal den Schritt zu einer Heirat tun soll oder nicht (dies erklärt die Urlaubsproblematik). Außerdem ist er beruflich völlig überlastet, weil er sich schwer tut mit Delegieren.

Der KZT-Antrag generell

Es gibt verschiedene Gründe, warum ein KZT-Antrag gestellt wird: Vom Patienten aus kommt nur eine KZT infrage, weil

- er nur eine KZT wünscht und eventuell nicht einsehen kann, dass er eine LZT brauchen würde;

- er – z. B. junge Leute – nicht weiß, ob er länger als noch einige Monate am gleichen Ort lebt, oder weil er schon weiß, dass er in absehbarer Zeit wegzieht;
- er eventuell – z. B. Borderline-Patienten – nicht mehr durchhalten kann;
- er eventuell eine tödliche Krankheit hat (z. B. Krebs, Aids o. Ä.) und nur noch Begleitung über wenige Monate braucht;
- eine junge Frau eventuell schwanger ist und weiß, dass sie nach der Entbindung nicht mehr kommen kann.

Dabei ist das höhere Alter heute keine Kontraindikation mehr für eine LZT. Ich habe seit Jahren häufig – wie das Beispiel der Patientin A zeigt – auch bei über 70-Jährigen noch von den Kassen eine LZT genehmigt bekommen, wenn ich diese gut begründen konnte. Trotzdem wird man angesichts des höheren Alters als Therapeut immer überlegen, ob dem Patienten nicht besser mit einer KZT geholfen werden kann. Auch wollen viele ältere Patienten nur eine solche (z. B. Patientin C). Vom Therapeuten her kann es auch möglich sein, dass er nur eine KZT machen will oder kann, weil er

- den Patienten so gefährdet erlebt, dass eine sofortige Krisenintervention nötig ist und das zeitlich aufwändige Antragsverfahren daher nicht opportun erscheint;
- unsicher ist, ob der Patient überhaupt eine Therapie durchhalten wird;
- selbst eventuell nur noch eine kürzere Zeit praktiziert, vor einem eigenen Ortswechsel;
- eventuell nur noch eine kürzere Zeitspanne arbeitet, vor der Aufgabe seiner Praxis, zum Beispiel aus Altersgründen.

Wenn dem so ist, sollte er es dem Patienten fairerweise gleich zu Beginn sagen, vor allem wenn er den Eindruck hat, der Patient bräuchte eine LZT, damit dieser sich eventuell gar nicht erst auf eine intensive Beziehung einlässt, sondern nach der ersten Beratung einen anderen Therapeuten sucht; wenn möglich, sollte ihm derjenige, der ihn nicht längerfristig behandeln kann, bei der Suche behilflich sein. Noch besser ist es, gleich beim Telefonkontakt, also im Vorfeld der Therapie, schon zu sagen, dass man nur noch begrenzte Zeit mit jemand arbeiten kann. Dann kann der therapeutische Hilfesuchende entscheiden, ob er mit dem begrenzten Angebot zufrieden ist und es wahrnehmen will oder nicht.

Das Erstgespräch bei Patientin C

Ich hatte nicht sehr viel Lust, am letzten Samstag im Jahr eine Patientin zu sehen, da ich viel anderes geplant hatte, und sagte der Patientin schon am Telefon, ich könne sie heute nur eine halbe Stunde sehen, womit sie einverstanden war. Als eine äußerst gepflegte Dame Anfang 60 auftauchte, der ich nicht wie üblich auf den ersten Blick die Depression ansehen konnte, war ich fast ärgerlich, zumal sie das Gespräch nicht mit ihrer aktuellen Not begann, sondern mit ihrer Geschichte (sie hatte wohl gehört, dass es beim Therapeuten immer um die Vergangenheit gehe): „Mit vier Jahren die Flucht aus Westpreußen, es war furchtbar. Vor zwölf Jahren hatte ich mit Ende 40 Depressionen mit Panikattacken und wollte mich umbringen. Da brachte man mich zum Nervenarzt, der gab mir Sinquan®, das hat mich ruhig gestellt. Das Ausschleichen vom Sinquan® war schwierig, ging ein Jahr lang. Die Ängste habe ich ein Leben lang gelebt." Inzwischen hatte die ungeheuer beherrschte Frau meine Sympathie rasch gewonnen. Ihre Eltern ließen sich scheiden, als sie fünf

Jahre alt war, also kurz nach der Flucht, an die die Patientin sich noch deutlich erinnert: „Wir sind mit einem Pferdeschlitten über die vereiste Ostsee gefahren und hatten nur mit, was da drauf ging." Da die Patientin dann gewissermaßen keinen Vater mehr hatte, hing sie sich schon früh an ihren Mann (neun Jahre älter), den sie als Vater erlebt, der sie überforderte, obwohl er ihr zu Hause alles gab. Sie habe zeitlebens darunter gelitten, dass er aus einfacheren Verhältnissen als sie, die Tochter eines Arztes, stamme und eigentlich „nicht gesellschaftsfähig" sei. Dann springt die Patientin unvermittelt in die Gegenwart und sagt, die Depression gehe schon mindestens zwei Monate; sie habe keinen Appetit, immer ein Würgen im Hals, drei Kilo abgenommen. Auch habe sie Angst vor dem Sterben bekommen und sei zunehmend gereizt gewesen, was sie sich nicht verzeihen könne. Sie hat wohl das, was die Psychiater früher eine „lächelnde Depression" nannten, das heißt sie verlangt von sich, immer freundlich zu sein. Seit einer Woche bekomme sie von der Frauenärztin Liviella® und Presomen®, dazu seit drei Tagen 50 mg Aponal®. Damit könne sie wieder einigermaßen schlafen. Sie fühle sich durch die Versorgung ihres Mannes überfordert, der vor elf Jahren ein Aneurysma im Kopf, vor zweieinhalb Jahren ein Hypernephrom linksseitig gehabt habe und vor einem Jahr eine Hüftendoprothese bekommen musste. Jetzt habe ihr das Vorweihnachtsgeschehen nicht wie alle Jahre Spaß gemacht, obwohl sie es sich so schön mit ihrem Enkelchen vorgestellt habe. Sie arbeite seit fast 20 Jahren als Fremdenführerin in der Stadt; normalerweise mache es ihr Spaß, jetzt habe sie Angst es durchzuhalten, vor allem mit den Tabletten. Da sie wohl immer den Ausbruch einer Depression fürchtet, hat sie immer Doxepin zu Hause, das ihr der Nervenarzt damals verordnet hatte, und

dann nimmt sie es nach Gutdünken (wohl immer zu wenig aus Angst vor zu viel)!

So viel erfahre ich im Erstgespräch, in dem die Patientin doch mehrfach mit den Tränen kämpfte und ein sehr zartes Wesen hinter der forcierten Disziplin offenbart hatte. Ich versuchte sie davon zu überzeugen, dass sie jetzt 50 mg Aponal® einige Zeit nehmen müsse, und entließ sie mit dem guten Gefühl, sie nicht suizidal zu erleben. Sie solle in zwei Tagen, am Montag, wiederkommen. Es war mir klar, dass diese Patientin zwar gut daran täte, eine LZT trotz ihres vorgeschrittenen Alters anzunehmen, dass sie es aber nicht tun würde, weil sie es mit ihrem narzisstischen Selbstbild nicht vereinen könnte und weil sie immer, wenn sie Depressionen hatte, es mit Selbstmedikation und zu wenig Medikamenten und ohne Psychotherapie versucht hatte (sie hatte die Gespräche mit dem Psychiater, der keine Therapieausbildung hat, schon als „Gesprächstherapie" bezeichnet). Die Zukunft sollte meine Intuition bestätigen; sie war nur insgesamt 15-mal bei mir; vor einigen Tagen berichtete mir meine Gynäkologen-Freundin aber, dass sie sich ganz begeistert über die Therapie geäußert habe, obwohl sie sich einfach nicht – wie versprochen – nach ihrem Urlaub wieder gemeldet hatte.

Das Erstgespräch bei Patient D

Es ist eine Erfahrung, dass häufig die Patienten, die einem als besonders dringlich überwiesen werden, wenn wir sie im Rahmen einer Krisenintervention und KZT annehmen, nicht einmal Letztere durchhalten. Ein Beispiel dafür war der folgende Patient, ein 23-jähriger, auf den ersten Blick gehemmt-depressiv wirkender Patient, der mir von seiner Hausärztin wegen akuter Suizidalität dringlich angemeldet wurde, sodass ich ihm bereits am nächsten Tag einen Termin einräumte. Er selbst hatte mir schon zweimal innerhalb von drei Tagen auf den Anrufbeantworter gesprochen, bei meinen Rückrufversuchen hatte ich jedoch niemand erreicht. Schließlich erreichte ich die Mutter, die sagte, er sei gerade bei der Hausärztin. Als ich dort anrief, konnte ich ihm gleich den Termin geben. Zum Erstgespräch am Freitagnachmittag (da habe ich normalerweise keine Praxis) im November erschien er etwas zu spät; er war per Anhalter gekommen, obwohl eine S-Bahn von seinem Wohnort hierher fährt. Es ist ein groß gewachsener, dunkelhaariger, finster wirkender Brillenträger, der mit gesenktem Kopf geht und so sitzt, als ob er Nackenschläge erwarte. Seine Hausärztin hatte am Telefon gesagt, Ursache für die Krise sei, dass er sich etwas aufgebaut habe und alles zusammengebrochen sei. Er begann seine Erzählung ziemlich stockend und stark lispelnd damit, dass er staatlich geprüfter Kinderpfleger sei und sich seit zwei Jahren eine Existenz aufgebaut habe, „bis zum heutigen Tag" als „Kinderbüro XY". Bei der Ausstattung habe er sich finanziell übernommen und schon einen Termin mit der Schuldnerberatung im Landratsamt vereinbart; dieser sei aber erst im Februar, er wisse nicht, wie er bis dahin durchkommen solle. Zu allem Übel habe er sein Handy in der U-Bahn liegen lassen und jetzt eine Rechnung über 1300 € bekommen. Er habe schon einen Offenbarungseid geleistet, sagt der desorientiert wirkende Hüne, und müsse auch noch 700 € an seinen Anwalt zahlen, den er gebraucht habe, weil Eltern für seine Kinderbetreuung nicht die vereinbarten 2000 € bezahlt hätten. Er wohne daher ohne Mietzahlung bei seinen Eltern in deren Haus und betreibe von dort aus auch sein Kinderbüro, das heißt eine von den Eltern zu finanzierende individuelle Kinderbetreuung mit Ausflügen und Ferienreisen, wobei er sich offensichtlich immer wieder verkalkuliert, weil er sich nicht traut, die wirklich anfallenden Kosten zu verlangen. Seine Eltern geben ihm nichts mehr, entwerten ihn verbal ständig und öffnen seine Post. Er würde lieber heute als morgen ausziehen, wie seine sieben Jahre ältere Schwester, die verheiratet sei und drei Kinder habe. Er war wohl immer das schwarze Schaf in der Familie, da er die hohen Erwartungen seiner Eltern (die Mutter ist Lehrerin, der Vater arbeitet in einer renommierten technischen Firma) enttäuscht hat. Mehr erfahre ich nicht in diesem Erstgespräch, da er sehr langsam und stockend berichtet und ich dann im Sinne einer Krisenintervention ihm noch Perspektiven aufzeige, wie zum Pfarrer zu gehen und den um Hilfe zu bitten, da er ja viel für die Gemeinde tue, auch nochmals im Lokalanzeiger zu werben (er hatte mir zum Beweis seiner Erzählungen einen sehr positiven Artikel daraus über seine Aktivitäten mit Foto gezeigt) und ihm ein klassisches Antidepressivum verordnet habe, sodass ich ziemlich sicher war, er werde sich nichts antun. Wir vereinbarten den nächsten Termin in einer Woche, und dass er vorher anrufe, wenn er irgendwelche Nöte mit den Tabletten bekomme oder es ihm schlechter gehe.

Die probatorischen Sitzungen von Patientin C

Wiederum „wie aus dem Ei gepellt" kam die rothaarig gefärbte, mittelgroße, schlanke Patientin pünktlich zur zweiten Sitzung am vorletzten Tag des Jahres und beichtete, dass sie am Tag nach dem Erstgespräch nur ein Viertel der Tablette genommen habe; dann habe sie sich aber schlecht gefühlt und abends den verordneten Rest nachgenommen. Wir sprachen über ihr Immer-selbstbestimmen-Wollen, Nicht-vertrauen-Können und andererseits ihren Wunsch nach einer wirklich guten Mutter, die sie nicht gehabt hat und bei der sie geborgen wäre und versorgt würde. Sie schildert ihre Mutter als „Gesellschaftslöwin", die sich nie wirklich für ihre Tochter interessiert habe – im Gegensatz zu ihr selbst, die eine einzige Tochter hat, die in die Oberschicht geheiratet habe (anders als die Patientin) und die sie mehrmals pro Woche besuche, um ihr Hausarbeit und die Versorgung der eineinhalb Jahre alten Enkelin abzunehmen, damit sie mit ihrem Mann auf Partys und andere Society-Events gehen könne. Ihre Mutter (81 Jahre) lebt noch mit einem 71-jährigen Freund und einer ungeheuren Erwartungshaltung an die Tochter, der jedes Telefonat schwer fällt, weil die Mutter sich nur für sich selbst interessiert und der Tochter Vorwürfe macht. Die Patientin bittet darum, die Sitzung zu verkürzen, da sie noch viel vor Silvester erledigen müsse. Ich willige ein, und wir verabreden den nächsten Termin für den 3. Januar. Sie gibt sich auch im neuen Jahr weiter Mühe, positiv zu wirken, berichtet aber, sie habe Silvester verschlafen, da sie sich nicht in der Lage sah, wie sonst zu Einladungen alter Freunde im Ort zu gehen. Sie habe ihre Stadtführungen vorläufig aufgegeben und noch ein Doxepin mehr genommen. Seit gestern gehe es ihr besser. Dann berichtet sie, ihr Vater habe auch öfter Depressionen gehabt. Ihre eigene sei vor zwölf Jahren so schlimm gewesen wie jetzt; als sie zur Gynäkologin gegangen sei, habe sie gedacht, sie „schaffe es nicht", das heißt sie werde sich umbringen. Aber ihre preußische Erziehung gebiete: „Nie Schwäche zeigen." Sie ist in Westpreußen geboren; ihr Vater war damals junger Stabsarzt, die Mutter war erst 19 Jahre bei ihrer Geburt, „ein verwöhntes Mädchen aus einer vermögenden Familie". Die Eltern hätten sich nie zusammengefunden; der Vater war an der Front, als sie geboren wurde. Sie erinnert sich dagegen an den Großvater mütterlicherseits: „Den habe ich geliebt, das war schön. Die Großeltern hatten ein großes Haus mit Chauffeur." In der Wohnung ihrer Mutter, die diese zur Hochzeit bekommen habe, sei es immer kalt gewesen, keine Familienwärme. Auch der Großvater väterlicherseits sei Arzt gewesen, hätte aber wie ihr Vater wenig Geld gehabt. Nach der Flucht sei sie mit ihrer Mutter zunächst an den Ammersee zur Witwe eines Kunstmalers gekommen, die eine Freundin ihrer Großmutter gewesen sei; daher hätten sie dort ein Jahr lang wohnen dürfen. Danach hätten sie in einem Kurhotel in einem Zimmer gewohnt und sich vom Schmuck der Großmutter ernährt, den sie versetzten. Dann habe ihre Mutter ihren zweiten Mann kennen gelernt, der zunächst kaufmännischer Angestellter war und sich dann bis zum Vorstandsvorsitz bei seinem Arbeitgeber hochgearbeitet habe. Anfangs seien sie arm, dann sehr reich gewesen. Sie habe noch zwei Halbgeschwister aus der zweiten Ehe ihres Vaters und einen Halbbruder und eine Halbschwester aus der zweiten Ehe ihrer Mutter: „Meine Mutter war schön, sie hatte aber einen sehr schlechten Charakter, sie war eine Blenderin, hatte aber wohl auch eine liebenswerte Seite. Es gab aber keine Wärme; dafür Impulsivität. Sie konnte warm sein, wenn sie wollte, aber einen dann wieder hinschmeißen wie ein Stück Dreck." Sie sei enorm geizig geworden, habe nicht einmal ein Kärtchen zu Weihnachten übrig, stattdessen eine Affenliebe zu ihrem Sohn aus der zweiten Ehe. Dessen Schwester lebte leichtsinnig wie die Mutter, starb dann mit 46 Jahren an einem gynäkologischen Karzinom. Die zweite Frau des Vaters wollte mit der Patientin nie etwas zu tun haben und unterband jeden Kontakt zum Vater. Als sie dann beim Tanz ihren ruhig-väterlich wirkenden Mann kennen lernte, sei es „Liebe auf den ersten Blick" gewesen. Er stammt aus Westfalen von einem 400 Jahre in Familienbesitz gewesenen Bauernhof, den sein Vater, ein gelernter Schlosser, aufgab, weil er nicht mehr wirtschaftlich war und er selbst nach Bayern zog. Ihr Mann sei genauso alt wie der Freund ihrer Mutter und habe sich zuerst auch für die Mutter interessiert, dann aber doch sie zum Tanzen aufgefordert. Er sei sehr warmherzig und herzensgut. Mit dieser Biografie verging die zweite probatorische Sitzung. In der dritten probatorischen Sitzung (fünf Tage später) erfuhr ich ergänzend noch, dass ihr Großvater ein übersensibler Nervenarzt war wie ihr Vater, während die Mutter als klassische Hausfrau ihrer Tochter vermittelte, sie müsse nur schön sein, nie etwas arbeiten und reich heiraten. Sie musste nicht einmal ihr Bett machen, für alles gab es Bedienstete. Als sie heiratete konnte sie fast nichts, nicht einmal schwimmen, was ihr Mann ihr dann doch vorwarf. Mit ihrer „preußischen Seite" habe sie vieles dann gelernt, aber ins Wasser geht sie heute noch nicht, obwohl sie am See wohnt. Dann gesteht sie noch, vor ihrem Mann habe sie zwei „unbedarfte Jugendlieben" und über mehrere Jahre ein Verhältnis mit einem sehr reichen verheirateten Prominenten gehabt, der sich aber nicht wegen ihr scheiden ließ, was sie gehofft hatte. Dann habe sie ihren Mann kennen gelernt und sich in ihn wahnsinnig verliebt, obwohl „er nichts hatte". Zur körperlichen Anamnese erfahre ich noch, dass sie jahrelang mit Blasenentzündungen zu tun hatte; vor ca. 15 Jahren sei die Reizblase so schlimm gewesen, dass der Urologe sie für drei Wochen in eine psychosomatische Klinik eingewiesen habe. Danach habe sie noch für drei Monate eine ambulante Gesprächstherapie gemacht. Sie nahm noch immer 50 mg

Aponal® abends, versuchte aber um eine Reduktion zu feilschen. In der vorletzten probatorischen Sitzung erfahre ich noch mehr über die Ehe-Situation: Beide Partner seien harmoniesüchtig und könnten nicht gut streiten. Ihr Mann sei ein „süßer Macho" gewesen, ehe er krank wurde, da hätten sie schon manchmal gestritten, aber sich dann im Bett wieder versöhnt. Jetzt sei nur noch selten sexueller Kontakt möglich, was sie bedauert. Überhaupt habe sich ihre Partnerbeziehung sehr verändert, seit ihr Mann krank sei: Früher war er der Fels in der Brandung, sie habe nicht stark sein müssen; jetzt sei es umgekehrt. Sie habe Angst, den Druck nicht mehr aushalten und die Leistung nicht mehr bringen zu können, und wache nachts deshalb mit Panikattacken auf. Auch störe sie der „extreme Sparsamkeitsfimmel" ihres Mannes in letzter Zeit. Zur letzten probatorischen Sitzung kommt sie zehn Minuten zu spät und gibt dafür gleich die Erklärung, ohne es zu merken: Ihr Mann arbeitet gegen die Psychotherapie, auch die Tochter sagt: „Warum machst du das?" Dann erfahre ich noch, dass sie sich früher nie gewehrt hat, aber jetzt ihren Therapiewunsch verteidigt. Körperlich war sie meist gesund, hatte nur nach der Flucht eine Hepatitis. Auf der Flucht seien im Abstand von acht Tagen beide Großeltern mütterlicherseits gestorben, die Großmutter sei vom Fuhrwerk gefallen und am nächsten Morgen tot gewesen, der Großvater starb eine Woche später in einem Hotel in Danzig. Sie sei nie im Kindergarten gewesen und musste mehrfach die Schule wechseln, durch die Umzüge in den ersten Nachkriegsjahren, sei auch in der Schule noch gezüchtigt worden und habe sich sehr geschämt. Ihre Depressionen hätten leicht schon bald nach der Hochzeit begonnen, gibt sie am Ende noch zu, und seien nie völlig weg gewesen. Sie habe versucht, sich mit Yoga und positivem

Denken (dafür habe sie ein Buch gehabt) selbst zu helfen, bis es nicht mehr ging.

Dies ist wirklich ausreichend Material für einen KZT-Antrag, obwohl ich auch hier die Gespräche nicht viel strukturiert habe.

Die probatorischen Sitzungen von Patient D

Bei diesem Patienten habe ich den Antrag bereits nach der dritten probatorischen Sitzung gestellt, um ihn noch bis Jahresende durchzubringen, was auch gelang. In der ersten probatorischen Sitzung erzählte er etwas weniger, aber auch öfter stockend, dass er von 11 bis 14 Uhr täglich bei der Gemeinde als Mittagsbetreuer für 17 Kinder der ersten und zweiten Klasse Grundschule arbeite. Das Verdienst davon reiche nicht zum Leben. Da die Gemeinde sparen müsse, könne er nicht Vollzeit dort angestellt werden, und sei so gezwungen, mit seinem „Kinderbüro" dazu zu verdienen. Er stammt hier aus der Gegend, ist sehr bodenständig; auch seine Schwester (sieben Jahre älter) ist nur wenige Kilometer weiter weggezogen. Der Vater wird 60, die Mutter ist fünf Jahre jünger. Seine Hobbys seien Rad fahren, Wandern, Segeln. Er habe immer versucht, seiner Mutter, die eine „Meckerziege" sei, alles recht zu machen (als er dies sagt, stottert er, was heute mehr herauskommt, weil er etwas rascher spricht), aber das gehe nicht, es werde „immer schlimmer". Mit dem Vater habe es früher gemeinsam gelegentlich Fußball und Radtouren gegeben, jetzt seien sie nur noch eine Wohngemeinschaft, wobei die Mutter koche und wasche, der Vater kaum mit ihm spreche, während er ihm früher ein Moped gekauft habe und ihn zur Fahrprüfung gefahren habe. Er ist noch durcheinander, weil er gestern wegen Bauchschmerzen bei der Hausärztin war, die eine vermutlich durch Stress bedingte Darmentzündung festgestellt habe und ihn ins Krankenhaus einweisen wollte – auf Rat des Internisten, der den Ultraschall gemacht habe. Er selbst habe sich dagegen gewehrt und sei nach Hause gegangen. Die Hausärztin habe ihm Pentasa® verordnet, das nehme er jetzt.

Die nächste Sitzung zeigt ihn mit seinen Problemen im Umgang mit seiner Aushilfe, die er fürs Ferienprogramm in den Weihnachtsferien eingestellt hat und die während der Arbeitszeit stundenlang mit ihrem älteren Freund telefoniert, was ihn ärgert; er schafft es aber nicht, ihr das Telefonieren zu verbieten. Mir wird immer deutlicher, dass er durch seine Frühstörung kaum in der Lage sein kann, etwas Vernünftiges zustande zu bringen und sich professionell zu verhalten und durchzusetzen. Wenn er das lernen soll, wird er eine lange Therapie brauchen, da er andererseits offensichtlich sehr zwanghaft-perseverierend und vermutlich stur ist. Auch in der nächsten Sitzung wird dieser anale Charakter verdeutlicht: Sein Vater hatte ein Segelboot, das er aus Platzgründen verkaufen wollte. Da der Patient sehr daran hing, machte er nachts darin einen Sitzstreik. Der Vater verkaufte es trotzdem. Da kaufte er sich selbst vor kurzem – obwohl so verschuldet – für 200 € ein uraltes Segelboot, mit dem er aber gar nicht segeln kann, weil es leck ist. Seine Mitarbeiterin habe er ohne Kosten entlassen können und es dem Arbeitsamt gemeldet, berichtet er weiter, unvermittelt von Thema zu Thema springend. Er sei ein begeisterter Autofahrer ohne Angst; Ängste habe er dagegen vor Telefonanrufen, vor allem, wenn der Anrufer ihm nicht bekannt sei. Wohl fühle er sich auf Ausflügen mit Kindern, zum Beispiel in Erlebnisschwimmbädern; da habe er nur Angst vor Unfällen auf den Rutschen.

Bericht zum KZT-Antrag PT 3 / KZT bzw. PT 3 / KZT EK

1. Diagnose(n) ICD 10

2. **Symptomatik:**
a) Welche(s) Symptom(e) sollen mit der KZT behandelt werden?
b) Seit wann besteht diese spezifische Symptomatik?
c) Ist eine auslösende Situation erkennbar?

3. **Wichtige Aspekte des psychischen Befundes**

4. **Gleichzeitig bestehende somatische Krankheiten (s. ggf. Konsiliarbericht)**

5. **Ist ein eindeutiger fokaler Konflikt erkennbar?**

6. **Angaben zum fokalen Konflikt:**
a) Beschreibung des Fokus
b) Lebensgeschichtliche Daten, die relevant für den dem Fokus zu Grunde liegenden neurotischen Konflikt sind
c) Psychodynamik des fokalen Konfliktes
d) Wurde zur Fokusbestimmung weiterführende Diagnostik verwendet?
   Wenn ja, welche?

7. **Falls kein fokaler Konflikt erkennbar, Begründung für die Indikation zur KZT**
   z. B. bei Krisenintervention: Beschreibung der Krise und der zur Krisenintervention geplanten Maßnahmen
   z. B. bei Überprüfung der Indikationsstellung zur Langzeittherapie:
   Welche Zweifel bestehen in bezug auf die Indikationsstellung?
   Wie können diese durch die KZT ausgeräumt werden?
   Welche Maßnahmen sollen zur Abklärung eingesetzt werden?

8. **Bei Gruppenbehandlung: Begründung für die Indikation zur KZT als Gruppenbehandlung**

9. **Prognose.**

Der Bericht sollte 1 bis 1 1/2 Seiten nicht überschreiten.

© AOK Bundesverband

Der KZT-Antrag für Patientin C

1. Diagnose(n) ICD-10
F 34.1, F 43.2

2. Symptomatik
a) Es soll die gegenwärtige depressive Episode mit ihren wesentlichen Anteilen durchgearbeitet werden, damit sie abklingen kann. Außerdem soll das Selbstbewusstsein der Patientin gestärkt werden, damit sie trotz der Krankheit ihres Mannes ihre Belange auch verteidigen kann und sich nicht völlig in eine Opferhaltung begibt.

b) Die jetzige Symptomatik besteht diskret seit mindestens zwei Monaten, ist zum Jahreswechsel aber exazerbiert.

c) Es gibt mehrere Auslöser: die Sorge um die Krankheit ihres Mannes und dass sie dadurch ihre Arbeit aufgeben müsste, aus der sie viel Bestätigung gewinnt; der unbewusste Neid auf die Tochter, die scheinbar das erreicht hat, was sie sich für sich selbst wünschte; die generell Wünsche weckende Vorweihnachtszeit, in der sie unter dem Geiz ihres Mannes besonders leidet.

3. Wichtige Aspekte des psychischen Befundes
Die Patientin bietet momentan vordergründig ein depressives Bild mit Appetit- und Schlafstörungen, Versagensängsten und Antriebsminderung. Strukturell ist sie narzisstisch-depressiv mit zum Teil histrionischer, zum Teil anankastischer Abwehr.

4. Gleichzeitig bestehende somatische Krankheiten (s. ggf. Konsiliarbericht)
Die Depression ist zum Teil in einer ausgeprägten Reizblase somatisiert; dies drückt die Aggressionshemmung durch die körperliche Seite aus.

5. Ist ein eindeutiger fokaler Konflikt erkennbar?

Der fokale Konflikt ist auch noch in diesem Alter ein klassischer Autonomie-Abhängig-keits-Konflikt: die relative Rollenumkehr in ihrer Ehe mobilisiert Angst und Depression; letztere auch als pervertierte Aggression.

6. Angaben zum fokalen Konflikt

Das Schicksal zwingt die Patientin aus ihrer partiellen Kindrolle herauszuwachsen und sich mit dem abzufinden, was ihr nicht ge-lungen ist und sie jetzt auf ihre Tochter neidisch sein lässt: einen reichen Mann in angesehener Position zu haben und durch ihn gesellschaftlich eine Rolle zu spielen, wie ihre Mutter es ihr vorgelebt hat. Sie muss endlich diesbezüglich erwachsen werden.

Bis zu ihrem Erwachsenenalter lebte sie in der Wertewelt ihrer Mutter partiell ver-wöhnt, in der Vorstellung, eine schöne Frau müsse nichts lernen und leisten.

Natürlich wäre es bequemer, sich weiter an-lehnen und die Verantwortung dem Partner als „steuerndem Objekt" (im Sinne von Karl König) überlassen zu können. Die Erkran-kung des Mannes erlaubt dies aber nicht mehr, sondern fordert von der Patientin, die ihren Mann ja nicht verlassen will, Eigen-ständigkeit und Kraft, die sie durchaus hat, wenn sie ihre neue Rolle bewusst akzep-tiert.

7. Falls kein fokaler Konflikt erkennbar, Begründung für die Indikation zur KZT

Die KZT muss als Krisenintervention sofort beginnen, da die Patientin am Rande der Dekompensation ist. Eine gutachterliche Entscheidung nach einem LZT-Antrag kann nicht abgewartet werden. Die Patientin muss sehr engmaschig gesehen und/oder im Telefonkontakt gehalten werden.

9. Prognose

Die Prognose erscheint für das begrenzte Ziel ausreichend gut; im Moment ist die Patientin motiviert und hat einen enormen Leidensdruck. Sie versucht dem Gegendruck der Familie und ihrer eigenen narzisstischen Abwehr entgegenzutreten.

Der KZT-Antrag für Patient D

1. Diagnose(n) ICD-10

F 34.1, F 43.0, F 42.9

2. Symptomatik

a) Suizidale Krise bei drohendem Verlust der materiellen Existenz durch Überschul-dung sowie die überfällige Ablösung von den Eltern.

b) Die Depression besteht sicher seit Jahren strukturell, ebenso das Zwanghafte. Die suizidale Krise ist akut innerhalb weniger Tage entstanden.

c) Ja, die Schulden sind dem Patienten völlig über den Kopf gewachsen, und seine Eltern sind nicht mehr bereit ihm zu helfen, auch sonst niemand mehr.

3. Wichtige Aspekte des psychischen Befundes

Der Patient bietet das Vollbild einer depres-siven Krise mit akuter Suizidalität und zum Teil fast chaotischer Desorientierung; er hat ausgeprägte Denk- und Sprechhemmungen, lispelt und stottert und zeigt eine unrealis-tische Einschätzung seiner Lage.

4. Gleichzeitig bestehende somatische Krankheiten (s. ggf. Konsiliarbericht)

Unter dem enormen Druck entwickelt er eine anale Symptomatik im Sinne eines Reizdarms, der medikamentös behandelt wird.

5. Ist ein eindeutiger fokaler Konflikt erkennbar?

Nein, der Patient befindet sich subjektiv in einer ausweglosen Lage.

6. Falls kein fokaler Konflikt erkennbar, Begründung für die Indikation zur KZT

Die Krisenintervention ist dringend not-wendig, um dem Patienten dabei zu helfen, aus seiner Panik zu finden und neue gangbare Lösungen zu suchen und auszuprobieren – als Alternativen zum bereits geplanten Selbstmord. Sein narzisstisch gefärbtes Selbstbild ist schwer erschüttert und muss „repariert" werden. Danach ist zu prüfen, ob er eine an sich notwendige LZT annimmt und durchhält. Da der Patient sich weigert, in eine Klinik zu gehen, bleibt nur die engmaschige ambulante therapeutische Behandlung plus Pharmakotherapie.

9. Prognose

Für dieses Ziel erscheint die Prognose ausreichend günstig; der Patient ist bereit, Amitriptylin in Tablettenform einzunehmen und zunächst häufiger zu kommen. Er scheint motiviert und hat einen enormen Leidensdruck.

Beispiele für das Erstgespräch für tiefenpsychologisch fundierte Gruppentherapie

Grundsätzlich weiß der Therapeut in der Regel nicht vorab, welche Art von Gruppentherapie zu dem jeweiligen Patienten passt; in der Regel übt er aber entweder analytische oder tiefenpsychologisch fundierte Gruppentherapie aus, je nachdem, wofür er eine Zulassung hat und wo seine Präferenzen liegen. Der Nachteil der tiefenpsychologisch fundierten Gruppentherapie liegt in der Begrenzung der Sitzungszahl; der Therapeut muss sich also klar darüber werden, ob die Thematik des Patienten in 40 oder maximal 60 Doppelstunden einigermaßen bearbeitet werden kann. Außerdem wird auch hier ein aktueller Konflikt gefordert, wie in der tiefenpsychologisch fundierten Einzeltherapie.

Das Erstgespräch bei Patientin E

Die 32-jährige, vollschlanke dunkelhaarige Brillenträgerin wird mir von ihrer Hausärztin, einem Mitglied der von mir geleiteten Balint-Gruppe, ans Herz gelegt. Am Telefon wirkt die als Arzthelferin bei einem bekannten Facharzt Tätige sympathisch-frisch und offenbart ihr Helfersyndrom mit dem Satz: „Ich kann gut bis nächste Woche warten; machen Sie sich keinen Stress!" Von der Hausärztin habe ich noch zusätzlich die Information, die Patientin sei am Arbeitsplatz „wie ein Zerberus"; ihre Mutter sei drahtig und nehme die Tochter, die schon mehrere Schübe von multipler Sklerose (MS) hatte, nicht ernst. Diese sei nach einem ungewollten Abgang depressiv; ich möge sie doch nur „einmal anschauen".

Die freundlich zugewandte Patientin beginnt das Erstgespräch im Juni mit dem Satz: „Ich drehe mich im Kreis; Mitte Februar hatte ich richtige Depressionen und Angstzustände; mein Selbstbewusstsein nimmt immer mehr ab; mein Mann meint, ich war früher nie so unsicher. Ich kann die Leute jetzt verstehen, die sich aus Angst vor allem umbringen wollen." Sie habe für einige Wochen Insidon® genommen, zunächst dreimal ein Dragée, dann noch ein Dragée pro Tag, da sie davor wochenlang nicht geschlafen und gegessen und Angst bekommen habe. Seit einem knappen Jahr arbeite sie nur noch 24 Stunden pro Woche und glaube daher, besonders perfekt sein zu müssen. Sie könne nicht delegieren, müsse in der Praxis, in der sie seit zwölf Jahren arbeitet, alle Fäden in der Hand behalten. Auch zu Hause sei sie unruhig, und sie wolle durch die Therapie zur Ruhe kommen; sie habe ein schönes Haus mit Garten und einen Welpen, da es fraglich sei, ob sie Kinder bekommen könne, da sie auch mehrere epileptische Anfälle gehabt habe und jetzt

Zentropil® nehme. Die Klärung ihres Kinderwunsches sei das zweite Therapieziel. Die MS hat vor vier Jahren mit einer Neuritis nervi optici begonnen; der Nervenarzt, der sie behandelt, meinte, die epileptischen Anfälle kämen von der MS; der letzte Anfall vor acht Monaten sei schlimm gewesen. Vor zwei Jahren habe sie einen schlimmen MS-Schub gehabt, mit Gleichgewichtsstörungen und Schwäche im linken Bein. Mühsam versucht die Patientin, ihre Verzweiflung zu kaschieren, kann die Tränen aber nicht unterdrücken. Dann berichtet sie ihre Lebensgeschichte: Sie stammt von einem Bauernhof in einem Dorf in der Nähe. Dort sei ihr Vater zweiter Bürgermeister und arbeite in der Gemeinde; vor zwei Jahren habe er einen gutartigen Darmtumor gehabt. Sie glaube, er sei vielleicht ähnlich wie sie, „innerlich so ganz weich". Er könne nicht akzeptieren, dass sie krank sei, und riet ihr immer wieder, schwanger zu werden. Von ihrem Mann, den sie vor der Heirat zehn Jahre gekannt hatte, berichtet sie, dass er sie sehr unterstütze und versuche mit der durch die Krankheit veränderten Situation zurechtzukommen; erst viel später räumt sie ein, dass er trinkt, was die Patientin sehr aufregt. Sie glaubt aber wegen ihrer Krankheit nicht energisch dagegen angehen zu können. Sie habe schon als Kind immer die Beste sein wollen und sich bei Prüfungen so unter Druck gesetzt, dass die Ergebnisse schlechter waren als ihr Können: „Ich werte mich immer ab, ich ertrage nicht, dass ich etwas nicht kann." Nach der normal durchlaufenen Hauptschule machte sie eine Arzthelferinnenlehre bei einem Internisten. Von ihrer Mutter berichtet sie, dass diese wie die Schwester zierlich sei und das Äußere der Patientin immer entwertet habe. Sie suchte daher immer wieder Bestätigung, auch bei ihrem ersten Freund (mit 16 Jahren), der sie nach fünf Jahren wegen einer zierlichen Rivalin verließ. Seither habe sie eine ziemlich extreme Angst vor dem Verlassenwerden, akzeptiere daher sehr viel.

Das Erstgespräch bei Patient F

Der dunkelhaarige, kahl geschorene, mittelgroße Endzwanziger wird mir von seiner Hausärztin, die ihn im Rahmen der psychosomatischen Grundversorgung bisher betreut hat, zur Gruppentherapie überwiesen. Da er einen sehr weiten Weg zu mir hat, kommt nur eine tiefenpsychologisch fundierte Gruppentherapie infrage, da er nicht öfter als einmal wöchentlich kommen kann, zumal er auch einen langen Weg zur Arbeit hat. Als erstes Problem schildert das Einzelkind die Beziehung zu seinem Vater, einem angestellten Maschinenschlosser, der ihn immer drängte, Akademiker zu werden; so studierte er schließlich an der FH und wurde Bauingenieur; gegenwärtig macht er noch einen zweijährigen Lehrgang, um Beamter zu werden, auch dem Vater zuliebe. Einerseits würde er am liebsten ausbrechen, hat aber sofort Schuldgefühle, wenn er solche Pläne schmiedet, er sei den Eltern gegenüber undankbar. Diese leben sehr isoliert, das bedingte auch für ihn Kontaktprobleme. Mit 19 Jahren lernte er seine damals 15-jährige Freundin kennen, mit der er bis vor kurzem zusammen blieb, obwohl er bereits nach einem Jahr wusste, dass es nicht die Richtige war. Auch jetzt leidet er noch unter der Trennung. Er hat offensichtlich sehr rigide Verhaltensweisen und eine Zwangsstruktur, die mit depressiv-narzisstischen Zügen vermischt ist. Er wohnt immer noch zu Hause, wenn auch in einem etwas abgetrennten Appartement im Haus der Eltern. Er hat Konzentrationsprobleme beim Lernen, will irgendwo gar nicht erwachsen (= unabhängig) werden, da er ja zu

Hause auch sehr verwöhnt wird. Andererseits habe er das Gefühl, er müsse „total geben", besonders bei Frauen.

Die probatorischen Sitzungen und die Indikationen für Gruppentherapie

Die Entscheidung für oder gegen eine Gruppentherapie ist eine sehr verantwortliche; der Therapeut muss sich während möglichst weniger Sitzungen entscheiden – zum einen wegen der schlechten Bezahlung der probatorischen Sitzungen; zum anderen, um eine zu intensive Übertragungsentwicklung vor Beginn der Gruppe zu vermeiden. Letzteres ist nötig, damit die prospektiven Gruppenteilnehmer bereit bleiben, in die Gruppe zu gehen, und sich nicht vorab zu sehr an den Therapeuten als alleinigen Gesprächspartner fixieren. Es passiert ja höchst selten (jedenfalls in meiner Praxis), dass ein Patient von vornherein in eine Gruppe will; meist ist erst eine erhebliche Motivationsarbeit zu leisten; die Gruppentherapie hat derzeit ein schlechteres Image als in den 70er und 80er Jahren. Fast jeder möchte in unserer schizoiden Gesellschaft den Therapeuten für sich, ist nicht bereit, vor anderen über seine intimeren Belange zu sprechen (das tun manche inzwischen lieber in einem Chatroom im Internet) und sich das Elend anderer intensiv anzuhören.

Hauptindikationen für eine tiefenpsychologisch fundierte Gruppentherapie sind:
- aktuell aufgetretene Konflikte des Patienten, die sich in seinen wesentlichen Bezugsgruppen auswirken oder in diesen entstanden sind, das heißt in der Familie; am Arbeitsplatz oder im Freundeskreis (das Beispiel einer Teilnehmerin für ana-

lytische Gruppentherapie wird vorwiegend Letzteres verdeutlichen, der Patient F zeigt seine Hauptkonflikte sowohl in der Familie als auch in seinem Arbeitsfeld, die Patientin E in ihrer Ehe und am Arbeitsplatz)
- aktueller Entscheidungsdruck
- Einzelkindsituation ebenso wie besonders viele Geschwister
- Umzug in eine andere Gegend oder ein anderes Land (zum Beispiel Angehörige der neuen Bundesländer, die nach der Wende in den Westen gekommen sind)
- Wechsel in ein völlig neues Arbeitsfeld
- neue Beziehungen nach Trennung, Scheidung oder eventuell Tod von Angehörigen
- psychosomatische Krankheiten: Das Erleben, dass andere ähnliche Ängste haben, zum Beispiel nach einem Herzinfarkt, führt häufig zu Entlastung und neuer Solidarität.
- Schwierigkeiten im Verbalisieren infolge von Sprechhemmungen können in der Gruppe eher überwunden werden; auch Stotterer gedeihen in der Gruppe leichter, da sie nicht ständig unter Druck sind, reden zu müssen.

Es gibt also sehr viele Indikationen für Gruppentherapie, wenige dagegen: Die Haupt-Kontraindikation für ein Gruppenverfahren ohne vorausgegangene Einzeltherapie ist ein sehr früher Eltern-, insbesondere Mutterverlust. Kinder, die ihre Mutter eventuell schon bei der Geburt oder im ersten Lebensjahr verloren haben, können allenfalls an stützenden soziotherapeutischen Gruppen mit Gewinn teilnehmen, aufdeckende Gruppentherapien überfordern ihre Stabilität zunächst.

Die probatorischen Sitzungen für Patientin E

Als ob die Patientin mir damit zeigen wollte, dass sie sich im Erstgespräch bei mir angenommen gefühlt hat, lässt sie in der ersten probatorischen Sitzung ihre Ängste zu, insbesondere vor einer erneuten Neuritis optica und Visus-Verlust. Sie berichtet, dass sie erstmals vor elf Jahren für ca. sechs Wochen „taube Beine" gehabt habe; seither nie mehr. Zu dieser Sitzung kommt sie zehn Minuten zu früh, sagt an der Tür, sie wisse es, und liest dann in einem mitgebrachten Buch über „Bachblüten". Die Patientin sagt dann, sie wolle in die Gruppe nach den Sommerferien, die kurz bevorstehen. Es bleibt bei dieser einen probatorischen Sitzung, da das Material für einen Antrag ausreicht.

Die probatorischen Sitzungen für Patient F

Bei diesem Patienten habe ich gar keine probatorischen Einzelsitzungen gemacht, sondern ihn sofort in die Gruppe aufgenommen und während der ersten Gruppensitzungen noch das für den Antrag notwendige Material gesammelt, da ich vermeiden wollte, dass er sich zu sehr auf mich fixiert, wie auf seine bisherigen Bezugspersonen. Und es war nach dem Erstgespräch klar, dass eine Gruppentherapie indiziert und gewünscht war; außerdem hatte der Patient ja bei seiner Hausärztin, die selbst in psychotherapeutischer Ausbildung war, schon einige Einzelgespräche gehabt.

Der Kassenantrag für Patientin E

**Bericht zum Erstantrag PT 3a E
Chiffre E 000000 Datum**

1. Spontanangaben des Patienten

„Ich drehe mich im Kreis, Mitte Februar hatte ich eine richtige Depression und Angstzustände; mein Selbstbewusstsein nimmt immer mehr ab, meint mein Mann; ich war früher nie so unsicher. Ich kann die letzte Zeit verstehen, wenn die Leute sich umbringen wollen, aus Angst vor allem." So beginnt die brünette, attraktive, mittelgroße und vollschlanke Patientin ihren Bericht. Sie wird mir von ihrer Hausärztin, einer langjährigen Teilnehmerin meiner Balint-Gruppe, zunächst zu einer diagnostischen Sitzung überwiesen, da sie bei einer seit vier Jahren nachgewiesenen, seit zehn Jahren diskret vorhandenen Enzephalomyelitis disseminata (siehe beiliegende anonymisierte Befunde) depressiv dekompensiert sei. Sie bekommt wegen erheblicher Schlafstörungen Insidon, zunächst dreimal ein Dragée, jetzt nur noch ein Dragée abends. Sie habe sich im Vorjahr entschlossen, wegen der MS nur noch Teilzeit (24 Wochenstunden) zu arbeiten, seither sei sie aber eher unruhiger und spüre ihre Angst mehr: „Ich möchte mein seelisches Gleichgewicht wieder erreichen."

2. Kurze Darstellung der lebensgeschichtlichen Entwicklung

a) Die gelernte Arzthelferin ist die um ein Jahr ältere von zwei Schwestern und stammt von einem Bauernhof hier in der Gegend. Ihr Vater ist zweiter Bürgermeister ihres Heimatdorfes, außerdem Gemeinde-Arbeiter und Nebenerwerbslandwirt. Zusätzlich betreibt er noch einen Bagger-Betrieb, ist also sehr gut beschäftigt. Die Mutter versorgt die Landwirtschaft, die Töchter mussten früh mithelfen, vor allem die Patientin; die zierlichere, kleine Schwester wurde als

„die Kleine" immer geschont, zumal sie angeblich brav und ruhig war. Während die Schwestern früher viel gestritten hätten, würden sie sich jetzt „blendend vertragen".

b) Vor Ausbruch der MS war die Patientin gesund und sehr sportlich. Keine wesentlichen Erkrankungen in der Anamnese; keine psychiatrischen Erkrankungen in der Familie.

c) „Ich wollte immer die Beste sein, schon als Kind. Ich setze mich immer so unter Druck, dass die Prüfungen nicht so gut werden. Ich werte mich immer ab, ich ertrage nicht, dass ich etwas nicht kann." In ihrer Ursprungsfamilie wurde nur Leistung honoriert, was dazu führte, dass die Patientin immer Bestätigung suchte und noch sucht. Sie ist „eifersüchtig" auf alle, die „Mehr drauf haben wie ich". Außerdem hat sie große Angst vor dem Verlassenwerden, vor allem seit sie mit 21 Jahren von ihrem ersten Freund wegen einer anderen, „Zierlicheren" verlassen wurde. Dies war u. a. deshalb so schlimm, weil die Mutter ihr Äußeres immer entwertet habe, da sie nicht so zierlich gewesen sei wie ihre Schwester.

Jetzt leide sie darunter, dass ihr Vater ihre Krankheit nicht akzeptiere und wolle, dass sie möglichst viele Kinder bekomme, während sie zwar gerne Kinder wolle, aber Angst davor habe, die MS könne dadurch schlimmer werden. Trotzdem fühlt sie sich dem Vater mehr verwandt als der Mutter: „Ich glaube, vielleicht ist er ähnlich wie ich, innerlich so ganz weich."

d) Die soziale Entwicklung verlief ohne größere Komplikationen; nach der Hauptschule machte die Patientin eine Arzthelferinnen-Lehre bei einem Internisten in einem nahen Ort. Seit zwölf Jahren arbeitet sie bei einem Frauenarzt in der Kreisstadt, der selbst „ein Arbeitstier" sei und von ihr sage, sobald sie die Praxis betrete, habe sie alle Fäden in der Hand. Entsprechend der analen Familienstruktur bewohnt sie mit ihrem Mann, mit dem sie seit zehn Jahren bekannt und seit einem guten Jahr verheiratet ist, ein eigenes Haus mit Garten, was natürlich noch abbezahlt werden muss. Ihre Hauptfreude im Alltag ist ihr kleiner Hund, wohl der (vorläufige) Kinderersatz.

3. Krankheitsanamnese

Derzeit hat die Patientin noch einen abklingenden erneuten Schub einer Neuritis optica links. Außerdem nimmt sie seit einiger Zeit Zentropil wegen drei Grand-mal-Anfällen, von denen der Neurologe meint, sie seien MS-bedingt. Den letzten Anfall hatte sie vor neun Monaten; dabei sei sie die Kellertreppe in ihrem Haus hinuntergefallen. Ihre Brille sei dabei zu Bruch gegangen, und als sie wieder zu sich kam, habe sie Glassplitter im Mund gehabt.

Vor elf Jahren habe sie für einige Wochen ein Taubheitsgefühl in der gesamten unteren Körperhälfte gehabt, damals habe aber noch niemand an eine MS gedacht, worüber sie froh sei, da sie dadurch die Jahre bis zur ersten Neuritis optica unbeschwert genossen habe: „Ich habe ein tolles Leben gehabt; der Tag hatte mehr als 24 Stunden."

4. Psychischer Befund zum Zeitpunkt der Antragstellung

a) Intelligente und differenzierte Patientin, die sofort einen positiven Kontakt aufzubauen versucht. (Schon am Telefon sagt sie: „Ich kann gut bis nächste Woche warten, machen Sie sich keinen Stress!") Durch die innere Unruhe und ihre Angst hat sie einen hohen Leidensdruck und daher jetzt eine gute Motivation für die geplante Gruppentherapie.

b) Sowohl reifere als auch frühe Abwehrmechanismen: Verdrängung, Abspaltung, vor allem aggressiver Impulse, Idealisierung (besonders des Vaters, an den eine ausgeprägte Fixierung besteht), Somatisierung, Reaktionsbildung. Narzisstisch-depressive

Struktur mit anankastischer Abwehr. Unbewusst auch ausgeprägte Fixierung an die immer dienende Mutter, unter deren Entwertung sie umso mehr litt, als sie mit ihr identifiziert war.

c) Keine Denk- und Bewusstseinsstörungen; allenfalls inhaltliche Einengung des Denkens auf die Angst machenden Inhalte. Subdepressiver Affekt, mnestische Funktionen ohne Befund. Keine produktiven Symptome, aber deutliche latente Suizidalität.

5. Somatischer Befund bzw. Konsiliarbericht

(Siehe beiliegende Befunde) Außer dem neurologischen kein Befund von Krankheitswert. Myopie, Brillenträgerin seit Kindheit. Die Patientin sucht heute zur Kontrolle nochmals einen MS-Spezialisten weiter entfernt auf.

6. Psychodynamik der neurotischen Störung

Die Patientin – identifiziert mit den Leistungsidealen ihrer beiden Eltern und der dörflichen Gesellschaft – bezog ihren brüchigen Selbstwert nur aus ihren Leistungen. Von der Mutter als weiblichem Wesen entwertet, ist es ihr bis heute nicht möglich, sich gut zu fühlen, wenn sie nichts Vorzeigbares leistet. Daher brach das vorher gut kompensierte narzisstisch-depressive System zusammen, als durch die MS ihre Leistungsfähigkeit infrage gestellt wurde. Die daraus entstehenden Ängste versuchte sie zunächst mit verdoppelter Leistung zu kompensieren, bis sie einsah, dass sie sich damit schadete. Innerhalb von drei Jahren hatte sie mehrere ausgeprägte Schübe, bis sie beschloss, ihre Berufstätigkeit zu reduzieren. Wider Erwarten ging es ihr psychisch dadurch schlechter; sie litt unter ihrem inneren Getriebensein und der Zwanghaftigkeit ihres Verhaltens, das ihr auch im häuslichen Bereich immer deutlicher wurde. Obwohl ihr Mann sie laufend bestätigt, hat sie aufgrund der Er-fahrung mit dem früheren Freund große Angst, auch er könne sie verlassen, da in ihrem eigenen Erleben ein Kranker nichts wert ist (Identifizierung mit dem Vater). Die depressive Reaktion wurde zu Jahresanfang immer stärker, belastende Schlaflosigkeit trieb sie schließlich zur Hausärztin.

7. Neurosenpsychologische Diagnose zum Zeitpunkt der Antragstellung

Narzisstisch-depressives Syndrom mit somatischer und anankastischer Abwehr.

8. Behandlungsplan und Zielsetzung der Therapie

In einer tiefenpsychologisch fundierten Gruppentherapie sollen die Ängste, nicht zu genügen, abgebaut und durch die mütterliche Gruppenmatrix ein besseres Selbstwertgefühl erarbeitet werden. Prinzipiell wäre auch eine analytische Gruppe überlegenswert, angesichts der körperlichen Erkrankung sollte aber eine zu tiefe Regression besser vermieden werden. In der Gruppe kommen fast gleich viele Männer und Frauen – vorwiegend mit präödipalen Störungen – zusammen. Da soll ihr Gruppenverhalten gespiegelt und verändert werden, im Sinne einer Verringerung der Forderungen an sich selbst und andere sowie eines gelassenen Vertrauens auf die eigenen Kräfte (von ihrer Hausärztin wird die Patientin als im Beruf sehr dominant geschildert).

9. Prognose der Psychotherapie

Die Prognose ist günstig, da diese Therapieform die Patientin nicht so überfordert wie eine Einzeltherapie, in der sie sicher das Gefühl hätte, ständig „etwas bringen" zu müssen. Außerdem ist die Patientin sehr motiviert und verlässlich, hat ihr Leben bisher partiell gut bewältigt und kann ausreichend regredieren. Sie erscheint noch einigermaßen flexibel und entwicklungsfähig. Die Gefahr einer gravierenden somatischen Regression ist in der Gruppentherapie geringer als in der Einzeltherapie, weswegen in der internationalen Literatur für MS-Patienten mehrheitlich Gruppentherapie empfohlen wird. Die Patientin kann nach der Sommerpause einen Platz bekommen.

Der Kassenantrag für Patient F

Bericht zum Erstantrag PT 3a E
Chiffre F 000000 Datum

1. Spontanangaben des Patienten

Der mittelgroße, kompakt wirkende, dunkelhaarige, sonnengebräunte Endzwanziger wird mir von einer Supervisandin, die ihn hausärztlich und bislang im Rahmen der psychosomatischen Grundversorgung betreut hat, überwiesen, und zwar wegen eines anankastisch-depressiven Syndroms mit panikartigen Ängsten. Ihrer Meinung nach soll das Einzelkind jetzt an einer Gruppentherapie teilnehmen, was sich auch zeitlich wegen seiner Berufstätigkeit anbietet. Der Schwabe kommt eine Viertelstunde zu früh; ich lasse ihn warten. Dann berichtet er als Erstes, dass sein Vater ihn „unter einen komischen Druck gesetzt" habe, in der Ausbildung und sonst. Daraus habe sich bei ihm ein „Zwangsgefühl zwischen Liebe und Unterdrückung" entwickelt. Seine Eltern leben ziemlich isoliert in einem kleinen Ort im Allgäu, der Vater ist angestellter Maschinenschlosser. Durch die Kontaktarmut seiner Eltern bedingt, hatte er auch wenig Kontakt und war ein verwöhnter einziger Sohn. Vor einem halben Jahr habe er sich nach neunjähriger Beziehung von seiner Freundin getrennt, was ihm noch immer sehr zusetze, obwohl er es für das Beste hielt, zumal die Freundin sich einen anderen Partner gesucht habe. Er hatte die damals 15-Jährige mit 19 Jahren kennen gelernt und hielt es mit ihr aus, obwohl ihm bereits nach einem Jahr klar war, dass sie nicht die Richtige war. Er konnte aber nicht allein sein und fand keinen „richtigen" Anschluss. Wenn er allein ist, bekommt er panische Verlassenheitsängste.

2. Kurze Darstellung der lebensgeschichtlichen Entwicklung

a) Der aus einer anal strukturierten untere Mittelschicht-Familie stammende Bauingenieur ist der Hoffnungsträger seiner Eltern und erfüllte bislang widerwillig deren Erwartungen: nach dem Fachhochschulstudium in Augsburg macht er jetzt beim Wasserwirtschaftsamt die Ausbildung für die Beamtenlaufbahn im höheren Dienst. Im Januar soll die Prüfung stattfinden, die ihm bereits jetzt Angst macht. Er fühlt sich allein in der Verantwortung in seinem Beruf und entwickelt „totale Überlebensängste", zieht sich von der Welt zurück und möchte dann am liebsten in die Kinderrolle zurückfallen. Das macht ihn dann aggressiv, und er entwickelt sehr rasch Schuldgefühle darüber, ein undankbarer Sohn zu sein.

b) Körperlich war der Patient immer gesund und leistungsfähig. Keinerlei gravierende somatische Vorerkrankungen.

c) Aus der Kindheit werden keinerlei Neurotizismen berichtet. Den wachsenden Anforderungen in Kindergarten und Schule war er immer gewachsen; zur akademischen Ausbildung zog ihn aber nichts, er fühlte sich von seinem Vater dahin gedrängt und wagte es nicht, eigene Wünsche, die mehr ins Handwerkliche gingen, durchzusetzen, worüber er sich jetzt ärgert. Andererseits kann er sehen, dass sein Vater es gut meinte, auch mit der Beamtenlaufbahn, und ihm eine sichere Existenz ermöglichen wollte.

d) Obwohl er die elterliche Ehe als spannungsreich erlebt, versuchte er bereits als 19-Jähriger durch den Aufbau einer langfristigen Beziehung ein Stück aus dem einengenden Elternhaus auszubrechen, auf eine für die Eltern akzeptable Weise. Bereits ein Jahr nach dem Beginn dieser Beziehung realisierte er, dass es nicht die richtige Lösung war, hielt aber daran fest, weil ihm keine Alternative einfiel, da er sich doch mit dem Elternprogramm, ein Aufsteiger zu werden, identifiziert hatte. Unter Ängsten und widerwillig erfüllte er es bis heute. Er wirkt voll kindlicher Angst und sucht immer im Blickkontakt Rückversicherung.

3. Krankheitsanamnese

Er war nie in stationärer Behandlung und kaum in ambulanter, da er sich körperlich fit fühlte. Außer der psychotherapeutischen Führung durch die überweisende Kollegin keinerlei psychotherapeutische Behandlung.

4. Psychischer Befund zum Zeitpunkt der Antragstellung

a) Der Patient versucht sofort einen ängstlich-gespannten Kontakt herzustellen, versucht sich gleich „festzubeißen", indem er genaue Termine ausmachen will. Er erscheint intelligent und differenziert, motiviert und einsichtsfähig. Er hat einen erheblichen Leidensdruck, zum Teil auch durch seine Trennungssituation bedingt. Trotzdem wirkt er im Affekt eingeengt; außer Angst und der für Zwangskranke üblichen Klebrigkeit kann ich kaum etwas Emotionales in der Gegenübertragung spüren.

b) Soweit bis jetzt deutlich, gibt es frühe und reifere Abwehrmechanismen: fast völlige Abspaltung eigener Aggression und Verdrängung von Triebwünschen; Projektion und Identifikation mit dem Aggressor; Unterwürfigkeit, in der Hoffnung dadurch gut behandelt zu werden. Der anankastisch-depressiv strukturierte Patient, der auch noch deutliche Fixierungen an beide Eltern hat, zeigt eine eindrucksvolle Diskrepanz zwischen Verstand (der gut funktioniert) und Gefühl (das wenig erlebbar ist).

c) Bewusstseins-, Denk- und Gedächtnisstörungen scheinen zu fehlen; insbesondere sind bis jetzt keine eindeutigen Zwangsgedanken nachweisbar, obwohl ich solche als vorhanden vermute. Auch produktive Symptome finden sich nicht; Suizidalität ist allenfalls latent vorhanden. Der Affekt erscheint sehr auf depressive Inhalte und Angstinhalte eingeengt, aber ablenkbar, gelegentlich kann der Patient etwas krampfhaft lachen, Tränen sind ihm aber näher.

5. Somatischer Befund bzw. Konsiliarbericht

Gesunder Mann in gutem Allgemein- und Ernährungszustand.

6. Psychodynamik der neurotischen Erkrankung

Wie bereits unter l. und 2. dargelegt, wurde die Entwicklung des einzigen Sohnes eines eher anakastischen Vaters und einer unterwürfigen Mutter durch die Identifizierung mit den teils positiv, teils einengend erlebten Forderungen behindert, und er spürt sich selbst mit fast 30 Jahren noch in infantiler emotionaler Abhängigkeit und wird durch ein emotionales Wechselbad hin- und hergeschüttelt („Ich soll dankbar sein" vs. „Ich will aber endlich meine eigenen Wünsche leben"). Die daraus resultierende Ambivalenz verhindert die Durchsetzung der eigenen Ziele, zum Teil sogar deren Bewusstwerdung. Er weiß allenfalls, was er nicht will, aber wenig, was er will. Es handelt sich um eine über Jahre hinschleichende neurotische Entwicklung, die sich krisenhaft zuspitzte, als er die Partnerin an einen Rivalen verlor. Er wollte und konnte nicht um sie kämpfen, reagierte stattdessen vermehrt ängstlich-depressiv, was ihn dazu brachte, Hilfe bei seiner zwar jungen, aber mütterlich wirkenden Hausärztin zu suchen. Da diese keine Zulassung für die Durchführung von Gruppentherapien hat, motivierte sie ihn dazu, den nicht unerheblichen Weg zu mir auf sich zu nehmen, da in der näheren Umgebung keine tiefenpsychologische Gruppe angeboten wird.

7. Neurosenpsychologische Diagnose zum Zeitpunkt der Antragstellung

Anankastisch-depressives Syndrom, angstgetönt. Kein Anhalt für endogene Depression oder Psychose.

8. Behandlungsplan und Zielsetzung der Therapie

In einer intensiven, tiefenpsychologisch arbeitenden Gruppe, die nach Alter, Geschlecht und Symptomatik heterogen zusammengesetzt ist, bei der im Augenblick bei den Männern Zwangsstrukturen, zum Teil mit Somatisierungen vorherrschen, soll der Patient den geschützten Rahmen haben, um Themen wie Rivalität, männliche Durchsetzung usw. bearbeiten und sich von seinen Eltern ablösen zu können. Im Spiegel der Gruppe soll er seine Einengungen deutlicher erleben, dann aufgeben und einen adäquaten Platz einnehmen und behaupten lernen.

9. Prognose

Die Prognose ist trotz der Zähigkeit der Zwangssymptome noch ausreichend günstig, der Patient ist jung und in einer Umbruchphase seines Lebens, in der rigide Abwehr häufig nachlässt. Er kommt verlässlich, lässt sich emotional heftig ein und regrediert ausreichend, nicht maligne. Er ist noch ausreichend flexibel und entwicklungsfähig.

Beispiele für ein Erstgespräch, das zur Indikation für psychosomatische Grundversorgung führt

Patientin G

Die Endsechzigerin, eine promovierte Volkswirtin, wird mir von ihrem behandelnden Internisten überwiesen und sagt bereits beim Telefonkontakt, sie habe Herz- und Magenbeschwerden, seit sie vor zwei Jahren ihren Sohn durch einen Unfall verloren habe. Ein halbes Jahr davor sei ihr Enkelkind verstorben, das habe ihr sehr zugesetzt. Als die gepflegte Dame pünktlich zum Erstgespräch erscheint, berichtet sie weiter, dass sie seit zwei Jahren an Bluthochdruck leide, der jetzt medikamentös eingestellt sei. Außerdem klagt sie seit Jahren über Magenschmerzen und einen Blähbauch, besonders bei Föhn und Wetterwechsel; das Einzige, was helfe, sei eine viertel Tablette Lexotanil®. Sie räumt dann ein, dass sie eine Zeit lang ziemlich viel von diesem Beruhigungsmittel genommen habe und davon weg wolle. Vor 16 Jahren sei sie schon wegen eines Magengeschwürs sechs Wochen in einem psychosomatisch orientierten internistischen Krankenhaus in München gelegen; damals habe sie auch schon Probleme gehabt, vorwiegend geschäftlicher Art. Es habe starke Spannungen zwischen ihrem Mann und ihrem Sohn gegeben. Das habe sie nur mit Valium® aushalten können. Sie und ihr Mann besäßen gemeinsam eine Firma, die sie dem früheren Mitbesitzer abgekauft habe. Jetzt betreiben sie die Firma nur noch in kleinem Umfang, aber sie sei froh darüber, da ihr Mann keine Hobbys habe. Wenn sie die körperlichen Beschwerden habe, fühle sie sich etwas depressiv. Nach dem Tod ihres Sohnes sei sie im Herzzentrum zu einer

Herzkatheter-Untersuchung gewesen, sie habe aber keine gravierenden arteriosklerotischen Veränderungen. Es sei ein Psychiatrie-Professor zum Konsil gebeten worden, der habe ihr hoch dosiert Psychopharmaka verordnet, die sie nicht vertragen habe. Weiter berichtet die sehr beherrscht wirkende Patientin noch, der Sohn sei beim Versuch, ein Kind zu retten, das auf einen Güterwagen in der Nähe einer Starkstromleitung geklettert war, zusammen mit diesem Kind umgekommen; wenige Monate davor war sein eigenes Kind noch als Baby an Plötzlichem Kindstod verstorben. Es habe eine Stoffwechsel-Erkrankung gehabt, vermutlich genetisch bedingt. Es sei das erste Enkelkind gewesen; ihr Mann habe es überwunden, sie nicht; sie hätten sich durch Reisen abgelenkt; dabei sei es ihr recht gut gegangen. Sie hätten auch noch eine Tochter, die sei seit kurzem – nach dem Studium – wieder in der Nähe; trotzdem gehe es ihr immer wieder schlecht. Seit ihrer eigenen Studienzeit habe sie schon an „vegetativer Dystonie" gelitten und habe ein erstes Magengeschwür gehabt; später wurde sie wegen einer fraglichen Kolitis, die schließlich endoskopisch ausgeschlossen werden konnte, medikamentös behandelt. Erstmals habe sie im Arbeitsdienst mit 18 Jahren Magenbeschwerden bekommen, sonst sei sie ein problemloses Kind gewesen, eine gute Schülerin bis zum Abitur. Die ältere von zwei Schwestern (die acht Jahre jüngere sei das Problemkind gewesen) sei eine Vater-Tochter gewesen; da die Mutter sehr unselbstständig war, identifizierte sie sich mit dem erfolgreichen Vater, der mit 59 Jahren an einem Karzinom starb, was ihr sehr zusetzte. Danach verwaltete sie das Vermögen für die Mutter und heiratete selbst einen Studienfreund. Bis zur Geburt des Sohnes war sie noch berufstätig, dann pausierte sie, bis die Tochter in die Schule kam. Ihr Mann

hatte zunächst eine steile Karriere gemacht, wurde aber entlassen, als die Firma, die er leitete, aufgekauft wurde. Das ertrug er nicht und wurde tabletten- und alkoholabhängig. Da begann sie wieder zu arbeiten und schließlich – mit heftigen Kämpfen – mit ihm zusammen.

Bei dieser Patientin hätte es mehrere therapeutische Optionen gegeben: eine tiefenpsychologisch fundierte Einzeltherapie, eine analytische Fokaltherapie, eine Gruppentherapie oder – was dann meine Wahl und der Vorschlag war, den die Patientin annahm – wenige Gespräche im Sinne der psychosomatischen Grundversorgung, über ein Jahr hin und in losen Abständen. Ich habe respektiert, dass die Patientin nicht tiefer in ihre Probleme einsteigen wollte, sondern lediglich entängstigt und mit Wärme angehört werden wollte. Als sie sich nach einem guten Jahr verabschiedete, sagte sie, es habe ihr viel geholfen, die Sicherheit zu haben, kommen und ihr Herz auszuschütten zu können, wenn sie wolle. Sie hatte selbst viel Kraft für die Bewältigung ihrer Probleme und Einsicht in diese, und die körperlichen Symptome klangen prompt ab. Als Indikation für psychosomatische Grundversorgung kann auch gelten, dass der Patient nur Stütze, aber keine weiter aufdeckende Therapie will, was gerade bei älteren Patienten oft der Fall ist und unbedingt respektiert werden sollte.

Patient H

Der gut aussehende, sehr gewandt auftretende und gepflegte Mittsechziger hatte wegen Herzbeschwerden in Vertretung seines Hausarztes, der im Urlaub war, einen mir bekannten, für Psychosomatik aufgeschlossenen Arzt aufgesucht, der ihn zu mir überwies: „Dr. O. meint, ich habe Depressionen. Ich verstehe das gar nicht. Ich bin ein barocker Mensch. Seit drei Jahren bin ich in Behandlung bei meinem Hausarzt wegen Unruhe im Herzen, hohem Blutdruck und Rhythmusstörungen. Ich habe dafür Diazepam 2 mg und Betablocker bekommen. Manchmal bekomme ich auch dafür Depot-Spritzen, alle 10 bis 14 Tage (Imap®?). Ich bekomme diese Attacken meist dann, wenn ich irgendwohin fahre, dann wird es unruhig mit 2 : 1- oder 3 : 1-Block, das dauert eventuell stundenlang, wenn ich keine Tabletten nehme. Ich habe keine Schmerzen, keine Atemnot, aber Angst. Voriges Jahr habe ich meinen Urlaub im Tessin nach drei Tagen abbrechen müssen, weil die ganze Zeit nur Gerumpel und Gepolter war da drinnen (zeigt auf seine Brust). Ich hatte es früher in größeren Abständen; seit einem Jahr ist es ein bisschen öfter. Manchmal ist es so stark, dass mir die Knie zittern." Er war bereits im internistischen Krankenhaus zum Langzeit- und Belastungs-EKG, man habe wenige Extrasystolen gefunden, „sonst nichts". Sein Hausarzt sei generell nicht für Psychotherapie.

Zu seiner Biografie berichtet der gebürtige Münchener trocken, er erinnere sich kaum an seine frühe Kindheit. Die Schule habe er ohne sitzen zu bleiben durchlaufen. Mit vier Jahren sei er in einem großen Krankenhaus gewesen wegen einer Lungen- und Rippenfellentzündung. Er sei das jüngste von fünf Kindern: „Ich hatte es gut, die Verhältnisse unserer Familie waren in Ordnung; mein Vater war der Alleinverdiener, arbeitete bei einer Münchener Zeitung, es ging uns so, dass wir satt waren, und die Familie harmonierte; Eheprobleme gab es bei meinen Eltern keine, soweit ich oder meine Geschwister dies wissen. Ich hatte als Kind mit fünf, sechs Jahren so ein bisschen epileptische Anfälle, vor allem nachts. Es dauerte etwa eine Viertelstunde, ich fing das

Schreien an (Pavor nocturnus?). Das war nur nachts wie ein schwerer Traum, es kam ca. alle vier Wochen einmal (bei Vollmond?)." Nach der Volksschule sei er zur Lehre in eine Münchener Versicherung gekommen; nach der Kaufmannsgehilfenprüfung wurde er eingezogen und kam 1945 zunächst in amerikanische, dann in französische Kriegsgefangenschaft, bis 1948. Dabei habe er eine Hepatitis und Malaria durchgemacht. Nach der Heimkehr blieb er noch für drei Monate zu Hause, dann wurde er bei der größten Münchener Zeitung angestellt und arbeitete sich dort in eine Führungsposition hoch, bis er vor vier Jahren auf eigenen Wunsch in vorzeitigen Ruhestand ging, zusammen mit seinen Weggefährten. In seiner Position hatte er viel Kundenkontakt, was an seinem Verhalten abzulesen ist. Er ist in zweiter Ehe verheiratet: Vor vier Jahren habe er eines Morgens, nach 33 Ehejahren, seine Frau tot am Boden des Schlafzimmers gefunden. Diese hatte eine Tochter mit in die Ehe gebracht, die dem Stiefvater schließlich seine zweite Frau zuführte. Diese sei zwölf Jahre jünger als er, während seine erste Frau neun Jahre älter war. Auch sonst seien die Frauen sehr gegensätzlich, aber er habe keine Probleme damit, er stehe zu seiner Partnerin, in deren großem Haus sie jetzt wohnen. Er selbst hat sein eigenes der Tochter gegeben. Er würde gerne Kulturreisen machen, aber seine Frau habe Angst, das Haus länger allein zu lassen, obwohl auf dem gleichen Grundstück in einem anderen Bungalow noch sein Schwiegervater und dessen Freundin leben. Er fährt öfter in die Stadt und geht in die Museen und auf Antiquitäten-Auktionen. Er fühle sich leistungsfähig und besorge den großen Garten; seit vor zehn Jahren Bluthochdruck bei ihm festgestellt wurde, lebe er vernünftig und habe ziemlich abgenommen. Seit seinem 25. Lebensjahr habe er Heuschnupfen und sei gegen Hausstaub und Milben allergisch. Bis zum Ruhestand habe er immer Depot-Cortison bekommen, danach habe er sich desensibilisieren lassen, was geholfen habe. Vor zehn Jahren bekam er auch plötzlich (über Nacht) eine linksseitige Stimmbandlähmung, für die in der Universitätsklinik keine Ursache gefunden worden sei. Er werde noch immer sehr leicht heiser, was mir schon beim ersten Telefonkontakt aufgefallen war. Vor vier Jahren sei er in der Augenklinik wegen einer Zentralvenenthrombose behandelt worden. Schließlich erwähnt er noch, dass er nie eigene Kinder gewollt habe und jetzt Sexualität für seine Frau und für ihn nicht mehr so wichtig sei. Dabei zeigt er aber einen Ausdruck des Bedauerns und meint, die Blutdruckmittel würden ihn bremsen.

Obwohl bei diesem Patienten durchaus noch eine tiefenpsychologisch fundierte Behandlung indiziert wäre, entscheide ich mich für Maßnahmen der psychosomatischen Grundversorgung, da der Patient mehrfach betont, er wundere sich darüber, dass die Ärzte glaubten, seine Herzbeschwerden hätten seelische Gründe. Auch erscheint er mir zu zwanghaft für tiefer gehende Veränderungen in diesem Alter, zumal er seine Frau als noch zwanghafter schildert und seine Ehe keinesfalls infrage stellen will. Er hat durch Autogenes Training und 20-minütige Gespräche seine Symptome innerhalb eines Jahres weitgehend verloren.

Antrag auf psychosomatische Grundversorgung

Normalerweise ist kein Antrag für psychosomatische Grundversorgung erforderlich, wenn der Therapeut dafür eine Kassenzulassung hat. Lediglich die Beihilfe verlangt

in manchen Bundesländern einen solchen, der im Umfang ungefähr einem KZT-Antrag entspricht, weshalb ich hier keine Beispiele ausführe.

Beispiele für ein Erstgespräch für eine psychoanalytische Einzeltherapie

Patientin I

Bei der folgenden Patientin war mir schon nach dem analytisch geführten Erstgespräch klar, dass sie sinnvollerweise eine analytische Behandlung bekommen sollte, vorzugsweise eine Einzelanalyse, da sie in Gruppen weniger Probleme hatte.

Überwiesen von einem mir nicht persönlich bekannten Hausarzt, erschien vor einigen Jahren im März eine zierliche blonde 40-Jährige mit flottem Kurzhaarschnitt, geschminkt, aber mit scharf konturierten Gesichtszügen und sagte: „Ich wurde krank von den Problemen, die ich mit meinem Mann habe, ich kann das nicht einfach ablaufen lassen. Seit Weihnachten habe ich wieder ein Magengeschwür; ich habe schon so viele Krankenhausaufenthalte hinter mir, von denen ich nicht hoffe, dass sie mit der Psyche zu tun haben. Gehen will ich nicht, es wäre die einfachste Lösung, Weglaufen ist aber nicht mein Fall; ich will die Dinge, die ich angefangen habe, zu Ende bringen." Sie möchte, dass ihr Mann mit in die Praxis kommt. Er sagt aber: „Wenn du Probleme hast, sieh zu, wie Du damit fertig wirst, ich habe keine." Sie habe ihrem Mann erst heute früh gesagt, dass sie hierher geht. Es sei ein Schock für ihn gewesen. „Ich drohe nicht mit Trennung; ich tue es, wenn, aber ich habe heimlich, still und leise vor seinen unüberlegten Reaktionen Angst." Er dagegen drohe mit Trennung und würde postwendend zu seiner Schwester und Mutter nach Norddeutschland gehen. Darunter würde sie leiden, dass er nicht reif genug sei, um für sich alleine zu stehen. Sie habe schon einige Magengeschwüre gehabt, das letzte liege fast zehn Jahre zurück. Seit 15 Jahren ist sie verheiratet; sie hätten nach einem halben Jahr geheiratet, sie wisse, das sei zu schnell gewesen, sie habe sich durch die Sympathie ihres unehelichen Sohnes für ihren Mann zu schnell fangen lassen, sie habe eine Familie gewollt und ihren Mann durch eine Annonce in einer Illustrierten gefunden. Zwei Antworten hätten ihr gefallen, da habe sie die Mutter einer Freundin um Rat gefragt: Gemeinsam hätten sie sich dann für ihn entschieden. Ihr kleiner Sohn habe vor allen Männern Angst gehabt, auch vor ihrem Bruder (vier Jahre jünger), nur vor ihrem späteren Mann nicht. Da habe sie gedacht: „Wenn das Kind keine Angst vor ihm hat, kann er nicht so schlimm sein. Was ich nicht verstehe, sind auch solche Dinge: Wir waren immerhin 29 Jahre alt, als wir heirateten, eigentlich in einem Alter, wo wir erwachsen sein sollten. Da hat er, als ich im fünften Monat mit unserer Tochter schwanger war, mich so heruntergeputzt, dass ich in unser Kellerzimmer gegangen bin, und er hat gesagt: ‚Du kannst das Kind noch kriegen, dann kannst du wieder gehen, aber das Kind lässt du hier.‘ Es gibt noch mehr solche Sachen, die haben nie aufgehört." Dann klagt sie über die pathologische Eifersucht ihres Mannes, die sich sogar auf ihr Strickzeug erstrecke, auch auf seine Verwandten, wenn sie mit ihnen rede. Er benehme sich wie ein nicht ausgewachsenes Kind, das könne sie zwar akzeptieren, aber nicht von ihrem Partner. Sie wolle nicht mehr mit ihm schlafen: „Für mich ist das nicht wie Essen und Trinken wie für ihn." Er frage: „Wann gedenkst du wieder Lust zu haben?" und

werde verletzend, wenn sie sich verweigere. Es komme dann ein Punkt, wo sie es nicht mehr ertrage. Dabei habe sie, wenn sie von sich aus mit ihm schlafe, auch etwas davon. Aber er wolle es jeden Abend; sie habe keine Lust, „immer herhalten zu müssen". Sie habe schon zehn Bauch-Operationen hinter sich, drei Nieren-, drei Unterleibs- und zwei Darm-Operationen. Obwohl die Gebärmutter und ein Eierstock entfernt worden seien, habe sie seit einem Jahr wieder eine Ovarialzyste, die in der Universitätsfrauenklinik beobachtet werde. Dort glaube man, es seien „versprengte Zellen" (Endometriose?); seit sie wieder die Pille nehme, sei es besser, und sie merke nichts mehr davon. Sie müsse aber zu einem Kontroll-CT: „Ich verhärte mich innerlich, es wird mir ganz egal." Wenn sie sehr krank sei, reiße sich ihr Mann „Arme und Beine aus" und entschuldige sich für alles und schwöre „heilige Eide, sich zu bessern". Von sich selbst sagt die sehr kontrolliert wirkende Patientin: „Ich bin kein Typ, der sich gehen lässt, bin viel zu lebendig, interessiert, habe viele Hobbys." Ihre Kinder würden mehr Rücksicht nehmen als ihr Mann. Dieser komme abends erst ca. um halb acht nach Hause und erwarte, dass sie dann da sei; wenn sie einmal ausgehe, wie bei der „Weiberfastnacht", sei er böse und mache ihr stundenlang Vorwürfe. Er arbeite in der Medizintechnik im Vertrieb. Sie bewohnen ein eigenes Haus, das sie noch abzahlen müssen. Den Garten besorgt sie. Zu ihrer frühen Lebensgeschichte berichtet sie noch, sie sei das älteste von vier Kindern. Elf Monate nach ihr folgen Zwillingsmädchen, vier Jahre jünger ist der einzige Bruder. Ihre Mutter verließ den Vater, als dieser Bruder noch keine zwei Jahre alt war. Bei der Scheidung behielt die Mutter die Zwillinge, sie und ihr Bruder habe sie dem Vater gelassen und dabei behauptet, sie sei ihr Lieblingskind. Ihr Vater habe niemals irgendein negatives Wort über die Mutter gesagt, er war Alkoholiker und habe die Mutter idealisiert. Sie selbst hatte erst wieder mit 27 Jahren Kontakt zur Mutter und versuche seither, mit der Geschichte fertig zu werden. Der Vater war Berufsmusiker beim SWF, sie sei in Baden-Baden geboren; er habe in zweiter Ehe eine Kinderkrankenschwester geheiratet, als die Patientin 16 Jahre alt war. Die Stiefmutter war zwei Jahre jünger als die Mutter und bekam nochmals drei Kinder; die jüngste Halbschwester ist halb so alt wie die Patientin. Ihre eigenen Kinder sind 15 und 14 Jahre alt. Schlimm sei für sie, dass ihr Mann ihren Sohn benachteilige, wenn er sich über sie ärgere. Materiell werde ihr Sohn gleich behandelt, auch von den Verwandten. Ihr Mann leide seit elf Jahren an Bronchialasthma, seit er wegen einer beruflichen Veränderung mit ihr und den Kindern von seinem Elternhaus weg nach Bayern gezogen sei. Sie habe den Eindruck, er sei immer noch mehr Kind als erwachsen. Am Ende des Erstgesprächs fragt sie, weil sie ein paar kleine Holzelefanten auf der Fensterablage bemerkt hat (ich behandele auch Kinder): „Sammeln Sie Elefanten?" und berichtet, sie habe 120 Stück.

Patient J

Dieser Patient, gepflegt, dunkelhaarig, mittelgroß, vollschlank, wurde mir vor vielen Jahren von der Universitätsnervenklinik geschickt, wo er wegen eines klassischen Herzangst-Syndroms ambulant untersucht worden war. Er brachte eine Kopie des Arztbriefs von dort an die Medizinische Universitätsklinik, wo er für ca. eine Woche zur Diagnostik gelegen hatte, zum Erstgespräch mit, in dem er wesentlich wortkarger war als die vorige Patientin. Er schilderte zunächst bilderreich seine Symptomatik: „Zunächst

hatte ich alle zwei bis drei Wochen einmal ‚Glucksen' in der Herzgegend und ein Kloßgefühl, bekam Praxiten® und Valium® für einige Monate. Trotzdem hielten die Beschwerden an. Mein Hausarzt meinte, ich simuliere. Da fuhr ich mehrmals zu einem weit entfernten Heilpraktiker, der konnte mir auch nicht helfen. Vor fünf Wochen bekam ich auf dem mittleren Ring (beim Autofahren) plötzlich ein Druckgefühl im Bauch, Atemnot und Kopfdruck. Vor etwa drei Monaten schickte mich schon eine Freundin zu einem anderen Arzt, da war es zunächst besser. Jetzt brachte mich der Notarzt in die Klinik." – Zu seiner Biografie berichtet der Patient dann, er habe eine Uhrenvertretung für ganz Süddeutschland und eine große Wohnung; vor sieben Jahren habe er bei seinem Zahnarzt eine von dessen Helferinnen kennen gelernt, mit der er seit drei Jahren zusammenlebe. Vor etwa einem Jahr habe er einmal beim Verkehr Beschwerden bekommen, weswegen er seit einigen Monaten nur noch selten mit seiner Freundin schlafe, worüber diese sich beschwere. Geschäftlich habe er keine Sorgen; seit einem Jahr habe er Hilfen im Büro. Er wage aber seit fünf Wochen nicht mehr weiter wegzufahren, und das könne er sich nicht leisten. Den letzten Herzangst-Anfall habe er am vergangenen Sonntag beim Besuch eines Eishockeyspieles zusammen mit seiner Freundin und einem befreundeten Paar gehabt; der Anfall habe etwa 70 % der Stärke des Anfalls gehabt, wegen dem er in die Klinik gekommen sei. Er ist offensichtlich sehr beunruhigt im Hinblick auf seine Arbeitsfähigkeit, aber auch generell. Dann kommt er auf seine Lebensgeschichte und berichtet, er stamme aus dem ländlichen Westfalen und sei der jüngste von drei Brüdern; zum nächst älteren habe er ein gutes Verhältnis, zum ältesten „nicht so". Die Mutter sei gesund, der Vater habe seit ca. sechs Jahren ein

Raucherbein und aktuell eine Schleim-beutelentzündung am Handgelenk (Karpal-tunnelsyndrom?). Aufgewachsen sei er im Haus der Großeltern, bis er elf Jahre alt war, da der Vater im Krieg und dann in Ge-fangenschaft gewesen sei. Er habe daher zu ihm bis heute ein weniger enges Verhältnis als zur Mutter. Seine österreichische Freun-din, die ein uneheliches Kind hat, und er wollen keine gemeinsamen Kinder, da er es sich nervlich nicht mehr zutraut und auch, weil sie die dadurch bedingte Einschrän-kung ihrer Freiheit fürchten. Seit etwa einem Jahr hätten sie nur selten sexuellen Kontakt wegen seiner Ängste, darüber sei die Freun-din (30 Jahre) frustriert. Schließlich berich-tet er noch, eine für ihn frühe traumati-sierende Erinnerung sei gewesen, dass die Mutter einmal im Krankenhaus war und man sagte, es gehe um Leben und Tod. Als er daraufhin „heulte", hätten ihn die Brüder mehrere Stunden lang alleine in ein kleines Zimmer gesperrt und ihn noch beschimpft, dass er weine. Es sei eine Totaloperation ge-wesen, habe er später erfahren. Dann er-wähnt der sehr gut gekleidete Patient noch, er habe als Kind immer die Kleider seiner Brüder auftragen müssen, zu essen und zu trinken habe es aber genug gegeben. Sein Vater sei von 1939 bis 1950 nicht da gewe-sen, der Opa habe für's Materielle gesorgt. Trotz all dieser Schwierigkeiten sagte der Patient (verleugnend?), er habe eine schöne Jugend gehabt, in einem kleinen Dorf, habe viele Freunde gehabt. Als er 15 Jahre alt war, hätten ihn sein Bruder und Freunde betrun-ken gemacht, seither habe er eine Abwehr gegen Schnaps und trinke kaum Alkohol. Zum Ende des Erstgesprächs sagt er noch, emotionaler und körperlicher Kontakt hät-ten ihm sehr gefehlt. Die Großeltern hätten sehr viel gestritten, sie lebten bei ihnen im Haus. Seine Mutter sei sehr von ihrem Stief-vater abhängig gewesen; sein echter Groß-vater sei gestorben, als seine Mutter noch klein war.

Beispiele für probatorische Sitzungen

Patientin I

Zum Zweitgespräch fünf Wochen später kam die Patientin wieder schick und pünkt-lich und berichtete als Erstes, dass die Kontrollgastroskopie in Ordnung gewesen sei und ihr Hausarzt gemeint habe, ihre Magenbeschwerden seien nervös bedingt. Daher habe sie Nervogastrol® und ein zwei-tes Magenpräparat, von dem sie nur die Firma weiß, aber nicht den Namen, bekom-men und sei akupunktiert worden. Dann berichtet sie weiter zu ihrer Biografie, sie habe zwei Jahre (1979/80, durch die dama-lige Berufstätigkeit ihres Mannes bedingt) in Südfrankreich gelebt; da sei es ihr zu heiß gewesen. Die Kinder hätten sie hier gelassen, da es dort keine deutsche Schule gab. Auch habe der Sohn nicht mit gewollt, die Toch-ter schon eher: „Die ist wie ich, die versucht alles." Sie selbst habe als Kind mit den Eltern viel umziehen müssen, das habe ihr nichts ausgemacht, sie habe keine Kontakt-Prob-leme. Ihre beste Freundin sei die 72-jährige Schwester ihres Vaters. Diese Tante habe sie ursprünglich abgelehnt, da sie ihrer Mutter sehr ähnlich sei und die Tante ihre Mutter dafür anschuldige, dass ihre eigene Ehe ge-scheitert sei. Außer der Tante habe sie noch eine weitere gute Freundin, die aber weit weg wohne, weshalb sich der Kontakt gelockert habe; hier habe sie noch keine so gute Freundin. Ihr Mann sei im Kontakt sehr schwierig und verlange, dass sie alle möglichen Freunde aufgebe. Das habe sie zunächst getan; seit ihrer Ileus-Operation vor sieben Jahren habe sie aber beschlossen, sich innerlich zu wehren und zu tun, was sie wolle, vorausgesetzt dass es niemandem schade. So habe sie aus Trotz das Rauchen wieder angefangen; ihr Mann rauche nicht. Sie rauche aber nur auf der Terrasse, damit ihr Mann es nicht merkt. Seit dem Fasching (vor zwei Monaten) habe sie wieder aufgehört zu rauchen. – In der nächsten probatorischen Sitzung nach einer guten Woche berichtet sie über ihre Haupthobbys: Stricken (sie hat heute ein sehr schickes lila Troispieces an, das sie selbst gestrickt hat) und „Garteln". Sie habe sogar einen Teich angelegt und züchte alles Mögliche in bestimmten Winkeln. Außerdem klagte sie über Nierenschmerzen, gehe am kommenden Montag deshalb zum CT. Zu ihrer Darmproblematik ergänzt sie, sie bekomme Durchfall auf Kontrastmittel, Trockenpflaumen und Sauerkrautsaft. Morgens esse sie Frischkornmüsli zur Darmregulation; so leide sie nicht mehr unter Obstipation. Dann berichtet sie noch gekränkt, ihr Mann habe ihr das gleiche Parfüm gekauft wie seinen Schwestern. – In der nächsten Sitzung zwei Wochen später kann sie erleichtert berichten, dass die Nieren im CT in Ordnung waren, die Zysten sich nicht verändert hätten, zwei seien vielleicht sogar kleiner geworden. Die Nuklearmediziner hätten gemeint, ihre Beschwerden kämen von der Wirbelsäule. Sie habe drei Tage lang Durchfall gehabt. – Die nächste Stunde beginnt mit der Mitteilung, sie hätten seit sechs Jahren eine Siamkatze, die ihr Sohn sich gewünscht habe. Dann beschäftigt sie sich weiter mit ihrem Mann, beschwert sich, dass er nach acht Jahren bei der Bundeswehr einen „Feldwebel-Ton" habe und dagegen sei, dass die Kinder Freunde mitbringen; er habe selbst keine. Bei einer Auseinandersetzung habe er sie eingeschlossen und sich gegen die Tür von außen gestellt, bis der Sohn

dazu gekommen sei und gesagt habe, sie sollten aufhören zu streiten. Dann habe er sich entschuldigt, aber sie habe es als Floskel empfunden, und das möge sie nicht. Sie habe eine streng katholische Ehe-Auffassung, könne diese aber nicht mehr aufrechterhalten, weil ihr Mann sich nicht ändere. Ihr Mann sei Vorsitzender des Kirchengemeinderats. In der Öffentlichkeit gebe sie nach, damit er nicht blamiert sei; hinterher sei sie aber böse auf sich. Auf meine Frage, was sie noch in ihrer Ehe halte, antwortet sie, neben der Religion sei es die Angst, materiell unterversorgt zu sein, und die Angst, dass er sie nicht loslasse. Er habe Angst, die Psychotherapie führe zur Scheidung (was später tatsächlich eintrat). Sie habe ihre Freunde gefragt, ob ihr Mann zu ihr passe, und keinen gewollt, der den Vater ihres Sohnes kannte. Sie hätten sich über eine Annonce in einer Illustrierten kennengelernt. Noch am Hochzeitstag habe sie so gezweifelt, dass sie überlegt habe, die Gäste wegzuschicken. – In der letzten probatorischen Sitzung stelle ich noch einige Fragen, deren Beantwortung ich für die Stellung des Antrags brauche: So frage ich nach der Schullaufbahn und erfahre, dass die Patientin nach häufigen Schulwechseln das damals noch freiwillige neunte Schuljahr gemacht hat, das eine Art Berufsinformationsjahr mit englischer Stenografie und Maschinenschreiben war. Da sie für ihren Traumberuf Innenarchitektin nicht studieren konnte, sei sie auf die Handelsschule gegangen und habe diese aus Unlust bald wieder verlassen. Danach habe sie eine Lehre zur Steuergehilfin mit sehr gutem Abschluss beendet. Sie fand eine Stelle im Büro bei den Nachbarn mit einem Bastelladen und einem Werbe-Atelier, da habe sie auch viel Handwerkliches gelernt. Als ihr Sohn geboren wurde, wechselte sie die Stelle und machte die Buchhaltung für eine Firma gegenüber in der gleichen Straße. Da verunglückte der Chef tödlich, und so beendete sie diese Arbeit und heiratete. Auf die Frage nach Beziehungen vor ihrer Ehe erfahre ich, ihre große Liebe sei ein Frankfurter gewesen, während ihrer Lehre, den habe sie im Urlaub in Italien kennen gelernt. An dem hänge sie heute noch, „wahrscheinlich, weil es nichts geworden ist". Während sie ihre Prüfung machte, schwängerte er seine frühere Freundin und verließ sie. Sie habe mit ihm keine intime Beziehung gehabt, die erste solche mit dem Vater ihres Sohnes, den sie auf dem Weg zu einem Englischkurs in der Volkshochschule kennen gelernt habe. Er gehörte zu einer Ruder-Clique; sie habe erst nach über einem Jahr mit ihm geschlafen – aus Angst, er könne sie auch verlassen. Er habe gleichzeitig noch mit einer anderen eine Beziehung gehabt. Diese habe er später geheiratet, als sie sich weigerte abzutreiben. Als sie das erzählt, kämpft sie erstmals mit den Tränen. Zum Schluss berichtet sie noch, seit der Geburt ihrer Tochter habe sie eine heftige Sonnenallergie. Seit sie wieder die Pille nehme, sei die vorher abgeklungene Allergie wieder schlimmer.

Patient J

Die erste probatorische Sitzung begann der Patient relativ typisch für Herzneurotiker: mit angstvollen Klagen über sein Befinden, wobei er mich nicht aus dem Blickkontakt ließ: „ Vorgestern ging's gut, gestern ganz schlecht, heute gut." Auf eine viertel Tablette Limbatril® habe er Herzklopfen bekommen, gestern sei er gar nicht aus dem Schlafanzug rausgekommen. Er habe seine Mutter anrufen wollen, es sei ihm aber nicht gelungen. „Beim Wasserlassen habe ich einen hohen Puls, beim Stuhlgang einen sehr niedrigen." Angst habe ihm das Verhalten seiner Mutter

bei einer Frühgeburt gemacht, als er zwölf Jahre alt war: Morgens habe sie die Kinder in die Schule gebracht, mittags sei sie nicht mehr da gewesen. Das habe acht Tage gedauert. Dann wechselt er das Thema hin zu seinen Beziehungen und berichtet, dass die Vorgängerin seiner jetzigen Bekannten geschieden war und ein Kind hatte. Sie habe immer mehr gefordert, da habe er schon nachts nicht mehr schlafen können vor Herzklopfen. Er sei Frauen gegenüber zu gutmütig, nur am Telefon sei er „stark". Er lasse sich mehrere Monate Zeit, bis er mit einer Frau ins Bett gehe. Mit etwa 18 Jahren habe er zwei Jahre lang eine Freundin gehabt, ohne mit ihr zu schlafen, da er Todesangst beim Verkehr gehabt habe. Die gleiche Angst habe er jetzt auch beim Autofahren und in Kaufhäusern; schließlich sei er auch nicht mehr schwimmen und in die Skigymnastik gegangen. Gestern habe er um 10 Uhr gefrühstückt; anschließend sei seine Freundin zum Schwimmen gegangen. Er habe Angst gehabt und sei zu Hause geblieben. Nach einer halben Stunde sei die Angst so schlimm geworden, dass er eine Beruhigungstablette und ein Antacidum genommen habe und bis drei Uhr im Bett gelegen habe. Dann habe er ferngesehen, obwohl ihm schwindlig gewesen sei. Als Junge habe er Angst gehabt, erwachsen zu werden, weil er befürchtete, geschlagen zu werden. Sein Vater habe nach der Heimkehr aus russischer Gefangenschaft viel vom Krieg erzählt, und ein älterer Mitbewohner im Haus habe ihm Angst gemacht: „Wenn du onanierst, geht es an die Nerven." Das habe er sich zu Herzen genommen. Sein Opa sei sein Ersatzvater gewesen; er habe „Schwarzgeschäfte" gemacht und ihn oft als Boten herumgeschickt. Seither habe er immer Angst, es werde bei ihm etwas Schlimmes entdeckt. Der Großvater habe ihm auch viel beigebracht, was er für seinen jetzigen Beruf brauchen könne. In den Uhrmacherberuf sei er „mehr oder weniger hineingezwungen worden"; seine Eltern hätten ihm dafür aber die notwendigen Werkzeuge für ein paar tausend Mark gekauft. Nach der Lehre sei er zur Bundeswehr gegangen, sein Lehrmeister habe ihm danach „zum Absprung von zu Hause" geraten, und er sei für zweieinhalb Jahre nach Norderney gegangen, da sein früherer Chef ihm zu wenig geboten habe. – Die nächste Probesitzung kam gewissermaßen notfallmäßig zustande: Der Patient rief in der frühmorgendlichen Telefonzeit bei mir an und sagte, er brauche möglichst bald einen Termin. Ich konnte ihm am gleichen Tag 25 Minuten einräumen, in denen er berichtete, er habe am Vorabend ein halbes Limbatril® genommen, und dann habe er eine Antipathie dagegen entwickelt, weil im „Waschzettel" stehe, dass es den Blutdruck senken solle. Früher sei er ganz ungern ins Krankenhaus gegangen; bei den wenigen Malen, die nötig waren, habe man Luftschlucken, eine birnengroße Hiatushernie festgestellt und den Verdacht auf eine Pankreaskopfzyste und zwei schwimmende Konkremente der Gallenblase geäußert. Schon als Kind sei er einmal mit der Mutter wegen Herzschmerzen und Durchfallneigung beim Hausarzt gewesen. Der sagte, es seien Wachstumsprobleme. Nach der halben Stunde verlässt er mich beruhigt. Zu Beginn der nächsten Sitzung schlage ich dem Patienten vor, sich hinzulegen. Er tut es ohne Widerstand. Als Erstes fiel ihm im Liegen ein, dass er mit ca. 16 Jahren oft heimlich ins Kino ging, wenn die Eltern schliefen. Er erinnert sich an einen Aufklärungsfilm, in dem die werdende Mutter starb und ein Kaiserschnitt gezeigt wurde. Als der Arzt anfing zu schneiden, sei ihm so schlecht geworden, dass er sich übergeben musste. Etwa in der gleichen Zeit sei ein Nachbar an einem Herzinfarkt verstorben. Er habe sich zuvor

immer ans Herz gefasst. Dann berichtet er als ersten Traum, er sei ein paar hundert Meter die Straße hinunter bei einem Herrn M., den er nicht näher kannte, vorbeigefahren, und dieser habe einen Fleck auf dem Herzen gehabt. Bei seinem letzten Angstanfall vor einigen Tagen habe er sich den Blinker am Auto kaputtgefahren. Der Chef seiner Freundin liege seit drei Wochen mit Herzbeschwerden im Krankenhaus; daher arbeite sie nur halbtags, sei erholt und habe ihm gesagt, sie wolle keinen Mann, der mit 35 Jahren krank sei. Das habe ihn sehr gekränkt, zumal er zu ihr gesagt habe, er werde kaputtgehen, wenn sie auszöge. Als ich die Wichtigkeit der Träume betone, sagt er, er sei im Traum, angeregt durch die Erzählungen seines Vaters vom Krieg, oft in Russland und erlebe im Traum alle Themen seines Vaters. – In der nächsten Sitzung fällt ihm zu Beginn ein, dass er mit zehn Jahren einmal davonlaufen wollte, als seine Mutter ihn ausgeschimpft habe. Er habe zwei Paar Strümpfe eingepackt; seine Mutter habe ihn einfach laufen gelassen. Das habe ihn enttäuscht. Den Rest der Stunde berichtet er einen Traum und seine Einfälle dazu, die zeigen, wie viel Angst er vor Krankheit hat und wie kaputt er sich bereits fühlt. – Auch die folgende Stunde geht um einen Traum und die Einfälle dazu, die seine Dunkelangst und seine unsichere Geschlechtsidentität widerspiegeln. Er sei zu Hause „unser Mädchen" genannt worden und habe wohl ein Mädchen sein sollen. Seine Mutter habe zwei Jahre nach ihm noch ein Mädchen geboren, das mit 18 Tagen gestorben sei. Danach habe sie noch einen Abgang gehabt. Seinen ersten Geschlechtsverkehr habe er mit der Freundin seines vier Jahre älteren Bruders gehabt, als er selbst zwölf war. Mit 16 habe er dann eine 28-jährige Freundin gehabt. Er war beunruhigt, weil er schon zum zweiten Mal in kurzer Zeit Bläschen am

Penis (Herpes genitalis?) hatte. Ich verwies ihn an einen mir bekannten Dermatologen. Zum Schluss erwähnt er noch seine jetzige Freundin, mit der die Beziehung problemlos sei: „Sie ist ein Krankenschwesterntyp, innerlich brutal, nach außen nicht. Sie ist ja auch beim Zahnarzt (tätig)."

Bei diesen beiden Patienten fanden nur jeweils fünf probatorische Sitzungen statt, da damals die Krankenkassen noch nicht mehr erlaubten. Es ergab sich daraus ausreichend Material für die Anträge, die jetzt folgen.

Beispiele für Kassenanträge für eine psychoanalytische Einzeltherapie

Patientin I

Bericht zum Erstantrag PT 3a E
Chiffre I 000000 Datum

1. Spontanangaben des Patienten

Die von ihrem mir nur vom Telefon bekannten, an sich mit Akupunktur arbeitenden Hausarzt auf eigenen Wunsch überwiesene magere Blondine stellt als Erstes ihren Partnerkonflikt und unbewusst ihre Symbiose mit ihrem Mann dar: „Ich wurde krank von den Problemen, die ich mit meinem Mann habe, ich kann das nicht einfach ablaufen lassen." Im März berichtet sie, dass sie wieder seit Weihnachten ein Magengeschwür habe, vor zehn Jahren das letzte, dazwischen immer wieder Gastritis, und: „Ich habe schon so viele Krankenhausaufenthalte hinter mir, von denen ich nicht hoffe, dass sie mit der Psyche zu tun haben." Dabei schaut sie mich fragend an. „Gehen will ich nicht, es wäre die einfachste Lösung, Weglaufen ist aber nicht mein Fall, ich will die Dinge, die ich angefangen habe, zu Ende bringen. Ich will, dass er mit hierher kommt." Er sagt: „Wenn du Probleme hast, sieh zu, wie du damit fertig wirst, ich habe keine." Die Patientin wirkt auf mich sehr hart und nur scheinbar selbstbewusst, eher zwanghaft. Weiter sagt sie mit Schärfe: „Ich drohe nicht mit Trennung, ich tue es, wenn." Ich habe den Eindruck, sie will mir gleich demonstrieren, wer sie ist. Seit sie verheiratet ist, hat sie zehn Bauch-Operationen hinter sich, drei Nieren-Operationen (zweimal eine Nephropexie, eine Harnleiter-Striktur-OP), zwei Darm-, drei Unterleibs-Operationen und eine Ileus-Operation.

2. Kurze Darstellung der lebensgeschichtlichen Entwicklung

a) Die gebürtige Rheinländerin ist an der Mosel aufgewachsen und das älteste von vier Kindern; Zwillingsschwestern sind nur elf Monate jünger, ein Bruder vier Jahre jünger. Die Eltern ließen sich scheiden, als sie sechs Jahre wurde; die Mutter verließ den Alkoholiker-Vater, als die Patientin noch keine vier Jahre alt war. Sie ließ zunächst alle Kinder bei ihm zurück, der Berufsmusiker war (beim SWF in Baden-Baden, da ist die Patientin geboren); bei der Scheidung behielt sie die Zwillinge, die Patientin und ihr Bruder blieben beim Vater, der zunächst eineinhalb Jahre lang eine Haushälterin und die Adoptivmutter der Mutter für die Kinder hatte, die die Patientin auch am ersten Schultag in die Schule brachte. Dann kam die jüngste ältere Schwester des Vaters, die blieb, bis die Patientin 14 Jahre alt war. Nach dieser kam (da sie von heute auf morgen wegen der Trinkerei des Vaters ging) die ältere Schwester des Vaters, die gerade ihre materielle Existenz verloren hatte und tagsüber arbeitete. Als die Patientin 16 wurde, heiratete der Vater wieder, eine Kinderkrankenschwester, von dieser Seite gibt es noch zwei Halbbrüder und eine Halbschwester.

Mit dieser Stiefmutter versteht sich die Patientin sehr gut, sie half ihr bei der Sturzgeburt des zweiten Bruders. Spontan hat die Patientin über ihre schulische und berufliche Karriere nichts berichtet, da scheint es nichts Problematisches gegeben zu haben, sie war im Büro tätig, bis sie unehelich schwanger wurde (der Sohn ist jetzt 15 Jahre). Der Vater des Kindes verließ sie; da sie nicht wusste, wie sie leben sollte, reagierte sie auf eine Heiratsannonce und bestellte ihre Freunde zum ersten Treffen mit ihrem jetzigen Mann. Für ihn entschieden hat sie sich, weil der damals noch im Babyalter gewesene Sohn bei ihm nicht fremdelte – im Gegensatz zu allen anderen Männern. Sie heiratete bereits nach einem halben Jahr und wurde prompt wieder schwanger; die Tochter ist jetzt 14 Jahre alt. „Was schlimm ist, ist, dass mein Mann den Sohn benachteiligt, dann reagiert dieser mit Bronchialasthma, seit seinem 11. Lebensjahr." Seit vier Jahren sind sie in Bayern; davor waren sie eineinhalb Jahre in der Provence (ohne Kinder), der Mann, der Techniker ist, arbeitete in der AWACS-Fertigung. Er war davor acht Jahre bei der Bundeswehr: „Davon hat er den Feldwebel-Ton." Der Mann wird als ungeheuer dominant geschildert: er ist Vorsitzender des Kirchengemeinderats in dem Dorf, in dem die Familie ein Einfamilienhaus gekauft hat, für das sehr gespart werden muss. Er bestimmt alles und ist beleidigt, wenn die Frau einmal Eigenständiges tun will. „Nur wenn ich sehr krank bin, reißt er sich Arme und Beine aus." Sexuell fühlt sich die Patientin überfordert: „Er will jeden Tag mit mir schlafen; ich kann das nicht, für mich ist es nicht wie Essen und Trinken; wenn wir uns verstehen, kann ich es auch genießen, sonst nicht." Ihr Mann sei krankhaft eifersüchtig, sie gebe ihm an sich keinen Anlass. Die Familie ist streng katholisch, sonst wäre sie wohl schon getrennt. Die Patientin ist sehr nachtragend und berichtet von lange zurückliegenden Kränkungen: Über Weihnachten waren sie mit der Familie des Mannes im Urlaub, da gab es so viel Ärger, dass sie den Ileus bekam.

b) Körperlich war sie einerseits zart, andererseits zäh, konnte sich Krankheiten als Kind kaum erlauben.

c) Psychisch hat sie sicher zu wenig positive Spiegelung und Stütze bei beiden Eltern gefunden; stattdessen bekam sie allzu früh Verantwortung für die jüngeren Geschwister aufgebürdet. Die Stiefmutter wurde relativ spät eine positive weibliche Identifikationsfigur und kompensierte den Schmerz, von der Mutter verlassen worden zu sein.

d) Die Patientin wurde früh selbstständig und holte sich Bestätigung durch ihre perfektionistische Art, Aufgaben auszuführen, beruflich und privat. Sie wäre sicher intelligent genug für eine weitere Ausbildung gewesen, das war jedoch durch die familiäre Situation unmöglich.

3. Krankheitsanamnese

Siehe unter 1. und 2. sowie die beiliegenden Krankheitsberichte. Bisher noch keine psychotherapeutische Behandlung.

4. Psychischer Befund zum Zeitpunkt der Antragstellung

a) Die sicher überdurchschnittlich intelligente Patientin ist sehr kritisch, sucht aber doch emotionalen Kontakt, den sie in dem Sinn sehr strukturiert, dass ich denken soll, mit ihr sei der Umgang nicht leicht. Sie hat einen großen Rededrang, erscheint einsichtsfähig und kommt nach reiflicher Überlegung und mit Hypothesen über die Entstehung ihrer Krankheit. Sie wirkt subdepressiv, ganz selten lächelt sie einmal. Sie hat eine sehr eingeschränkte affektive Bandbreite, spricht offen über Suizidimpulse, die durch ihren Glauben und das Verantwortungsgefühl den Kindern gegenüber gegengesteuert werden. Ihr Ton ist unterschwellig anklagend, Mimik und Sitzhaltung sind starr. Sie ist motiviert und hat einen erheblichen Leidensdruck. Psychotische Symptome fehlen.

b) Die Patientin hat eine depressiv-anankastische Mischstruktur mit deutlichem histrionischen Anteil im Sinne einer so genannten „frühen Hysterie". Dabei somatisiert sie vor allem ihre aggressiven Impulse, die abgespalten sind. Sie zeigt sowohl frühe als auch reifere Abwehrmechanismen, hat ein stark religiös geprägtes Über-Ich, das bei ihr auch sexuelle Impulse weitgehend einschränkt. Sie scheint unbewusst noch an beide Eltern fixiert und hat ihrem zum Teil brutalen Alkoholiker-Vater entsprechend einen Choleriker als Ehemann gewählt.

c) Bewusstsein, Denken und Gedächtnis sind nicht auffällig gestört; produktive Symptome fehlen; Suizidimpulse werden kontrolliert. Der Affekt ist eingeengt, subdepressiv.

5. Somatischer Befund bzw. Konsiliarbericht

Untergewichtige Patientin; Zustand nach multiplen Operationen. In ständiger haus- und fachärztlicher Kontrolle, derzeit kein akuter gravierender Organbefund. Siehe beiliegende Arzt- und Klinikberichte.

6. Psychodynamik der neurotischen Erkrankung

Die älteste von vier Kindern hat wohl bei der Mutter schon im ersten Lebensjahr keine ausreichende Zuwendung bekommen, als gegen Ende des ersten Lebensjahres ihre Zwillingsschwestern geboren werden. Danach sicher noch weniger; trotzdem hat sie eine gewisse positive Bindung an die Mutter und verleugnet ihre Aggressionen gegen sie, obwohl diese, als die Patientin vier Jahre alt war, den Vater und zunächst alle Kinder verließ. Das nächste Trauma für die Patientin, die glaubte, der Liebling der Mutter zu sein und die auch vom trinkenden Vater idealisiert wurde – er hat nie ein böses Wort über

sie gesagt –, war, dass sie bei der Scheidung beim Vater bleiben musste. Dann folgten wechselnde Bezugspersonen, u. a. die Schwester des Vaters, bis sie mit 16 Jahren eine Stiefmutter bekam, die sehr nett war. Mit ihr hat die Patientin eine warme emotionale Beziehung aufgebaut, da wohl eine späte positive weibliche Identifizierung erlebt, sodass sie fähig zu Partnerbeziehungen wurde. Gleich in der ersten wurde sie ungewollt schwanger, eine Abtreibung kam für sie aus religiösen Gründen nicht infrage, obwohl der Vater des Kindes sie im Stich ließ. Sie entwickelte eine sehr starke Fixierung auf ihren Sohn als narzisstisches Objekt, sodass sie den Mann heiratete, den der Kleine annahm, ohne eigene Gefühle entscheiden zu lassen, da sie bezüglich dieser so unsicher war, dass sie zur Partnerwahl ihre Freunde mitnahm. Die äußerlich so sthenische Frau ist sehr selbstunsicher und somatisiert ihre Konflikte so nachhaltig, dass sie seit ihrer Heirat etlichen Operationen unterzogen wurde, im Zuge derer sie sich wohl Zuwendung holte, aber auch masochistisch sich selbst für die latenten Aggressionen bestrafte.

7. Neurosenpsychologische Diagnose zum Zeitpunkt der Antragstellung

Ausgeprägtes anankastisch-depressives Syndrom, Somatisierungsstörung, vor allem im Verdauungsbereich; chronisch rezidivierende Magenneurose, Zustand nach multiplen Magengeschwüren, Ileus-Operation, Nephropexie und Operation wegen Endometrium- und Ovarialzysten; Hysterektomie, operierte Harnleiter-Striktur. Untergewicht. F 34.1, F 45.0, F 60.5.

8. Behandlungsplan und Zielsetzung der Therapie

Ich verspreche mir nur von einer Einzelanalyse eine ausreichende Umstrukturierung bei der fast 40-jährigen Patientin, die im Hinblick auf die massiven Somatisierungen und die Verklammerung mit dem Mann notwendig erscheint. Eine an sich auch zu überlegende Gruppentherapie dürfte nicht ausreichen (im Kassenumfang) und wird auch von der Patientin abgelehnt. Umgekehrt scheint die Patientin ausreichend fähig zu regredieren und verbalisieren, hat einen großen Drang, sich zu äußern und ist intelligent und introspektionsfähig genug für eine Analyse.

9. Prognose der Psychotherapie

Nach den probatorischen Sitzungen scheint die Prognose noch ausreichend günstig, da die Patientin rasch Vertrauen gefasst hat und eine positive Übertragung aufbaut. Sie ist nach reiflicher Überlegung jetzt sehr motiviert für die Therapie, problembewusst und wirkt verlässlich und beziehungsfähig. Sie hat ihr Leben partiell gut bewältigt und zeigt noch viele Entwicklungsmöglichkeiten: Sie kann weinen und regredieren und ist noch ausreichend flexibel, trotz der bereits in ihren harten Gesichtszügen ausgedrückten Rigidität. Sie ist sehr katholisch fixiert, was eine Schwierigkeit in der Therapie sein dürfte, die aber nicht unüberwindlich scheint.

Patient J

Bericht zum Erstantrag PT 3a E
Chiffre J 000000 Datum

1. Spontanangaben des Patienten

Der Patient wurde von der Psychiatrischen Poliklinik der Universität zu mir überwiesen, wo er sich Ende Oktober wegen eines Herzangst-Syndroms erstmals vorgestellt hatte. Er klagte darüber, dass er seit etwa vier Jahren – zunächst sporadisch, alle zwei bis drei Wochen – ein „Glucksen in der Herzgegend", zusammen mit einem Kloßgefühl und Blähungen, gehabt habe. Dann habe er zunehmend häufig Kopf- und Herzdruck verspürt, bis er schließlich auf der Fahrt auf dem mittleren Ring in München plötzlich einen massiven Herzangst-Anfall bekommen habe – mit Atemnot, Todesangst und einem ganz aufgetriebenen Bauch. Er sei vom ersten Arzt für einen Simulanten gehalten worden, dann zu einem Heilpraktiker gegangen, was nur vorübergehend eine Besserung brachte. Dann sei er beim Internisten gewesen, wo er Praxiten® und Valium® bekommen habe. Schließlich kam er zur Durchuntersuchung in die Medizinische Universitätsklinik und am Ende von da aus in die Psychiatrie. Er könne nicht mehr, er brauche Hilfe, da er als selbstständiger Handelsvertreter aufs Autofahren angewiesen sei und jetzt immer in der Angst lebe, ein solcher Anfall wiederhole sich; er könne nicht mehr schlafen, habe einen fast totalen Libidoverlust und sei verzweifelt.

2. Kurze Darstellung der lebensgeschichtlichen Entwicklung

a) Der Patient ist der jüngste von drei Brüdern, stammt aus Westfalen, wo er bis zum 11. Lebensjahr ohne Vater – dieser kehrte erst 1950 aus der Kriegsgefangenschaft zurück – bei Mutter und Großeltern auf dem Lande aufwuchs. Die Beziehung zur Mutter war sehr eng und blieb es bis heute; nach der Volksschule machte er eine Uhrmacherlehre, die er mit Erfolg abschloss. Eine Techniker-Aufbauschule verließ er nach sieben Monaten frustriert ohne Abschluss, da er es in der kurzen Zeit (wie viele seiner Mitschüler) nicht schaffen konnte, die Prüfung zu bestehen. 1963 kam er – als Uhrmacher weiterarbeitend – nach München, wo er 1967 die Meisterprüfung bestand. Er hatte bis dahin als Verkäufer in einem großen Uhrengeschäft am Hauptbahnhof gearbeitet. Danach verbesserte er seine finanzielle Situation wesentlich durch ein Überwechseln in den Vertreterberuf; jetzt ist er Gebietsleiter für ganz Bayern in einer Schwarzwälder Wanduhrenfabrik. Er hat keine finanziellen Sorgen, aber große Schwierigkeiten, sich bei Kunden aggressiv durchzusetzen; er neigt dazu, allen Ärger hinunterzuschlucken, und verhält sich sehr devot. Privat lebt er seit vier Jahren mit einer 30-jährigen Österreicherin zusammen (sie arbeitet bei einem Zahnarzt, wo er sie kennen lernte), die keine Kinder und auch nicht heiraten will – aufgrund früherer Enttäuschungen. Er kennt sie seit sieben Jahren und sieht zunächst nicht die für die Exploratorin deutlichen Probleme in dieser Beziehung. Seit er im Alter von 16 Jahren von einer 28-Jährigen verführt wurde (dies ist eine angenehme Erinnerung), wechselte er die Partnerinnen häufig, ohne jemals lange eine Beziehung durchzuhalten. Er hat keine Schwierigkeiten, Kontakte zu knüpfen, aber eine große Bindungsangst. Seit einigen Monaten traten beim Geschlechtsverkehr Herzängste und Tachykardien auf, weswegen er den intimen Kontakt praktisch aufgegeben hat. Bislang toleriert es die Freundin, nicht ohne Murren, zumal der Patient auch weitere private Aktivitäten fast völlig aufgegeben hat, in der Freizeit meist zu Hause sitzen bleibt oder zum Beispiel am Sonntagmittag auf dem Weg zu einem Vergnügen umkehren und mit dem Taxi nach Hause zurückkehren muss, weil er einen Anfall von Herzangst bekommt. Auch seine Eltern kann er deshalb nicht mehr besuchen; die Mutter sei gesund, der Vater leide an einem Raucherbein. Beide Brüder seien verheiratet, zum unmittelbar älteren habe er ein gutes, zum ältesten ein weniger gutes Verhältnis. Seine Partnerin sei ganz gesund, trotzdem hätten sie „keine Nerven für Kinder" und würden auch die Einschränkung fürchten, die solche mit sich brächten. Eine schlimme Kleinkind-Erinnerung sei, dass die Mutter im Krankenhaus war und er hörte, es gehe um Leben und Tod; als er bitterlich weinte, sperrten ihn die Brüder etwa drei Stunden alleine in ein Zimmer und schimpften obendrein. Danach habe er immer Angst um die Mutter gehabt. Ansonsten bezeichnet er seine Jugend als schön, der Opa sorgte fürs Materielle. Mit 15 Jahren machte ihn sein Bruder zusammen mit einem Freund betrunken, seither hat er eine Abneigung gegen Alkohol. Die Großeltern stritten viel, die Mutter gab keine Zärtlichkeit oder Körperkontakt.

b) Körperlich war er als Kind immer gesund.

c) Der kurz vor Kriegsausbruch geborene Jüngste entbehrte wie viele seiner Generation den Vater bis zum Schulalter, war gewissermaßen schutzlos den älteren Brüdern ausgeliefert, denen er lästig war. So band er sich verstärkt an die Mutter und lernte früh, es den Frauen recht zu machen und rücksichtsvoll zu sein, wobei er seine Aggressionen weitgehend unterdrückte. Auch in seinem Beruf musste er sich freundlich und angepasst verhalten, um Erfolg zu haben. Dies galt besonders für die Lehrzeit während der Pubertät in den frühen 50er Jahren.

d) Durch seinen Fleiß und seinen Perfektionismus, der für den Uhrmacherberuf fast notwendig ist, machte er eine gute Karriere, blieb aber immer noch an die Mutter fixiert, sodass er keine eigene dauerhafte Bindung zu einer Frau aufbauen konnte und auch keine Kinder zeugte.

3. Krankheitsanamnese

Bis zur ersten Panikattacke fühlte er sich gesund und leistungsfähig; die Durchuntersuchung in der Universitätsklinik vor kurzem ergab auch keinen organischen Befund von akutem Krankheitswert. In Psychotherapie war er noch nicht.

4. Psychischer Befund zum Zeitpunkt der Antragstellung

a) Der Patient stellt sofort einen guten Kontakt her, der in den ersten Sitzungen zunehmend anklammernd wird. Er wirkt überdurchschnittlich intelligent, agil, differenziert, eher weich mit latenten homo-erotischen Tendenzen. Seine Struktur ist hysterisch-depressiv gemischt, die Krankheitseinsicht ist generell gut, er kann jedoch die Angst, wenn sie auftritt, nicht nutzbar machen. Seine bevorzugten Abwehrmechanismen sind Projektion und Spaltung; die Motivation für die Psychotherapie ist zunächst nur durch die körperlichen Beschwerden gegeben, nimmt jedoch rasch zu, auch im Sinne eines vermehrten Wunsches nach Introspektion und der Fähigkeit dazu. Psychotische Symptome fehlen, ebenso Denk- und Wahrnehmungsstörungen. Der auffälligste psychopathologische Befund sind die Herzangst und die weiteren hypochondrischen Ängste, die angeblich zum Teil panischen Charakter annehmen. Die Stimmung ist dementsprechend subdepressiv, der Antrieb geschwächt, wobei der Patient alle Kraft darauf konzentriert, mit seinen Ängsten fertig zu werden, um arbeitsfähig zu bleiben.

b) Die Persönlichkeitsstruktur ist anankastisch-depressiv mit hysterischer Abwehr; der Patient ist unbewusst immer noch an beide Eltern, vor allem an die Mutter, fixiert und zeigt sowohl frühe als auch reifere Abwehrmechanismen wie Verleugnung, Verkehrung ins Gegenteil, Identifikation mit dem Aggressor, Spaltung.

c) Bewusstseins-, Denk- und Gedächtnisstörungen sind nicht nachweisbar; das Denken und der Affekt scheinen allenfalls auf seine Angstinhalte eingeengt. Produktive Symptome und offene Suizidalität fehlen.

5. Somatischer Befund bzw. Konsiliarbericht

Siehe beiliegende Berichte. Guter Allgemein- und Ernährungszustand, eher jünger wirkender, gepflegter Patient.

6. Psychodynamik der neurotischen Erkrankung

Der Patient wuchs unter Frauen auf; außerdem der Großvater, der durch seinen Jähzorn eine Angstfigur war, erlebte er als kleines Kind nur seine älteren Brüder; als der Vater wiederkam, war er schon in der Pubertät. So lernte er vor allem, stark an die Mutter gebunden, den Frauen zu Willen zu sein, Aggression zu unterdrücken, scheinbar nachzugeben. Dazu fühlte er sich auch zunehmend im Beruf gezwungen, ein angenehmer Mensch sein wurde sein Ideal. Unterschwellig litt er jedoch zunehmend unter der emotionalen Verarmung und der Dominanz seiner harten Partnerin. Auf dem Weg zu einem verhassten Kunden bekam er erstmals einen massiven Herzangst-Anfall, den Ärger mit diesem somatisch antizipierend. Bereits nach dem ersten Besprechen der Aggressionshemmung und zagen Versuchen, Kunden gegenüber nicht alles zu schlucken, besserte sich sein Zustand zunehmend, sowohl die Intensität als auch die Häufigkeit der Anfälle nahm rapide ab. Wesentlich scheinen auch unbewusste starke homosexuelle Tendenzen, die in den ersten Träumen deutlich wurden, aber sehr stark abgewehrt werden. Diese dürften eine der Wurzeln seiner Bindungsangst sein – neben der Angst, von einer dominanten Mutter-Frau aufgefressen zu werden. Der Patient verhielt sich zunehmend als braver Junge, wie er dies zu Hause getan hatte, und versuchte keine rivalisierende Auseinandersetzung, was schließlich zur Symptombildung führte. So sind die beiden Schwerpunkte für die Therapie in der Durchsetzung in Gruppen und Frauen gegenüber anfänglich zu setzen, im Sinne einer analytischen Fokaltherapie bei modifiziert analytischem Vorgehen wie für Frühstörungen.

7. Neurosenpsychologische Diagnose zum Zeitpunkt der Antragstellung

Depressiv-anankastisches Syndrom mit histrionischer Abwehr und Somatisierungsstörung im Herz- und abdominellen Bereich. F 34.1, F 45.30 und F 45.31, F 60.5.

8. Behandlungsplan und Zielsetzung der Therapie

Bei der sehr guten Mitarbeit des Patienten scheint eine analytische Einzelbehandlung zu Beginn sinnvoll; später kann eine Umwandlung in eine Gruppenanalyse erwogen werden, da ja ein Schwerpunkt seiner Störung in seinem überangepassten Gruppenverhalten zu vermuten ist. In der Gruppe kann er vermutlich später besser das Rivalisieren lernen: Infolge seiner großen, die Arbeitsfähigkeit gefährdenden Angst soll jedoch im Sinne einer analytischen Fokaltherapie begonnen werden.

9. Prognose der Psychotherapie

Die Prognose der Psychotherapie ist absehbar günstig, da die Krankheitseinsicht von Sitzung zu Sitzung besser wird; der Patient ist flexibel und kooperativ, sodass weite Entwicklungsmöglichkeiten gegeben sind, zumal der Patient sich noch nicht familiär gebunden hat. Die Motivation und der Leidensdruck sind als ausgesprochen hoch zu bezeichnen, er stellt sehr rasch eine intensive Übertragungsbeziehung her, ist verlässlich und bewältigt zum Beispiel seinen Beruf sehr gut, während er ohne Hilfe nicht im Stande ist, seine Partnerproblematik zu bewältigen. Er scheint zunächst ziemlich an die Mutter fixiert, wobei aber gegen Ende der probatorischen Sitzungen vorsichtig erste Kritik geäußert wird.

Beispiele für ein Erstgespräch für psychoanalytische Gruppentherapie

Patientin K

Die attraktive, äußerst gepflegte Dame mit grauem Kurzhaarschnitt sagt als Erstes: „Ich möchte etwas mit mir machen, dass es mir besser geht. Mit meiner Art vergraule ich die Leute; das ist der Grund für mein Kommen. Es passierte sogar bei meiner Cousine, und ich merke es gar nicht. Ich merke nur, dass ich in manchen Situationen leicht ungeduldig werde." Die norddeutsch klingende Patientin lebt seit sieben Jahren in einem nahen Dorf und hat ein so gewinnendes Wesen, dass ich mir im ersten Anlauf schwer vorstellen kann, wie sie die Leute so vergrault, dass sie jetzt Angst hat, immer mehr zu vereinsamen. Zu meiner Überraschung erfahre ich dann, dass sie in der Nähe von Augsburg aufgewachsen ist und nach drei Jahren Realschule in München die Ausbildung zur Erzieherin absolvierte. Sie habe dann an verschiedenen Stellen gearbeitet, auch im Ausland, bis sie merkte, dass der Beruf sie auch körperlich zu sehr anstrengte. Dann suchte sie nach einer „Erweiterung" ihres Berufs und machte in der Nähe von Osnabrück die Ausbildung zur Logopädin und arbeitete dort in diesem Beruf bis zur Berentung. Danach zog es sie zurück nach Süddeutschland, und sie ging zunächst zu einer Freundin einige Kilometer von ihrem jetzigen Wohnort entfernt. Diese half ihr, ihre heutige Wohnung zu finden. Sie sei immer allein stehend gewesen und habe jetzt Anschluss an einen Rentnerinnen-Kreis gefunden, den eine frühere Patientin von mir, die auch die Einsamkeit bekämpfen wollte, gegründet hat. So fand die Patientin den Weg zu mir und kommt mit dem dezidierten Wunsch, in eine Gruppentherapie zu gehen. Den Rest des Erstgesprächs verwendet die Patienten darauf, mir die verschiedenen beruflichen Stationen ihres Lebens bis Bremerhaven und Indien zu schildern. Während es ihr offensichtlich früher nie schwer gefallen ist, einen Ortswechsel in Kauf zu nehmen, hat sie jetzt – ohne Berufstätigkeit – Angst zu vereinsamen.

Patient L

Auch dieser Patient kam mit dem direkten Wunsch nach einer Gruppentherapie, da er sich in Gruppen gehemmt fühle, und das müsse er abbauen, zumal er sich als Fotograf selbstständig gemacht habe, und da habe er immer wieder mit Gruppen zu tun: „Ich muss mich dann ein bisschen darstellen können." Ein halbes Jahr zuvor hatte er eine Verhaltenstherapie (VT) begonnen und diese im Einvernehmen mit dem Therapeuten beendet, nachdem zur letzten Sitzung seine Ehefrau einbezogen worden war und diese Paarsitzung sehr unbefriedigend gewesen sei. Er habe auch noch andere Probleme, die ihn bedrücken, meint er; das sei in der VT herausgekommen. Er stammt aus einer Kleinstadt im Odenwald, wo er vor zehn Jahren seine Frau getroffen habe. Von da seien sie vor drei Jahren hier in die Nähe gezogen, weil seine Frau, die auch gelernte Fotografin sei, eine Stelle in Bayern bekommen habe. Jetzt arbeite seine Frau als Altenpflegerin. Er selbst blieb nach der Lehre in seinem Lehrbetrieb: „Allzu lange: Das ist auch ein Fehler von mir, dass ich irgendwo zu lange bleibe, obwohl ich nicht will und mich ärgere." Das Paar hat zwei Kinder, eine 10-jährige Tochter und einen 7-jährigen Sohn. Nach dem Umzug nach Bayern sei er lange arbeitslos gewesen, habe dann eine Umschulung in Computer-Grafik gemacht. Das habe ihm gut gefallen, er habe aber keine Stelle auf diesem Feld gefunden, da er immer zu lange mit der Entscheidung gezögert habe, außer bei einer Stelle und die habe dann ein anderer bekommen. Dann habe er beschlossen, sich selbstständig zu machen, und seit einigen Tagen einen Raum dafür gemietet. Er mache aber zu wenig Umsatz. Da er aus einem Geschäftshaushalt stammt, weiß er, wie er ein Geschäft führen muss. Sein Vater war gelernter Maurer; nach dem Krieg arbeitete er

zunächst auf dem Bau als Polier. Die Mutter habe angefangen, Zimmer zu vermieten, da habe der Vater das Haus immer wieder deswegen umgebaut (in der Freizeit), und schließlich hätten die Eltern 1971 ein Café und eine Pension eröffnet. Er hat noch drei ältere Geschwister und einen neun Jahre jüngeren Bruder. Die zwei Brüder (einer ist elf Jahre älter, der andere neun Jahre jünger) und die zwei Schwestern sind in der Heimat geblieben und haben beim Aufbau der Häuser und Geschäfte mitgeholfen. Der Patient fiel bei den Eltern in Ungnade, weil er als Einziger weiter wegzog und eine fremde Branche erlernte. Die älteste Schwester sollte das Café übernehmen, starb aber an einer chronischen Nierenkrankheit kurz vor der Eröffnung. Der älteste Bruder mit Frau und Sohn, der auf Wunsch des Großvaters Koch wurde, stieg ins Geschäft ein; auch die unmittelbar ältere Schwester und der jüngste Bruder helfen zumindest gelegentlich mit.

Die probatorischen Sitzungen vor Beginn der analytischen Gruppentherapie

Patientin K

Da schon im Erstgespräch klar war, dass eine Gruppentherapie indiziert wäre und ich wenige Tage später mit einer neuen analytischen Gruppe beginnen wollte, habe ich nur noch eine probatorische Sitzung mit dieser Patientin durchgeführt, in der sie berichtete, sie habe noch nie eine Psychotherapie gemacht, obwohl sie früher schon häufig depressiv gewesen sei (dabei kommen ihr Tränen in die Augen). Sie habe daher an einigen Mediangruppen zur Selbsterfahrung teilgenommen, jeweils für längstens zehn Tage in einem Therapiezentrum im Schwarzwald. Körperlich sei sie die meiste Zeit recht zäh gewesen; auch bei einer langwierigen Rippenfellentzündung sei sie von der Mutter zu Hause gepflegt worden. Im Krankenhaus (stationär) war sie noch nie.

Patient L

Auch bei diesem Patienten habe ich nur zwei Probesitzungen angeschlossen und ihn dann in die Gruppe aufgenommen. In diesen berichtete er, dass er sich eigentlich – abgesehen von den Kontaktschwierigkeiten – in Bayern ganz wohl fühle. Er müsse für sein Fotostudio 150 € Miete bezahlen – im Souterrain eines Hauses, in dem noch drei andere Jungunternehmer ihre Büros hätten. Dann berichtete er noch, dass seine Mutter alle gegeneinander ausspiele und die Geschwister selbst auch wenig offen seien. Mit der Schwester habe er eine gute Beziehung gehabt, bis er seine Frau kennen lernte. Er selbst habe zurzeit auch viel Streit mit seiner Frau, das wirke sich auch auf die Kinder aus. Er hat das Gefühl, er mache zwei Schritte vor, einen zurück. Bei Entscheidungen sei er fast immer unter Druck geraten. In Gesellschaft hatte er schon immer Beklemmungen, nur bei ganz guten Freunden nicht. Im letzten Jahr habe er sich schon immer angespannt gefühlt und das Gefühl gehabt, es gehe seit Jahren schleichend abwärts. Man habe ihm erzählt, dass er zu Hause geboren sei und sich in der Nabelschnur so verfangen hatte, dass er blau geworden sei. Eine Tante, die dabei war, hätte ihm das Leben gerettet, indem sie die Nabelschnur löste. Als Kind sei er durch alle Kinderkrankheiten gegangen, habe besonders schlimm Scharlach gehabt, weswegen er sechs Wochen zu Hause in Quarantäne gewesen sei. Als Kleinkind sei er außerdem am

Leistenbruch operiert worden, wie jung er genau war, weiß er nicht. Nach dem Tod seiner Schwester an einem angeborenen Nierenschaden 1971 habe er eine Nierenbecken-Entzündung gehabt, die sich über zwei Jahre hingezogen habe. Man habe ihm im Krankenhaus gesagt, „etwas mit dem Harnleiter stimme nicht, es sei aber nicht dramatisch". Seine Schwester habe jahrelang zur Dialyse gemusst, so hatte er deshalb große Angst. In der Schule habe er sich das rechte Bein und den linken Arm beim Turnen gebrochen. Zwei Wochen nach diesem Gespräch kam der Patient erstmals in die Gruppe, die schon einige Zeit bestanden hatte.

Anträge für analytische Gruppentherapie

Der Antrag für die Patientin K

Bericht zum Erstantrag PT 3a E
Chiffre K 000000 Datum

1. Spontanangaben des Patienten
Die 67-jährige, wie eine „strenge Edelnonne im Laiengewand" wirkende Patientin kommt durch Mund-zu-Mund-Propaganda im Dorf; sie wollte zuerst in eine seit langem geschlossene Frauengruppe, die mit TZI (themenzentrierte Interaktion) arbeitet, wurde aber von der Leiterin nicht angenommen und an mich verwiesen. Zu Beginn sagt sie: „Ich möchte etwas tun, dass es mir besser geht. Mit meiner Art ‚vergraule' ich sogar meine besten Freunde; das ist der Grund für mein Kommen. Es passierte sogar bei meiner Cousine, und ich merkte es nicht. Ich merke nur, dass ich in manchen Situationen leicht ungeduldig werde." Außerdem habe sie Angst, immer mehr zu vereinsamen. Sie sei früher „schon immer mal leicht depressiv

gewesen" (dabei kommen ihr Tränen in die Augen), habe aber noch nie eine reguläre Psychotherapie gemacht, sondern vor langer Zeit mehrfach längstens zehn Tage dauernde Gruppen (mit ca. 30 Teilnehmerinnen und Teilnehmern) bei einem Schüler von Graf Dürckheim bei Exist Rütte, die sie selbst finanziert habe. Als sie über 40 Jahre alt war, habe sie in Bremerhaven – nachdem sie aus der Institution, in der sie vorher arbeitete, ausgestiegen war – erstmals das Entbehren einer eigenen Familie gespürt, aber da sei es zu spät für eigene Kinder gewesen.

2. Kurze Darstellung der lebensgeschichtlichen Entwicklung

a) Die nördliches Hochdeutsch sprechende Patientin, älteste von vier Kindern (ein Bruder ist zwei Jahre jünger und verheiratet [ohne Kinder], eine Schwester ist sechs Jahre jünger und unverheiratete Diplom-Landwirtin, ein Bruder ist sieben Jahre jünger und ebenfalls unverheiratet), stammt aus einem Dorf in der Nähe von Augsburg, kam mit zehn Jahren mit ihren Eltern nach Mindelheim, wo sie drei Jahre lang die Realschule besuchte. Anschließend machte sie in München die Erzieherinnen-Ausbildung (ein Jahr Vorpraktikum in Bad Wörishofen, dann Ausbildung in München, danach ein Jahr Berufspraktikum) und arbeitete dann an verschiedenen Institutionen, auch im Ausland: sie ging für ein halbes Jahr nach Wolverhampton/England und dann für drei Jahre nach Delhi/Indien, wo ihre Tante eine selbst finanzierte Schule für wohlhabende Kinder betrieb und diese der Patientin übergeben wollte. Sie fühlte sich aber von der Tante zu sehr kommandiert, sodass sie zurück nach Deutschland ging und in verschiedenen heilpädagogischen Einrichtungen (in Bad Neuenahr und dann fünf Jahre in Dachau, später in Osnabrück) arbeitete: Dabei habe man lange nur einen halben Tag pro Woche frei gehabt, später einen Tag. Es sei eine solche Gemein-

schaft gewesen (daher wohl mein „Kloster"-Eindruck), dass sie und ihre Kolleginnen völlig vergessen hätten, dass man auch eine Familie haben könne. Als sie merkte, dass der Erzieherinnen-Beruf sie körperlich zu sehr anstrengte, suchte sie nach einer „Erweiterung" und ließ sich zur Logopädin ausbilden. Diesen Beruf übte sie dann bis zu ihrer Berentung 1996 aus. Danach wollte sie zurück nach Süddeutschland, und da sie eine Freundin hatte, die im Nachbarort lebte, kam sie hierher, nachdem diese ihr eine Wohnung besorgt hatte. Hier finde sie nur schwer Anschluss, sei mit fünf anderen Rentnerinnen in einem „Rentnerinnen-Kreis", den eine frühere Patientin von mir aufgebaut hat. Der Vater war Landwirt, die Mutter eine „höhere Tochter" mit künstlerischen Interessen, die in der Jugend geritten sei und Tennis gespielt habe. Die Patientin hatte das Gefühl, sie müsse „etwas für die Mutter tun", als der Vater im Krieg war und sie einen Bauernhof bewirtschaftete. 1948 sei der Vater dann als Angestellter zum Landwirtschaftsamt gegangen, was ihre Schwester nachgemacht habe.

b) Körperlich war sie immer gesund; nur als Kind habe sie einmal eine langwierige Rippenfell-Entzündung gehabt, da sei sie aber zu Hause gepflegt worden.

c) Das drei Jahre vor Kriegsausbruch geborene älteste von vier Kindern war von früh an sehr selbstständig und konnte sich von den Eltern „wenig holen", zumal der Vater von 1939 bis 1946 im Krieg bzw. in Gefangenschaft war. Zu den Brüdern war der Kontakt immer „eher am Rande": „Für die – glaube ich – gelte ich als unnahbar, prüde, reizlos." Die Schwester sei in einer ähnlichen Situation wie sie selbst, allein stehend. Als Kinder hätten sie sich wenig verstanden, nach ihrem Indien-Aufenthalt sei es besser geworden, da seien sie mehrfach zusammen in Urlaub gefahren; jetzt sei es wieder schwieriger, da die Schwester sie wohl beneide.

d) Die Patientin war für ihre Generation ungewöhnlich selbstständig, traute sich, alleine im Ausland zu leben, und konnte dies auch genießen, kam allerdings nie auf die Idee, sich einen Partner zu suchen, auch keinen weiblichen. Sexualität existierte für sie nicht. Für die Nachkriegszeit machte sie eine ausgesprochen konsequente berufliche Karriere und bewältigte ihr Leben relativ gut. Von den Geschwistern ging sie am weitesten von der Familie weg. Materiell hat sie keine ernsteren Sorgen, überlegt nur, ob sie sich große Reisen leisten kann oder nicht.

3. Krankheitsanamnese

Siehe unter 2.

4. Psychischer Befund zum Zeitpunkt der Antragstellung

a bis c) Die Patientin sucht distanziert, aber freundlich Blickkontakt und emotionalen Kontakt. Sie ist intelligent, differenziert und gepflegt, hat eine ausreichende Krankheitseinsicht und Einsichtsfähigkeit und ist trotz ihres Alters aufgeschlossen für neue Erfahrungen, auch wenn diese schmerzlich werden sollten, und motiviert zur Therapie. Sie hat sicher frühe Abwehrmechanismen wie Spaltung (sexuelle Wünsche sind völlig abgespalten, aggressive weitgehend auch) und reifere wie Verdrängung, Verleugnung und altruistische Abtretung, aber auch Projektion und Rationalisierung. Vom Erscheinungsbild her ist anzunehmen, dass sie mit ihrer Mutter, der „höheren Tochter", identifiziert ist bzw. war; sie wirkt wie eine solche. Die Persönlichkeitsstruktur ist vorwiegend narzisstisch-depressiv mit anankastischem Überbau bzw. anankastischer Abwehr.

5. Somatischer Befund bzw. Konsiliarbericht

Derzeit internistisch und neurologisch kein gravierender krankhafter Befund. Guter Allgemein- und Ernährungszustand.

6. Psychodynamik der neurotischen Erkrankung

Wie bereits unter 2.d) berichtet, hat die Patientin für die schwierige Zeit, in der sie aufwuchs, eine ungewöhnlich autonome Entwicklung gemacht; sich früh für die Mutter und die „Kleinen" (so wurden die jüngeren Geschwister von der Mutter genannt) verantwortlich gefühlt, sodass sie schließlich aus dieser Erfahrung heraus den eigenen Beruf wählte, den sie durchaus mochte. Sie war wohl mit der Mutter intensiv identifiziert, während der Vater und damit Männer insgesamt „nicht existierten", was sich schon in dem mangelnden Kontakt zu den beiden Brüdern zeigte. Traurig war die Patientin darüber lange nicht; sie machte nie den Versuch, eine Partnerbeziehung einzugehen: Stattdessen entwickelte sie für sie gute Kompensationsmechanismen, indem sie sich in die Team-Gemeinschaften der Institutionen integrierte, in denen sie arbeitete. Grundsätzlich hätte sie schon die Schule ihrer Tante übernehmen wollen, fürchtete aber, dass diese ihr dabei keine Selbstständigkeit in Entscheidungen einräumen, sondern weiter dirigieren würde, auch wenn sie offiziell die Leitung abgegeben hätte. Später strebte die Patientin nie mehr Leitungsfunktionen an. Jetzt kommt sie mit einer gewissen Ratlosigkeit und Angst, immer mehr zu vereinsamen, da sie feststellt, dass sie wohl unterschwellig aggressiv ist und damit Beziehungen unmöglich macht. Im Ruhestand scheint sich jetzt zumindest diese Seite immer mehr zu äußern, die sexuelle allenfalls dadurch, dass sie klar sagte, sie wolle in eine gemischte Gruppe, was das Geschlecht betrifft. In den bisherigen zwei Gruppensitzungen geht sie genauso freundlich-distanziert auf die Männer wie auf die Frauen ein.

7. Neurosenpsychologische Diagnose zum Zeitpunkt der Antragstellung

Anankastische Persönlichkeit (F 60.5), Dysthymie (F 34.1).

8. Behandlungsplan und Zielsetzung der Therapie

In einer analytischen Gruppe, die heterogen zusammengesetzt ist, was Störungsbilder, Alter, Geschlecht und soziale Schicht betrifft, soll versucht werden, die gruppendynamische Problematik der Patientin aufzuarbeiten und mit ihrer Biografie zu verknüpfen, sodass sie befriedigendere menschliche Beziehungen eingehen kann und auch in dieser Hinsicht einen erfüllten Lebensabend erreicht. Was dabei zusätzlich an später Nachreifung möglich ist, bleibt abzuwarten. In der ersten Gruppensitzung (der neu begonnenen Gruppe) brachte sie ihre Problematik sehr differenziert ein, sodass trotz des Alters einiges zu hoffen ist.

9. Prognose der Psychotherapie

Ich halte die Prognose für das relativ begrenzte Ziel für gut, da die Patientin einen hohen Leidensdruck und eine ebensolche Motivation zeigt, bisher absolut verlässlich war (Erstgespräch, eine probatorische Sitzung und zwei Gruppensitzungen), bereit ist, zu reflektieren und in gewissem Umfang zu regredieren; außerdem hat sie ihr Leben bisher partiell gut bewältigt und scheint noch ausreichend flexibel.

Der Antrag für Patient L

Bericht zum Erstantrag PT 3a E
Chiffre L 000000 Datum

1. Spontanangaben des Patienten

Der wesentlich jünger wirkende 39-jährige, mittelgroße, gehemmt wirkende Mann wird mir von seiner Hausärztin zur Gruppentherapie überwiesen. Er kommt zum Erstgespräch etwas zu früh, mustert mich ängstlich-fragend und versucht mich mit einem gepressten Lächeln zu gewinnen. Er sagt als Erstes, er habe vor einem halben Jahr eine VT begonnen, weil er sich in Gruppen so gehemmt fühle, habe diese aber nach wenigen Sitzungen abgebrochen, da eine Paarsitzung bei diesem Therapeuten für ihn und seine Frau sehr ungut verlaufen sei und der Therapeut ihm dann selbst nahe gelegt habe, aufzuhören. Er müsse lernen, selbstständig zu sein, sich auch in Gruppen durchzusetzen, da er es auch beruflich brauche: Er hat sich bislang noch ohne wesentlichen Erfolg im Herbst letzten Jahres als Fotograf selbstständig gemacht, da er keine Anstellung hier in Bayern fand – im Gegensatz zu seiner Frau, die als Altenpflegerin arbeitet, obwohl auch sie gelernte Fotografin ist. Außerdem klagt er über große Schwierigkeiten bei Entscheidungen jeder Art. Auch hat er Angst, dass seine Frau ihn verlässt, wenn er nicht „endlich was auf die Beine stellt". Er ist sehr unglücklich über seine beruflichen Misserfolge, sieht aber ganz klar, dass er sich nicht verkaufen kann und daher sein Scheitern auslöst. Er kommt jetzt, weil er in eine Existenzkrise, auch materiell, geraten ist.

2. Kurze Darstellung der lebensgeschichtlichen Entwicklung

a) Der aus dem Odenwald stammende Sohn eines Maurers und einer Gastwirtin ist das vierte von fünf Kindern (ein Bruder ist elf Jahre älter, eine Schwester neun Jahre älter, eine weitere Schwester fünf Jahre älter und ein weiterer Bruder zehn Jahre jünger) und wurde allzu wenig beachtet und reagierte mit Überanpassung. 1988 lernte der Patient seine Frau, die ein gutes Jahr älter ist als er, in seiner Heimatstadt im Odenwald kennen. Damals arbeitete er als Fotograf in seinem Lehrbetrieb und verließ diesen erst, als seine Frau 1995 eine Stelle in Bayern bekam, obwohl es ihm in dem Familienbetrieb schon lange nicht mehr gefallen und er massiven Ärger mit seiner damaligen Chefin hatte: „Das ist auch eines meiner Probleme, dass ich so lange bei etwas bleibe, obwohl ich es nicht will." Das Ehepaar hat eine 10-jährige Tochter und einen 7-jährigen Sohn. Beide Eltern des Patienten sind 1927 geboren, der Vater war lange im Zweiten Weltkrieg. Danach arbeitete er als angestellter Maurer und brachte es bis zum Polier. Bauen sei noch heute seine Leidenschaft. Er baute privat ein Häuschen zusätzlich, das seine Frau als kleine Pension betrieb. 1971 wurde vergrößert, es kam ein Café dazu. Dieses errichteten der Vater und seine Brüder. Der älteste führt jetzt den Betrieb, die Mutter mischt aber noch kräftig mit. Der Sohn des ältesten Bruders ist gelernter Koch und auch schon im Geschäft dabei. Die älteste Schwester hatte seit der Kindheit eine Nierenkrankheit und starb 1971. Seine Eltern wollten, dass er auch Koch würde, da habe er sich einmal bewusst gegen etwas entschieden. Er ist der Einzige, der sich aus dem häuslichen Umfeld weiter wegentfernte. Die anderen Geschwister wohnen alle im gleichen Dorf wie die Eltern. Der Vater hat ihnen allen Häuser gebaut; nur er ging bislang ziemlich leer aus, wohl weil er wegging; er hat auch jetzt, wo seine Familie kaum genug zum Leben hat, nur eine kleine Summe als Unterstützung bekommen.

b) Körperlich ist er derzeit gesund. Als Kleinkind gab es eine Leistenbruch-Operation (sein genaues Alter dabei weiß er nicht). Er habe alle Kinderkrankheiten gehabt; besonders schlimm sei sein Scharlach gewesen. Er kam als Hausgeburt mit der Nabelschnur um den Hals auf die Welt; eine anwesende Tante löste diese von dem Blue Baby und rettete es so. Vom 14. bis 16. Lebensjahr hatte er eine Nierenbecken-Entzündung, die ihm besonders Angst machte, weil da gerade die Schwester an ihrem Nierenleiden verstorben war. Er geht noch immer jedes Jahr zur Kontrolle zum Urologen; man habe ihm gesagt, „mit dem Harnleiter

stimme etwas nicht". Er hat aber keine Beschwerden. Beim Skifahren auf dem Hügel hinter seinem Elternhaus hat er sich einmal das rechte Bein gebrochen und beim Turnen in der Schule den linken Arm. Sonst war nichts Ernsteres.

c) Für den schon bald recht schüchternen vorletzten Sohn gab es wenig Aufmerksamkeit der Eltern, die sich Tag und Nacht um ihre Geschäfte kümmerten: Nur die verstorbene Schwester und die Brüder, die dem Vater beim Bauen halfen, fanden etwas Interesse ihrer Eltern. Der introvertierte Patient lernte zwar, für sich selbst sorgen zu müssen, behielt aber eine große Sehnsucht nach mütterlichem Versorgt-Werden, weswegen er sich eine etwas ältere Partnerin suchte, die im Augenblick tatsächlich mehrheitlich für seinen Lebensunterhalt sorgt, was ihn aber auch intensiv beschämt.

d) Einerseits stets mittelmäßig und unauffällig in Schule und Lehre, hat der Patient andererseits wohl doch einige recht originelle Seiten, die es ihm trotz all seiner Hemmungen ermöglichten, sich innerlich und äußerlich von seinem Elternhaus ein Stück weiter zu lösen, als dies seine Geschwister konnten. Er ist sicher im Augenblick zum Teil ein Opfer der schwierigen Arbeitsmarktlage, gerade auch in seinem Beruf, wo Kettengeschäfte die einzelnen Fotografen „totdrücken"; aber er kann sich bei Vorstellungsgesprächen infolge seines defizitären Kontaktverhaltens auch schlecht verkaufen.

3. Krankheitsanamnese
Siehe unter 1. und 2.b).

4. Psychischer Befund zum Zeitpunkt der Antragstellung
a) Der durchschnittlich intelligent und differenziert wirkende Patient versucht vorsichtig, mich mit einem schüchternen Lächeln für sich zu gewinnen. Er hat eine ausreichende Krankheitseinsicht und –

durch seinen Leidensdruck bedingt – eine relativ hohe Motivation. Emotional schwingt der Kontakt allerdings kaum.

b) Soweit bisher deutlich, handelt es sich um eine Mischung früher und reiferer Abwehrmechanismen: Aggression scheint fast völlig abgespalten, andere Triebimpulse sind verdrängt. Die Persönlichkeitsstruktur ist narzisstisch-depressiv, wobei der depressive Anteil derzeit wesentlich überwiegt. Er ist noch negativ an die Eltern fixiert und hofft immer noch auf Anerkennung und einen gerechten Erbteil, da er die Kränkung kaum ertragen kann, seine Geschwister deutlich bevorzugt zu sehen. Er glaubt immer noch, die Eltern würden ihren Irrtum erkennen und sich ihm zuwenden.

c) Der Affekt ist deutlich subdepressiv eingeengt; Bewusstseins- und Denkstörungen sind nicht nachweisbar, auch keine produktiven Symptome; der Patient wirkt allerdings deutlich verlangsamt, obwohl er keine Psychopharmaka nimmt. Er ist latent, aber nicht offen suizidal.

5. Somatischer Befund bzw. Konsiliarbericht

Laut Auskunft der Hausärztin ist der Patient derzeit körperlich völlig gesund.

6. Psychodynamik der neurotischen Erkrankung

Wie bereits oben dargelegt, handelt es sich um eine seit der Kindheit laufende depressiv gehemmte Entwicklung. Bis vor ca. einem Jahr war der Patient leidlich kompensiert. Jetzt ist er in eine Existenzkrise geraten, sowohl materiell (infolge seiner Arbeitslosigkeit und mangelnder Einnahmen aus dem im Aufbau befindlichen Geschäft) als auch emotional, da ihn seine Ehefrau zunehmend unter Druck setzt und er fürchtet, sie zu verlieren. Aus Angst vor dem angedrohten Objektverlust sucht er therapeutische Hilfe, da er spürt, dass seine Depression ihn allzu sehr lähmt.

7. Neurosenpsychologische Diagnose zum Zeitpunkt der Antragstellung

Mittelgradige anhaltende depressive Episode bei narzisstisch-ängstlich-depressiver Persönlichkeit. F 33.1.

8. Behandlungsplan und Zielsetzung der Therapie

Grundsätzlich wäre auch eine Einzelanalyse zu erwägen, könnte den Patienten aber eventuell überfordern. Da er im Kontaktbereich seine Hemmung ganz wesentlich spürt, ist eine Gruppenanalyse wohl die Therapie der Wahl, da sie weniger regressionsfördernd ist als eine Einzeltherapie. Der Patient hat einen Gruppenplatz in einer nach Geschlecht, Alter und Symptomatik heterogen zusammengesetzten Gruppe bekommen, wobei es fast nur früh gestörte Teilnehmer sind. Hier soll der Patient in der im Wesentlichen nach Foulkes geleiteten Gruppe im multifokalen Spiegel seine Verhaltensweisen besser in ihren Folgen erkennen und ändern lernen. Außerdem wird ihn die Gruppenmatrix hoffentlich ausreichend tragen.

9. Prognose der Psychotherapie

Der Patient ist ausreichend problembewusst und regressionsfähig, absolut zuverlässig und hat sein bisheriges Leben in Teilen gut bewältigt. Trotz der erheblichen Fixierungen dürfte er noch ausreichend flexibel und entwicklungsfähig sein, sodass die Prognose mit Vorsicht als „gut" zu bezeichnen ist.

Der Fortführungsantrag – erster, zweiter und eventuell dritter Fortführungsantrag mit Ergänzungsbericht(en)

Auch für die Fortführungsanträge gibt es Vorgaben, die hier eingeschoben werden.

Bericht zum Fortführungsantrag – PT 3b bzw. PT 3b E

1. **Wichtige Ergänzungen zu den Angaben in den Abschnitten 1.-4. des Berichtes zum Erstantrag auf PT 3a**
   Symptomatik und ggf. deren Veränderung, lebensgeschichtliche Entwicklung und Krankheitsanamnese, psychischer Befund und Bericht der Angehörigen des Patienten, Befundberichte aus ambulanter oder stationärer Behandlung.

2. **Ergänzungen zur Psychodynamik der neurotischen Erkrankung:**
   Die interpersonelle Dynamik (Übertragung, Gegenübertragung und Widerstand) des Patienten im Verlaufe der Therapie, neu gewonnene Erkenntnisse über intrapsychische Konflikte – ggf. besonders auch deren aktuelle und abgrenzbare Auswirkungen bei seelischen Behinderungen – sind darzulegen.

3. **Ergänzungen zur neurosen-psychologischen Diagnose bzw. Differential-Diagnose**

4. **Zusammenfassung des bisherigen Therapieverlaufes:**
   a) Mitarbeit des Patienten, seine Regressionsfähigkeit bzw. -tendenz, Fixierungen, Flexibilität,
   b) angewandte Methoden, erreichte Effekte,
   c) bei Gruppentherapie: Entwicklung der Gruppendynamik, Teilnahme des Patienten am interaktionellen Prozeß in der Gruppe, Möglichkeiten des Patienten, seinen neurotischen Konflikt in der Gruppe zu bearbeiten.

5. **Änderungen des Therapieplanes und Begründung**

6. **Prognose nach dem bisherigen Behandlungsverlauf**
   Begründung der wahrscheinlich noch notwendigen Behandlungsfrequenz und -dauer, mit Bezug auf die Entwicklungsmöglichkeiten des Patienten und seines Umfeldes

© AOK Bundesverband

Beim ersten Fortführungsantrag ist noch kein Ergänzungsbericht nötig, aber beim zweiten und allen möglichen weiteren. Die Fortführungsanträge können kürzer sein als die Erstanträge; wenn sie inhaltlich ausreichen, ist der Gutachter mit eineinhalb bis zwei Seiten zufrieden. Diese wird man aber brauchen, um die bisherige Entwicklung von Übertragung, Gegenübertragung und Widerständen darzulegen, ebenso reale Veränderungen im Verhalten des Patienten und Ergänzungen zur Biografie, soweit sie erst nach Stellung des Erstantrags berichtet wurden und relevant für die Genese der Störung sind. Aus meiner Sicht sind die Fortführungsanträge sehr sinnvoll für den Therapeuten: Er soll sich Gedanken darüber machen, was bisher erreicht und was nicht erreicht wurde, welche Themen der Patient eventuell erfolgreich vermieden hat, wozu er den Therapeuten eventuell verführen wollte, das heißt von welchen Themen er eventuell ablenken wollte. Der Antrag dient natürlich auch zur Selbstkontrolle: Worauf hat der Therapeut vielleicht nicht genug geachtet, welche Themen hat er vermieden, hat er den Patienten aus Angst vor einem eventuellen Therapieab-

bruch zu sehr geschont, zu wenig konfrontiert oder in die falsche Richtung gedacht? Diese Selbstreflexion ist sehr wichtig; sie sollte natürlich nicht nur stattfinden, wenn es um die Therapieverlängerung geht, sondern möglichst nach jeder Sitzung. Das Überdenken des Gesamtprozesses ist aber noch zusätzlich sinnvoll und hilfreich und würde möglicherweise nicht so intensiv geschehen, wenn kein Antrag geschrieben werden müsste. Gerade bei Analysen ist die Gefahr nicht gering, aus den verschiedensten Gründen gelegentlich den Überblick zu verlieren. Daher ist der Fortführungsantrag auch für erfahrene Kollegen keine Kränkung, sondern eine sinnvolle Qualitätssicherungsmaßnahme. Da es schwierig ist, halbwegs objektive Qualitätssicherungsmaßnahmen in der Psychotherapie zu finden, ist das Antragsverfahren bislang als Qualitätssicherung anerkannt worden und wird wohl deshalb auch nicht so schnell abgeschafft, wie es viele gerne hätten.

Jetzt folgen die Fortführungsanträge für die Patienten von A, B, E und F, I und J, K und L so wie sie tatsächlich geschrieben und vom Gutachter genehmigt wurden.

Patientin A

Bericht zum Fortführungsantrag Nr. 1
PT 3b E Patientin A Datum

Es ist grundsätzlich möglich und oft – wie im folgenden Fall – sinnvoll, den Fortführungsantrag in Briefform abzufassen. Dies empfiehlt sich, wenn der Antragsteller auf die gutachterliche Stellungnahme zu Beginn Bezug nehmen will.

„Sehr geehrter Herr Dr. X,
obwohl ich Ihre gutachterliche Stellungnahme vom 20.10.01 sehr ernst genommen habe und auch ausführlich mit der Patientin durchgesprochen habe, stelle ich heute doch einen Fortführungsantrag und hoffe, Sie davon zu überzeugen, dass er gerechtfertigt ist: Vielleicht habe ich im Erstantrag wirklich zu sehr die somatischen Probleme der Patientin in den Vordergrund gestellt, und natürlich ist sie nicht mehr jung, auch wenn sie wesentlich jünger wirkt, als ihr Geburtsdatum zeigt. Aber sie hat in den bisherigen Sitzungen so viel Einsicht gewonnen und in Veränderung umgesetzt, dass ich im Sinne der Gerontotherapie, die ja mit Recht ständig weiter an Boden gewinnt, ihr gerne noch für einige Monate therapeutische Begleitung ermöglichen würde, und zwar als Kassenleistung, auch wenn sie bereit wäre, es von ihrem Ersparten selbst zu finanzieren; die Rente würde dafür nicht ausreichen:
1. Während der Antrag bei Ihnen zur Entscheidung lag, starb unerwartet der Ehemann der Patientin im Herbst an einer akuten Hirnblutung. Dies, als sie gerade begonnen hatte, sich ihm gegenüber abzugrenzen und mit ihren eigenen Bedürfnissen besser durchzusetzen. Der Trauerprozess war und ist dementsprechend sehr intensiv; die Patientin ist hin und her gerissen zwischen der Trauer darüber, dass der Prozess der Veränderung ihrer Beziehung so jäh abgebrochen wurde und den Tod des trotz aller Schwierigkeiten sehr geliebten Lebenspartners einerseits, und dem Kampf mit Schuldgefühlen dem Toten gegenüber andererseits. Jedoch kann sie allmählich akzeptieren lernen, dass aufgrund der neurotischen Charaktere beider Partner keine bessere Kommunikation möglich war. Gleichzeitig versucht sie ihr Leben nicht nur äußerlich neu zu organisieren: So ist derzeit zum Beispiel Thema, ob sie weiter Gleitschirm fliegen will oder damit jetzt aufhören soll, weil sie erkannt hat, dass dieser Sport für sie die Möglichkeit war, tageweise ihrem Ehemann zu entfliehen, und das ist ja nicht mehr nötig. So geht es ihr auch in anderen Bereichen: Der innere Dialog mit dem Ehemann ist noch nicht abgeschlossen, was nach über 40-jähriger Ehe ja nicht verwundert, und sie versucht doch immer mehr, ihr Eigenes zu entdecken und zu leben. Auch fing sie erstmals an, sich gegen die sehr übergriffige Schwiegertochter zu wehren, dabei immer auch darauf achtend, dass sie die Beziehung zu deren Mann, ihrem jüngsten Sohn, und den Enkelkindern nicht zu sehr belastet. Trotz all dieser Probleme gibt es deutliche Besserungen: So schläft sie jetzt wieder ausreichend, hat nur kurzzeitig nach dem Tod des Mannes abends pflanzliche Beruhigungsmittel genommen; die Blasenprobleme sind überstanden, die Heberden-Arthrosen belasten sie wenig. Einziges sie derzeit quälendes Körpersymptom ist ein Fersensporn am rechten Fuß, der ziemlich therapieresistent

ist. Vor einigen Wochen entschloss sie sich auch wieder, bunte Kleidung zu tragen, und ging, wenn auch mit viel Mühe, daran, die papierene Hinterlassenschaft ihres Mannes zu ordnen. Neben all diesen Problemen hier am Ort ist sie psychisch noch sehr beschäftigt mit dem Kümmern um ihren jüngeren Bruder (der aus Japan zurück, von seiner japanischen Frau getrennt und hier ziemlich mittellos ist), der wohl eine schwere Zwangsproblematik entwickelt hat und im Chaos, mit Schulden lebt. Die Patientin versucht ihn zu motivieren sich professionelle Hilfe zu holen und außerdem auch für ihn das elterliche Erbe, ein Haus in Mecklenburg-Vorpommern zu retten. Bei all dem musste sie nicht in stationäre Behandlung und brauchte auch sehr selten den Hausarzt, der eine leichte labile Hypertonie klärte; sonst ist sie weiter altersentsprechend gesund und vital.

2. Sie hat eine durchgängig positive Übertragung und berichtet oft, dass sie zwischen den Sitzungen ‚mit mir redet' und überlegt, was ich wohl zu ihren alltäglichen Problemen sagen würde. Manchmal entscheidet sie sich ‚in meinem Sinne', manchmal entweder ‚trotzig' im eigenen oder weil sie noch nicht anders kann, als bestimmte Fehler zu machen, die sie dann gewissermaßen ‚beichtet'. Meine Gegenübertragung ist mehrheitlich positiv; öfter spüre ich aber auch Ärger darüber, dass sie immer noch viel zu sehr ‚für andere denkt' und Rücksicht nimmt, statt ihre eigenen Wünsche jetzt als Witwe voll zu leben. So denkt sie zum Beispiel, sie sollte dieses oder jenes nicht kaufen oder nicht auf Reisen gehen, damit die Kinder möglichst viel erben. Der Hauptwiderstand ist noch immer das streng moralische altruistische Über-Ich, das der Patientin aber immer deutlicher

wird und an dessen Abbau sie arbeitet. Fast lebenslang hat sie immer zuerst überlegt, wie es ihren Bezugspersonen, zunächst Mutter, Vater und älterem Bruder, gut gehen kann und sich zurückgestellt; dass sie das nur allmählich ändern kann, ist normal, aber sie ist bereit zu schmerzlichen Einsichten und Veränderung.

3. Keine wesentliche Änderung; Rückgang der Somatisierung, dafür deutlicheres Hervortreten ihrer analen Strukturanteile.

4. a) Die Patientin hat zu allen Zeiten intensiv mitgearbeitet, intensiver als viele jüngere Patienten. Sie regrediert ausreichend und erweist sich für ihr Alter enorm flexibel und lernbereit.

b) Tiefenpsychologisch fundierte Einzeltherapie im Sitzen über Eck mit deutlichem Erfolg in vielen Lebensbereichen (s. o.).

5. Die Therapie soll sobald wie möglich beendet werden, kann es aber im Moment noch nicht ohne das Risiko verstärkter Depression bzw. Somatisierung; die Patientin muss die Trauerarbeit noch abschließen und sich dann von mir lösen können, so wie das auch in jüngerem Alter beim Partnerverlust nötig wäre. Die Frequenz soll im Moment (wenn sie nicht ohnehin durch Reisen ihrer- oder meinerseits verdünnt wird) noch mit einer Stunde pro Woche zumindest bis zur Sommerpause fortgeführt werden; dann ist an langsames Verdünnen und Auslaufen der Therapie gedacht, auch vonseiten der Patientin, die nicht zu sehr klammert.

6. Die Prognose ist eindeutig gut nach dem bisherigen Verlauf; es ist eine meiner erfolgreichsten Gerontotherapien bisher (ich habe mich mit der Therapie älterer Patienten seit Jahren beschäftigt); die Patientin hat immer noch enorme Entwicklungsmöglichkeiten, auch weil sich ihr Umfeld verändert hat."

1. Wichtige Ergänzungen zu den Angaben in den Abschnitten 1.–4. des Berichtes zum Erstantrag auf PT 3a

Die Therapie sollte beendet werden, als die Patientin erfuhr, dass ihre Schwiegertochter seit ca. zwei Jahren eine außereheliche Beziehung hat und ihr jüngster Sohn sehr darunter leidet, weil er sich angesichts der drei noch relativ kleinen Kinder nicht trennen will. Außerdem hat der älteste dieser drei massive Verhaltensstörungen entwickelt, sodass die Schule auf eine Therapie drängt, die die Mutter aber verweigert und stattdessen glaubt, ihr Kind sei hochbegabt und solle eine Klasse überspringen. Beides regt die Patientin so auf, dass sie erneut in eine depressive Krise geraten ist, sehr schlecht schläft und mit ihrer Arbeit ebenso wenig zurechtkommt wie mit dem, was sie an sich unternehmen möchte. Daher kann die Psychotherapie im Moment noch nicht beendet werden. Inzwischen hat die Patientin in ihrer altruistischen Einstellung auch das ganze Erbe ihres Mannes vorzeitig an ihre Kinder und ihren Bruder verteilt, sodass sie jetzt nicht mehr in der Lage ist, von ihrer relativ kleinen Rente weitere Therapie zu finanzieren, zumal sie nach wie vor ihren Musikunterricht fast umsonst gibt, weil sie noch immer nicht gut für sich fordern kann, obwohl sich dabei etwas bewegt hat.

2. Ergänzungen zur Psychodynamik der neurotischen Erkrankung

Die Patientin kommt durch die Situation in der Familie ihres Sohnes noch mehr als bisher in Konflikt mit ihren bisherigen moralischen Anschauungen, ist aber bereit, diese zu reflektieren und zu ändern, wo nötig. Auch ihrem chaotischen, wohl sehr gestörten Bruder gegenüber grenzt sie sich mehr ab – trotz weiter sofort mobilisierter Schuld-gefühle, wenn sie Nein sagt. Sie hat schon in der bisherigen Therapie immer deutlicher, nach dem Tod ihres Mannes verstärkt, eine Art Lebensbilanz ihrer Überzeugungen gemacht und viele revidiert, was für ihr Alter beachtlich ist. Aber eheliche Treue um fast jeden Preis war für sie die Grundlage ihrer Ehe; dass sie jetzt gezwungen ist, dies zu überdenken, bringt ihre ganze innere Welt ins Wanken, weshalb sie unbedingt noch weiterhin Begleitung braucht. Sie ringt sehr um ein neues Verständnis für die Schwiegertochter und den Sohn und macht sich auch darüber vermehrt Gedanken, warum ihre anderen zwei Söhne keine Familie gegründet haben und ihre Tochter bislang kinderlos verheiratet ist.

3. Ergänzungen zur neurosenpsychologischen Diagnose bzw. Differenzialdiagnose

An der Diagnose hat sich eigentlich nichts geändert, wenn man davon absieht, dass sie nicht mehr somatisiert. F 34.1.

4. Zusammenfassung des bisherigen Therapieverlaufs

Bei weiterhin positiver Übertragung hat die Patientin begonnen, sich mit mir auch kritisch auseinander zu setzen, was meine Gegenübertragung positiver gemacht hat. Ich habe Respekt davor, wie intensiv sie sich auf die Aufarbeitung der innerpsychisch aktuellen Konflikte von Festhalten-Wollen und Loslassen einlässt und ihre moralisierende Einstellung aufzugeben versucht. Ihre Widerstände sind deutlich geringer geworden, da sie durch ihre Verhaltensänderungen positive Erlebnisse hat. Sie arbeitet daher weiter für ihr Alter optimal mit, regrediert ausreichend und unterdrückt ihre Tränen nicht mehr so sehr wie früher.

5. Änderungen des Therapieplans und Begründung

Vorläufig keine, weiter möglichst eine Sitzung pro Woche (es gibt öfter Pausen wegen meiner Termine und manchmal auch wegen Kurzreisen von ihr)

6. Prognose nach dem bisherigen Behandlungsverlauf

Für die jetzigen Ziele ist die Prognose gut; eventuell kann die Psychotherapie schon vor Ablauf der jetzt nochmals beantragten 20 Sitzungen beendet werden.

Ergänzungsbericht – PT 3c bzw. PT 3c E

Die Inanspruchnahme der Behandlung im Rahmen der Höchstgrenzen nach E 1.2.8 der Psychotherapie-Richtlinien erfordert einen Antrag des Versicherten (des Patienten, ggf. seines gesetzlichen Vertreters) auf Fortführung der Behandlung (Formblatt PTV 1 bzw. PTV 1 E), dem ein aktueller Bericht nach PT 3b bzw. PT 3b E und zusätzlich ein Ergänzungsbericht (PT 3c bzw. PT 3c E) beizufügen ist.

Im zusätzlichen Ergänzungsbericht ist die Fortführung der Behandlung über den Leistungsumfang hinaus, der in den Psychotherapie-Richtlinien unter E 1.2.1 - 1.2.7 festgelegt wurde, zu begründen und zur beabsichtigten Überschreitung des Behandlungsumfanges Stellung zu nehmen. Dabei sollen folgende Fragen beantwortet werden:

1. Welche Erwartungen knüpft der Patient an die Fortführung der Behandlung? Was möchte er noch erreichen?

2. Welche Zielvorstellungen verbindet der Therapeut mit der im Bericht zum Fortführungsantrag dargestellten Therapie?

3. Kann die Beendigung der psychotherapeutischen Behandlung durch Reduzierung der Behandlungsfrequenz ermöglicht oder erleichtert werden?

4. Welche Stundenzahl wird für die Abschlußphase der psychotherapeutischen Behandlung unbedingt noch für erforderlich gehalten? Welche Sitzungsfrequenz und welche Behandlungsdauer bis zur Beendigung der Therapie ist vorgesehen?

In einem ggf. stattfindenden Obergutachterverfahren sind dem Obergutachter alle bisherigen Unterlagen (sämtliche Vorberichte, sämtliche Stellungnahmen der bisherigen Gutachter, sämtliche Vordrucke PTV 2) zur Verfügung zu stellen.

© AOK Bundesverband

Der Ergänzungsbericht für Patientin A

1. Die Patientin hofft, dass sie die aktuellen Konflikte durch ihr zwar noch schwer fallende Umdenkprozesse lösen kann, zu denen sie aber grundsätzlich bereit ist.

2. Ich unterstütze diese Ziele, die ich für erreichbar und notwendig halte, damit sie weiter ein halbwegs befriedigendes Familienleben erreicht und ihre Depression überwinden kann, die durch das Verbot ihrer Schwiegertochter, ihre Enkel sehen zu dürfen, vorwiegend entstanden ist.

3. Wenn die aktuellen Nöte geklärt sind, kann und soll die Behandlungsfrequenz reduziert werden; dadurch behält die Patientin die Möglichkeit, sich noch einige Zeit sporadisch bei mir Rat zu holen und ihre eigenen Überlegungen zu überprüfen.

4. Ich beantrage richtlinienkonform nochmals 20 Sitzungen bis zur Höchstgrenze von

100 Sitzungen, denke aber, dass sie vielleicht nicht völlig ausgeschöpft werden müssen.

≈ 2,5 Jahre

Patient B

Fortführungsantrag (Privatkasse) für ambulante Psychotherapie Patient B Datum

Ergänzungen zu den Angaben im Erstantrag

Der Patient kam anfänglich pünktlich jede Woche, jetzt ist die Frequenz lockerer, da es ihm sehr gut geht und ich auch terminlich manchmal Probleme bekomme. Schon wenige Wochen nach dem Beginn der Therapie konnte der Patient das Remergon, das er vom Hausarzt bekommen hatte, reduzieren und schließlich völlig absetzen. Er hatte keine schwere Panikattacke mehr nach Therapiebeginn, obwohl er zeitweise erhebliche berufliche Belastungen hatte, bis hin zu einem drohenden Arbeitsplatzverlust wegen Schwierigkeiten seiner Firma. Auch dies nahm er zumindest äußerlich gelassen, wusste, ihn werde es nur treffen, wenn das hiesige Büro völlig aufgelöst würde, was dann aber doch nicht passierte. Er hat wieder angefangen zu reiten, was er als junger Mann gerne tat, sich ein neues Auto gekauft und mich vor wenigen Wochen nach der Sommerpause damit überrascht, dass er doch beschlossen hat, seine Freundin im nächsten Jahr in Oberitalien zu heiraten. So scheint alles im Lot; weitere Therapie erscheint aber doch noch notwendig, zur Stabilisierung des Erreichten und weiterer Aufarbeitung der Vaterlosigkeit. An der Diagnose hat sich nichts geändert, der Therapieplan bleibt ebenfalls; eine allmähliche Ablösung durch Verdünnung der Frequenz ist vorgesehen. Der Patient hat immer gut mitgearbeitet und eine durchgehend positive Übertragung entwickelt. Ein Stück negativer Übertragung sollte sich noch anschließen, damit er vor und in der Therapie aufgestaute Aggressionen durcharbeiten kann. Und solche sind sicher auch der Mutter gegenüber vorhanden, die ja dafür verantwortlich ist, dass er seinen Vater nicht kennt. An sich wäre auch zu überlegen, eine Umwandlung in eine Gruppentherapie anzustreben; der Patient möchte es aber nicht und ist beruflich auch zu viel unterwegs, sodass er einen regelmäßigen Termin pro Woche nicht sicher schaffen kann. Wir vereinbaren die Einzeltermine von Sitzung zu Sitzung, so muss er nur sehr selten absagen und erlebt mich als flexibel und zugewandt. Meine Gegenübertragung ist auch weitgehend positiv, wobei ich mir der Schwierigkeit bewusst bin, dass er gerne schmerzliche Erinnerungen vermeidet und lieber an der Schilderung der Gegenwart, die vorwiegend positiv für ihn

ist, bleibt. Mit seiner pubertierenden Tochter hat er ein ausgesprochen gutes Verhältnis, geht mit ihr reiten und kümmert sich auch um schulische Schwierigkeiten, wenn es nötig ist. Die Prognose ist nach dem bisherigen Verlauf eindeutig gut; es ist ziemlich wahrscheinlich, dass die vorsorglich jetzt beantragten weiteren 30 Sitzungen nicht voll ausgeschöpft werden müssen.

Patientin E

Bericht zum Fortführungsantrag PT 3b E Patientin E Datum

1. Wichtige Ergänzungen zu den Angaben in den Abschnitten 1.–4. des Berichtes zum Erstantrag auf PT 3a

Von der MS her ist keine Verschlimmerung eingetreten; es gab belastungsabhängig einige „kleine" Schübe. Die MS-bezogene Angst ist auch deutlich geringer geworden. Im Oktober 1996 war sie noch so groß, dass die Patientin entgegen dem Rat ihrer Hausärztin und des Neurologen unbedingt in eine MS-Spezialklinik wollte, wo sie kurz nach der Lumbalpunktion darauf drängte, wieder entlassen zu werden, weil es ihr zu sehr zusetzte, die weit fortgeschritteneren MS-Patienten zu sehen. Zum Jahresende 1996 kündigte sie ihre langjährige Stelle im gegenseitigen Einvernehmen: Ihr Chef sagte, er hätte sie sonst entlassen müssen, da er aus Kostengründen mit einer Helferin weniger auskommen müsse. Seit Sommer 1997 ist sie früh berentet und hat bis zur Rente noch zwei Arbeitsversuche in anderen Praxen gemacht, diese aber nach kurzer Zeit trotz erheblicher Minderwertigkeitsgefühle („Was bin ich denn noch wert ohne Arbeit?") wieder aufgegeben. Inzwischen fühlt sie sich in ihrem Rentner-Dasein ganz wohl und macht einen aufwändigen PC-Kurs, um eventuell bald wieder in die Arbeitswelt, aber mit einem neuen Beruf, einzusteigen. Das Thema „Kinder" ist latent immer da; sie hat aber vor allem wegen der Epilepsie Angst davor. Insgesamt geht es ihr stimmungsmäßig deutlich besser, wobei sie immer noch dazu neigt, heftige Gefühle zu verleugnen. So wurde sie vor einigen Wochen depressiv, weil ihr Mann zusammen mit ihrer Schwester sich an ihrem Geburtstag betrunken hat, während sie das Essen vorbereitete. Der Mann hat wohl ein Alkoholproblem, dessen Ausmaß sie allmählich erst eingesteht. Außer dem nur wenige Tage während-den Aufenthalt in der MS-Klinik musste die Patientin nicht stationär behandelt werden; zum Neurologen geht sie zur Kontrolle in größeren Abständen; auch sonst geht sie seltener als früher zu somatisch tätigen Ärzten.

2. Ergänzungen zur Psychodynamik der neurotischen Erkrankung

In der Übertragung erleben die Gruppe und ich das „brave" Mädchen, das der Sonnenschein der Familie sein will und sich liebevoll um alle anderen bemüht und dadurch von sich ablenkt. Erst allmählich holt sich die Patientin auch direkt etwas für sich aus der Gruppe; das altruistische Verhalten machte mich ärgerlich, auch, dass sie Widerstand nicht offen, sondern dadurch agierte, dass sie anrief und sagte, sie traue sich nicht hierher zu fahren (ca. eine halbe Stunde mit dem Auto), weil ihr schwindlig sei oder ihr Mann nicht früh genug mit dem Auto von der Arbeit nach Hause gekommen sei o. Ä. Früher hatte sie ausgesprochen männliche Hobbys: Sie fuhr zum Beispiel leidenschaftlich Motorrad, bis nach Portugal. Vermutlich spürte sie, dass ihr Vater gerne einen Sohn und Erben gehabt hätte; sie trägt auch heute noch eher männliche Kleidung und bringt ihre an sich nicht schlechte Figur wenig vorteilhaft zur Geltung.

3. Ergänzungen zur neurosenpsychologischen Diagnose bzw. Differenzialdiagnose

Keine wesentlichen: Frühstörung mit vorwiegend anankastischer und depressiver Struktur.

4. Zusammenfassung des bisherigen Therapieverlaufs

a) Wenn sie da ist, arbeitet die Patientin immer intensiv am Gruppenprozess mit, kann auch regredieren und wird langsam flexibler; derzeit betont sie „neueren" Gruppenmitgliedern gegenüber, wie viel sie schon geschafft habe.

b) In der analytisch vorwiegend nach Foulkes geführten Gruppe hat die Patientin eine deutliche Stabilisierung erfahren und eine langsame Lockerung der analen Strukturanteile und ihres Perfektionismus. Somatisch keine Verschlechterung der MS und des Krampfleidens.

c) Während die Patientin anfangs meist sehr zurückhaltend war, ist sie inzwischen durchaus lebhaft und manchmal sogar „flirty". Sie kommentiert die Nöte der anderen Teilnehmer empathisch und scharfsinnig und nimmt manchmal eine Kotherapeuten-Rolle ein. Dabei wird ihr dann ihr eigenes altruistisches Verhalten ebenso gespiegelt wie ihr Wunsch nach Anerkennung und Beliebt-Sein; sie ist tatsächlich sehr beliebt bei den anderen.

5. Änderungen des Therapieplans und Begründung

Keine; die Therapie sollte unbedingt noch über eine längere Phase fortgesetzt werden, um die Anfangserfolge auszubauen und zu stabilisieren. Viele Probleme hat die Patientin erst in letzter Zeit offener zeigen können (z. B. das Alkoholproblem des Mannes und ihre Gefühle dazu), da sie sehr lange testen musste, ob sie dann noch gemocht würde, wenn sie auch die nicht so rosigen Seiten offenbaren würde.

6. Prognose nach dem bisherigen Behandlungsverlauf

Die Prognose ist eindeutig gut nach dem bisherigen Verlauf; der Charakterpanzer hat sich schon deutlich gelockert. Die Einstellung der Patientin zu ihrer Krankheit ist von panischer Angst zu tapferer Akzeptanz verändert. Sie scheint entwicklungsfähig und kann auch ihr Umfeld beeinflussen; so trinkt der Mann derzeit nicht, seit sie ihn unter dem Einfluss der Gruppe deutlich damit konfrontierte, wie schlimm sie sein Trinken findet. Sie ist verlässlich und motiviert und sollte angesichts der MS, mit der sie leben muss, noch weitere Hilfe bekommen. Sie hatte nur einen epileptiformen Anfall im Berichtszeitraum; nach ihrer Schilderung war es kein Grand-mal-Anfall.

Patient F

Bericht zum Fortführungsantrag
PT 3b E Patient F Datum

1. Wichtige Ergänzungen zu den Angaben in den Abschnitten 1.–4. des Berichtes zum Erstantrag auf PT 3a

Im Rückblick scheint es, als wenn der Patient Trotzphase und Pubertät in einem nachgeholt hätte: Zunächst ging es ihm noch so schlecht, dass er von der Hausärztin weiter Anafranil® bekam, bis zu 50 mg pro Tag. Er war nach seiner Prüfung, die er nur ganz knapp schaffte, zunächst für einige Monate arbeitslos und musste sich bemühen, bis er schließlich eine neue Stelle bei der Stadt München fand, in der er jetzt ganz zufrieden ist. Es ist eine überwiegende Außendienststelle, in der er anfangs unter Kontaktmangel litt. Andererseits ist er relativ selbstständig in der Kontrolle von staatlichen Bauten tätig, und das erspart ihm sonst gehabte Konflikte mit Vorgesetzten. Privat hat er

auch einiges bewegt: Nachdem er noch länger ohne Freundin geblieben war, machte er nach seinem Examen eine Reise nach Barbados und verliebte sich dort in eine rassige farbige Einheimische. Die Beziehung hatte Folgen; er ist inzwischen Vater eines fast einjährigen Sohnes, den die Mutter bei sich behielt. Obwohl er sie heiraten wollte und sie zweimal auf seine Kosten hier war, entschied sie sich gegen Europa und Heirat; ihm bleibt jetzt nur, wenn er sein Kind sehen will, nach Barbados zu fliegen, was er je nach Finanzlage zwei- bis dreimal pro Jahr tut bzw. plant. Es gab viel Ärger rund um diese Beziehung, da die werdende Mutter materiell sehr fordernd war, was er weder adäquat beantworten konnte noch wollte. An all diesen Schwierigkeiten reifte er jedoch partiell und wurde durchsetzungsstärker, was sich in zum Teil heftigen Kämpfen mit anderen männlichen Gruppenmitgliedern zeigte, mit denen er intensiv rivalisierte. Wenige Male entarteten diese Diskussionen in sehr vulgäre Beschimpfungen, vor allem mit einem präpsychotischen Frühgestörten, der ihn auch mit ordinären Schimpfwörtern niederzumachen versuchte, wobei die restliche Gruppe zum Teil starr vor Schreck war und kaum wagte, dazwischenzugehen. Parallel dazu waren Medikamente schon bald nicht mehr nötig, der Patient stabilisierte sich partiell; seine immense Empfindlichkeit wurde immer deutlicher. Stationäre Behandlungen waren nicht nötig, auch ambulant brauchte er die Hausärztin kaum mehr.

2. Ergänzungen zur Psychodynamik der neurotischen Erkrankung

Wie schon oben dargelegt, ließ er sich heftig in den interaktionellen Gruppenprozess ein, dabei manchmal nonverbal, dann meist finster blickend und scharf beobachtend, dann wieder heftig verbal, oft so monologisierend, dass mir deutlich war, dass er kritische Kommentare unmöglich machen wollte. Selten schwänzte er, meist hielt er sich jedoch an die Gruppen-Vereinbarung, bei Nichterscheinen vorher zumindest auf meinen Anrufbeantworter zu sprechen. Er entwickelte zu den nur wenig Älteren heftige Bruder-Übertragungen, zum ältesten männlichen Gruppenteilnehmer eine Sohn-Übertragung, an der ich ablesen konnte, wie viel Angst er vor kritischen Eltern noch hat. Meine Gegenübertragung wechselte zwischen warmer Mütterlichkeit und Ärger über die allzu heftigen und vulgären Ausbrüche, die mir aber gleichzeitig seine Unfähigkeit zeigte, altersentsprechend mit Aggression umzugehen. Seine Triebhaftigkeit brach ähnlich heftig wie die aufgestaute Aggression durch und führte zu der äußerst schwierigen Beziehung zur Mutter seines Sohnes, in der er zwischen Wut, kindlicher Hilflosigkeit und zunehmend erwachsen-verantwortlichem Verhalten schwankte, wobei die Gruppe ihm durchaus hilfreich war. Seine Position in der Gruppe ist die des akzeptierten Benjamins, den die Gruppe wohlwollend erziehen will, während er revoltiert, wenn er dies merkt.

3. Ergänzungen zur neurosenpsychologischen Diagnose bzw. Differenzialdiagnose

Keine.

4. Zusammenfassung des bisherigen Therapieverlaufs

a) Der Patient hat sich intensiv auf die Gruppe eingelassen und mitgearbeitet, so gut er konnte. Er regredierte dabei zunehmend, kam auch in Gefahr, mit Alkohol abzurutschen, konnte dies aber bald wieder lassen. Er setzte sich mit seinen Eltern auseinander, zog aus, in eine eigene Wohnung, die er inzwischen nochmals wechselte, in eine ca. 50 km vom elterlichen Wohnsitz entfernte Kleinstadt. Dabei lösten sich die Fixierungen an beide Eltern deutlich, und seine Flexibilität nahm angesichts der Zwangsstruktur relativ viel zu.

b) und c) Weiter analytische Gruppentherapie nach Foulkes, der Praxis mit früh gestörten Patienten angepasst (d. h. gelegentlich mit notwendiger Einzelarbeit in der Gruppe, nicht nur mit Gruppendeutungen). Dabei ist es dem Patient möglich, seine Konflikte zunächst agierend darzustellen, dann aber auch, sie zu bearbeiten und schließlich erwachsen zu reagieren. Seine Heftigkeit erschreckt die Gruppe gelegentlich, wird aber auch angenommen, weil er vielleicht gelegentlich unbewusste Wünsche anderer Teilnehmer ausagiert.

5. Änderungen des Therapieplans und Begründung

Trotz der Fortschritte muss die Therapie noch fortgesetzt werden, was dem Patienten selbst bewusst ist; er überlegt, zu den Sommerferien aufzuhören, wenn er weiter stabil wird bzw. bleibt.

6. Prognose nach dem bisherigen Behandlungsverlauf

Die Prognose ist günstig; der Patient hat gute Entwicklungsschritte gemacht, braucht aber noch weiter den Halt der Gruppe, um das Begonnene fortzusetzen und zu vertiefen. Er hat schon viel verändert in seinem Leben und auch partiell gelernt, mit Frustrationen umzugehen. Er hat auch sein Umfeld verändert, zum Teil freiwillig, zum Teil gezwungenermaßen (Arbeitsplatz/Wohnort). Es ist ein intensiver Heilungsprozess im Gange, mit den dazugehörigen Turbulenzen bei einem Patienten seines Naturells. Ohne Gefahr einer erneuten Destabilisierung kann die Therapie derzeit nicht beendet werden.

Patientin I

Bericht zum Fortführungsantrag
PT 3b E Patientin I Datum

1. Wichtige Ergänzungen zu den Angaben auf PT 3a/E Ziff. 3 bis 5 (s. S. 71)

Zu den häufigen körperlichen Erkrankungen und Operationen berichtet die Patientin in der ersten Sitzung nach Genehmigung des Gutachtens, dass sie vom Mann der Schwester ihres Mannes mehrfach operiert wurde, der in Wanne-Eickel Chirurg sei. Sie bekam dadurch eine Behandlung erster Klasse, allerdings ist offensichtlich einiges schief gelaufen.

Daher bezahlt dieser Schwager jetzt zum Beispiel den Mercedes des Ehepaares und auch sonst ziemlich viel. Dieser Schwager machte u. a. die Hysterektomie, eine Nephropexie wegen einer Wanderniere, und dabei nähte er den Ureter (Harnleiter) zu, den er dann wieder eröffnen musste. Die ganze Familie des Ehemannes ist sehr dominant und zwingt die Patientin zu viel Unterordnung, was sehr regelmäßig von ihr mit Übelkeit und Magenweh beantwortet wird. Sie hat immer noch erhebliche Minderwertigkeitsgefühle wegen ihres ledigen Sohnes, der mittlerweile 17 Jahre alt ist und leichtes Asthma hat. Seit dem Beginn der Therapie der Mutter wurde es besser, in den letzten Monaten hatte der Sohn keine Anfälle mehr. Mit viel Aufregung und Schuldgefühlen berichtete die Patientin im Oktober, dass sie als junges Mädchen Geld gestohlen und im Garten vergraben hat, was sie bis heute quält. Eine fatale Rolle spielt der Vater der Patientin, der Trinker ist und sie nach dem Weggang ihrer Mutter nicht vor seiner Schwester, die sie versorgt hat, beschützt hat. Diese Schwester hat die Patientin häufig verprügelt. Jetzt hat die Patientin zu ihr trotzdem ein gutes Verhältnis, weil sie die Ungerechtigkeiten von damals mit ihr besprechen kann. Die ganze Familie war ungeheuer katholisch, lebt bis heute in Trier. Die Patientin hat auch in gewissem Maße eine Sexualstörung, die zum Teil religiös begründet scheint, fühlt sich auch durch die Triebstärke ihres Mannes real überfordert. Sie schläft mit ihm zwei- bis dreimal pro Woche, obwohl sie wenig Spaß dabei hat. Im Dezember 1986 hatte die Patientin einen synkopalen Anfall, der Mann entschuldigte sie für eine Therapiesitzung. Dabei fiel mir auf, dass er stottert. Für die Synkope wurde keine Ursache gefunden. Sie konnte im Nachhinein verstanden werden als Ausdruck des Partnerkonfliktes, der bis heute tobt. Die Patientin überlegt zunehmend, ob sie sich trennen soll.

2. Ergänzungen zur Psychodynamik der neurotischen Erkrankung

Die frühe weibliche Identifikation mit der Mutter ist ziemlich misslungen. Die Patientin sieht die Mutter, die in der Schweiz lebt und als sehr hinterhältig beschrieben wird, selten. Mit der Stiefmutter kommt sie bis heute besser aus. So ist sie äußerlich sehr weiblich, hat jedoch tiefe Minderwertigkeitsgefühle. Als Gegenbild zu dem Trinker-Vater hat sie einen überkorrekten katholischen Narzissten geheiratet, bei dem sie sich nicht wohl fühlt, weil er auf eine andere Weise genauso autoritär wie der Vater ist. Alle Aggressionen werden bzw. wurden somatisiert oder mit Zwangsmechanismen abgewehrt. Übertragung und Gegenübertragung sind weiter überwiegend positiv, wobei ich manchmal ärgerlich bin über die deutlich zu spürende Anspannung der Patientin, die diese aber verleugnet bzw. teilweise wohl gar nicht wahrnimmt.

3. Ergänzungen zur neurosenpsychologischen Diagnose bzw. Differenzialdiagnose

Komplexe frühe Störung mit ausgeprägten Somatisierungstendenzen, vor allem gastrointestinal. Außerdem deutliche Zwangs-struktur. F 45.0, F 60.5, F 34.1.

4. Zusammenfassung des bisherigen Therapieverlaufs

Die Patientin hat immer sehr gut mitgear-beitet; die Therapie wird im Sitzen durchge-führt, da die Patientin wegen ihrer Ängste nicht liegen kann. Sie hat während der ganzen Therapiezeit nicht ins Krankenhaus gemusst; häufiger waren Attacken von Ma-genschmerzen und Bauchweh, die zuneh-mend situationsbedingt verstanden werden konnten. Gegen Ende dieses Winters ent-wickelte die Patientin eine Knochenhaut-Entzündung der Nase, die vom Hals-Nasen-Ohren-Arzt mit Schmerzmitteln behandelt wurde, da er keine organische Ursache fand. Die Patientin wurde zunehmend freier und fing an, sich allmählich gegen ihren sehr au-toritären Mann zur Wehr zu setzen. Sie ent-wickelte eine vertrauensvolle Beziehung zu mir, kam auch unter schwierigen Verkehrs-bedingungen immer pünktlich zur Thera-pie. Erst in den letzten Wochen hat sie ihrem Mann gegenüber durchgesetzt, dass sie ein-mal pro Woche mit dem Pkw kommen darf und er dann mit dem Bus zur Arbeit fährt (mit öffentlichen Verkehrsmitteln ist sie ein-einhalb Stunden unterwegs). Zu Beginn der Therapie erlernte die Patientin bei einer Psy-chologin in der VHS das Autogene Training. Dies brachte keine sehr wesentliche Erleich-terung. Gegenwärtig überlegt die Patientin, ob sie wieder berufstätig sein möchte, und hat sich auch an einer Stelle beworben. Sie konnte zulassen, dass der Sohn vor wenigen Tagen mit einer Pfadfindergruppe in die Osttürkei gereist ist, was im Sinne einer Lockerung der symbiotischen Beziehung zu diesem unehelich geborenen Sohn zu ver-stehen ist. Dieser Sohn ist sehr narzisstisch besetzt, er ist fast ein Partner-Ersatz, vor allem dann, wenn es mit ihrem Ehemann sehr schwierig wird. Dieser macht den Sohn

immer wieder damit nieder, dass aus ihm eh nichts würde. Insgesamt läuft die Therapie erfreulich, die Patientin ist introspektions-fähig.

5. Änderungen des Therapieplans und Begründung

Keine Änderung des Therapieplans; weiter modifizierte Einzelanalyse im Sitzen über Eck.

6. Prognose nach dem bisherigen Behandlungsverlauf

Die Patientin kann ausreichend regredieren, weint jetzt ab und zu, lässt sich sehr auf mich ein. Sie scheint zunehmend flexibel und ent-wicklungsfähig, wenn auch die Fixierungen noch stark sind. Die Prognose ist günstig, die Therapie muss aber weiter fortgesetzt werden.

Patient J

Bericht zum Fortführungsantrag PT 3b E Patient J (bereits nach 80 Sitzungen nötig) Datum

1. Wichtige Ergänzungen zu den Angaben in den Abschnitten 1.–4. des Berichtes zum Erstantrag auf PT 3a

Trotz erheblicher Flugangst konnte er im Sommer nach Mallorca in Urlaub fliegen – mit seiner Freundin, die kurz davor das ge-meinsame Kind abgetrieben hatte, weil sie Tetracycline genommen hatte, ehe sie wuss-te, dass sie schwanger war. Nach jahrelanger Pause hatte er sich wieder mit zu Hause konfrontiert und danach in der Analyse berichtet, ein wie konservatives und ver-schlafenes Dorf seine Heimat ist, in dem je-der jeden kennt und strenge Moralkodizes herrschen. Es fällt ihm auch ein, wie ein be-wunderter älterer Nachbar ihm ungeheuer Angst vor den schädlichen Folgen des Ona-nierens eingeimpft hat und er sich nicht einmal traute, mit den älteren Brüdern oder mit den Eltern darüber zu reden. Er machte einen Weihnachtsbesuch zu Hause, weil der Vater einen leichten Apoplex erlitt, was Anlass war, ein Stück Vater-Problematik anzugehen. Der Patient hat offensichtlich eine wenig positive Beziehung zu dem sehr lange im Krieg gewesenen Vater gehabt. Die Beziehung der Eltern muss sehr karg gewesen sein, die Mutter rief eher die Söhne zu Hilfe, als sich selbst um den Vater zu kümmern. Der Patient fühlte sich bei der Mutter wohl sehr als Partner-Ersatz, war auch deshalb sehr willfährig, bis er merkte, dass er auch von ihr nicht sehr in seinen Bedürfnissen unterstützt wurde und zunächst nicht Kaufmann werden durfte. Mit dem gehassten älteren Bruder hat er gar keinen Kontakt mehr aufgenommen, mit dem unmittelbar älteren schon: Er will mit diesem und seiner Familie dieses Jahr in Urlaub fahren und hat ihn in Bremen besucht. Die unbewusste, sehr starke Rivalität zum Vater wird ihm erst langsam bewusst, die Entthronung mit zehn Jahren, als der Vater aus der Gefangenschaft kam, muss wohl eine so große narzisstische Kränkung für ihn gewesen sein, dass er sich noch nicht daran traut. Die Familie war in den Nachkriegsjahren wohl auch finanziell sehr knapp dran; er musste schon früh Brötchen ausfahren, um ein wenig Geld zu verdienen. Der an sich hoch intelligente und sensible Junge, der nur für die Mutter brav sein wollte, ließ sich immer ausnutzen, aus Angst vor den mächtigen größeren „Brüdern" und vor Vaterfiguren.

2. Ergänzungen zur Psychodynamik der neurotischen Erkrankung

Die passiv-abhängigen Wünsche des Patienten sind sehr groß; er lernt erst langsam, dass es für ihn befriedigender ist, eine eigene Meinung zu haben und diese in Initiative umzusetzen. Er traut sich jetzt, anderen etwas abzuschlagen, und baut die Vernich-

tungsängste ab. Er hat wohl eine starke inzestuöse Fixierung an die Mutter gehabt; der ödipale Hass und die neurotisch verarbeiteten Schuldgefühle werden immer deutlicher. In der Nachkriegszeit, als er zu nahe bei der Mutter war, entwickelte er anankastische Züge, sowohl zur Abwehr der ödipalen Impulse als auch zur Unterwerfung unter die Mutter. Aggressivität und Rivalität wurden aus Angst vor Strafe weitgehend verdrängt. Die Mutter ihrerseits war wohl sehr fordernd, wenig zärtlich, unerotisch und mochte wohl ihre Weiblichkeit so wenig, dass auch über das einzige Mädchen – mit wenigen Lebenswochen verstorben – kaum gesprochen wurde. Andererseits werden die Männer unterworfen und – im psychoanalytischen Sinne – kastriert, wobei der Patient und sein Vater die Hauptopfer waren. Die Übertragung des Patienten ist vorläufig noch positiv, meine Gegenübertragung schwankt eher, da mich das Devote ebenso ärgert wie die passiven Widerstände.

3. Ergänzungen zur neurosenpsychologischen Diagnose bzw. Differenzialdiagnose

Komplexe, vorwiegend depressive Frühstörung bei histrionischer und anankastischer Abwehr, Somatisierungsstörung.
F 34.1, F 60.5, F 45.0.

4. Zusammenfassung des bisherigen Therapieverlaufs

Gleich nach der Genehmigung der Analyse hatte der Patient folgende zwei Träume: „Es waren zwei Mädchen; die haben sich geschlagen, mit Pistolen geschossen, ich versuchte, sie auseinander zu bringen, eine schoss auf mich, ich dachte, ich hatte ein Loch in der Brust, und erwachte." Und zwei Tage später der Initial-Traum im Hinblick auf die Analyse: „Bei mir in der Wohnung, da war meine Mutter da, die lag im Bett und krümmte sich immer vor Schmerzen. Plötzlich kommen unter der Bettdecke Tiere hervor, ein Meerschweinchen, ein Hund (Pudel), ein Hamster und Katzen, und als das war, klingelte es bei mir, und wer steht vor der Tür: mein ältester Bruder mit seiner Frau, er nackt. Er tritt ein, und plötzlich sehe ich im Hof … da wurde etwas aufgebaut. Im gleichen Augenblick fuhr ein Kran vorbei an meinem Fenster hoch. Auf meine Fragen an den Bruder: ‚Was willst du da und wozu der Kran?‘ bekam ich keine Antwort von ihm und erwachte sehr wütend mit wahnsinnigem Herzklopfen.“ Beide Träume zeigen sehr deutlich den Zusammenhang mit seinen Körperängsten. Emotional war es für ihn sehr schwer, zuzulassen, dass seine Mutter Tiere gebärt; am ehesten konnte er sich mit dem Hund identifizieren! In dieser Zeit trennte er sich von seiner damaligen Freundin; inzwischen hat er seit fast einem Jahr eine trotz großer Schwierigkeiten anhaltende Beziehung zu einer Frau, die sich von ihrem zweiten Mann getrennt hat und die er schon aus der Zeit ihrer ersten Ehe kennt. Sie wurde auch einmal von ihm schwanger, er wäre gerne Vater geworden, die Freundin, die wohl ihrerseits eine Frühstörung hat, ließ eine Abtreibung vornehmen – aus Angst, das Kind könnte durch in den ersten Wochen genommene Medikamente geschädigt sein, nachdem ihr Hausarzt und Gynäkologe dazu geraten hatten. Beide überstanden diese traurige Geschichte zunächst relativ gut; später kam es zum Bruch, weil sich die Freundin nicht klar für ihn entscheiden konnte, „sondern zurück zu ihrem zweiten Mann zog, als ein gemeinsam gebautes Haus fertig wurde“. Sie konnte sich aber auch nicht vom Patienten lösen, mit dem anscheinend vor allem die intime Beziehung sehr befriedigend war, und lebt jetzt zwar nicht mehr in seiner Wohnung, sondern bei ihrer Mutter, aber ist viel bei ihm und fährt mit ihm in den Oster-Urlaub.

Der Patient hat immer sehr gut mitgearbeitet in der Analyse, wobei es häufig zu tiefen Regressionen kam – mit minutenlangem Schweigen und bleierner Müdigkeit, die sich mir mitteilte und die ich von anderen Analysen mit Frühgestörten her gut kenne. Zu Beginn der Therapie im Zusammenhang mit dem Mädchentraum konnte der Patient berichten, dass die Mutter 1950 (als er zehn Jahre war) ein Mädchen namens Helga als Frühgeburt gebar, das nach wenigen Wochen starb. Dies muss ihn so aufgeregt haben, dass es in der ersten Therapiezeit überhaupt nicht ausgesprochen wurde und möglicherweise verantwortlich ist für einen Teil der Todesängste, die er selbst immer wieder hatte. Das körperliche Befinden des Patienten wurde immer besser, er berichtete trotzdem in fast jeder Analysestunde darüber und tut es noch in den Stunden, in denen er gezwungen ist, über Symptome nachzudenken, weil sie auftreten. Dabei gelingt es ihm zurzeit immer besser, zu sehen, wie sie beim Unterdrücken eigener Bedürfnisse oder Aggression auftreten. Den Widerstand gegen die dominante Mutter agiert er vor allem in der Übertragung, durch Sitzenbleiben in Stunden, vor denen er Ärger mit anderen Frauen hatte. Dies konnte durchgearbeitet werden. Seine Durchsetzungsfähigkeit ist deutlich besser geworden; er kann mir auch – sicher noch viel zu selten – sagen, was ihm nicht gefällt, oder um Terminverschiebungen bitten, erlaubt sich auch minimale Verspätungen als Ausdruck von Aggression oder Zwang. Neue Symptome von Bedeutung sind nicht aufgetreten, Krankenhausaufenthalte waren nicht nötig.

5. **Änderungen des Therapieplans und Begründung**

Keine Änderung des Therapieplans; weiter Analyse im Liegen.

6. Prognose nach dem bisherigen Behandlungsverlauf

Die Prognose ist eher noch günstiger geworden; der Patient berichtet von eindeutigen Entwicklungen und Verhaltensänderungen, kann besser als früher regredieren und vor allem auch an seine diskreten, aber fixierten Widerstände herangehen, wobei ich die Länge der Beziehung benutzen kann, um unter Erhalt und Stärkung der Übertragung doch direkter zu deuten, als dies nach 80 Stunden möglich ist. Die Einsicht in die eigene Problematik ist bei dem Patienten auch entsprechend der Vorphase vor drei Jahren erheblich besser als sonst in vergleichbaren Fällen; trotzdem ist nochmals eine Phase von 80 Stunden voraussichtlich notwendig, um bei dem inzwischen 42-jährigen Patienten die ausreichende Umstrukturierung und Durchsetzungsfähigkeit sowohl in Partner- als auch in Geschäftsbeziehungen nicht nur zu erreichen, sondern auch auf Dauer zu stabilisieren. Die Auseinandersetzung mit dem Vater hat begonnen, ist aber noch nicht sehr intensiv. Im Vordergrund steht bei der Bearbeitung der ödipalen Situation noch immer seine ursprüngliche brave Abhängigkeit von der Mutter, der entsprechende Partnerbeziehungen folgten, die alle an der latent bleibenden Aggressivität scheitern mussten, ebenso wie an den deutlichen anankastischen Zügen. Diese sind gegenwärtig im Zentrum der Analyse und lockern sich, wie auch die phobischen Ängste. Trotzdem ist eine ausreichend lange Analysedauer anzustreben, denn die erste Kurz- und Gruppentherapie zeigte ja im weiteren Verlauf, dass der Patient eher dadurch blendet, dass es ihm schon sehr gut zu gehen scheint, wobei die starke Motivation dabei unterstützend wirkt, dass aber in der Tiefe noch sehr gravierende Fixierungen und Defekte sind, die aufgearbeitet werden müssen.

Patientin K

Bericht zum Fortführungsantrag Nr. 1 PT 3b E Patientin K Datum

1. Wichtige Ergänzungen zu den Angaben in den Abschnitten 1.–4. des Berichtes zum Erstantrag auf PT 3a

Anfänglich war die Patientin sehr zurückhaltend; mit der Zeit brachte sie sich immer mehr ein und riskierte auch zu widersprechen. Sie wurde offener und berichtete unter Tränen auch von schambesetzten Erinnerungen, zum Beispiel davon, wie sie einmal einen kleinen Jungen in der Schule verprügelt hatte, nachdem er sie maximal provoziert hatte. Obwohl das etwa 30 Jahre her ist, quält es sie noch immer sehr, woran man die Strenge ihres Über-Ichs ablesen kann. Jetzt kommt sie gerne und stets pünktlich in die Gruppe und wirkt schon deutlich lockerer. Während des Sommers hatte sie viele Gäste und unternahm selbst auch kleinere Reisen. Beim Besuch ihrer Schwester gab es Rangeleien; sonst sei sie nicht mehr so gereizt bei Besuchern, sondern sage gleich, was sie wolle und was nicht. Trotzdem fühlt sie sich noch immer leicht ausgeschlossen, was sie in der Gruppe thematisieren konnte. Körperlich war sie immer gesund seit Beginn der Gruppentherapie.

2. Ergänzungen zur Psychodynamik der neurotischen Erkrankung

Am meisten beeindruckt, dass die attraktive Frau tatsächlich die Männerwelt wohl völlig ausgeblendet hat, eigentlich bis heute, zumindest was Erotik und Sexualität betrifft. Dabei geht sie mit den männlichen Gruppenmitgliedern sensibel und zugewandt um; allerdings sind alle derzeit wesentlich jünger als sie. Sie war wohl immer sehr eigenständig, da sie schon als Kind für sich selbst sorgen musste. Mit den Dingen des

Alltags kommt sie gut zurecht. Übertragung und Gegenübertragung sind weitgehend positiv; ihren Widerstand agiert sie rigide, zum Beispiel damit, dass sie kein Ausfallhonorar bezahlen will, wenn ihr Konzert-Abonnement auf den Gruppenabend fällt, da sie dieses schon vor der Gruppentherapie gehabt habe.

3. Ergänzungen zur neurosen-psychologischen Diagnose bzw. Differenzialdiagnose

Im Wesentlichen hat sich die Diagnose nicht verändert: Es handelt sich vorwiegend um eine anal-depressive Persönlichkeit mit deutlichen histrionischen Komponenten, was die Beziehungsstörung betrifft.

4. Zusammenfassung des bisherigen Therapieverlaufs

a) Die Patientin arbeitet sehr gut mit, kann ausreichend regredieren und scheint noch flexibel genug für die gewünschte Verhaltensänderung.

b und c) Gruppenanalyse nach Foulkes, die Patientin beteiligt sich konzentriert, lässt sich auf die interaktionellen Prozesse ein und kann zunehmend besser ihre Konflikte in der Gruppe bearbeiten.

5. Änderungen des Therapieplans und Begründung

Keine Änderung des Therapieplans, da dies bei Gruppentherapie nicht möglich ist.

6. Prognose nach dem bisherigen Behandlungsverlauf

Die Prognose ist ausreichend günstig; infolge der Zwangsstruktur sind aber noch weitere Sitzungen nötig, bis die Patientin dauerhaft ihr Therapieziel erreicht hat.

Patient L

1. Wichtige Ergänzungen zu den Angaben in den Abschnitten 1.–4. des Berichtes zum Erstantrag auf PT 3a

Der stets gepflegte Patient fiel im Herbst 1998 relativ kurz nach dem Beginn der Gruppentherapie in eine so heftige Depression, dass ich ihm zur Erhaltung der Arbeitsfähigkeit für drei Monate Trimipramin in einer Tagesdosis von 50 mg geben musste. Sobald es ihm etwas besser ging, nahm er nur 25 mg. Im letzten Herbst hat sich das nicht wiederholt, sodass ich nach wie vor denke, es war eine biografisch bedingte, keine endogene Phase, wobei es natürlich keine letzte Sicherheit gibt. Seit Anfang 1999 brauchte der Patient keine Medikamente mehr. Er hatte einen Job als Filialleiter einer Fotokette gefunden, wobei er zwar völlig unterbezahlt war, aber doch wenigstens ein kleines sicheres Monatseinkommen hatte. Im Juli des Jahres wechselte er in eine andere Firma, in der er jetzt als Computer-Grafiker gefordert wird, was ihm durchaus Spaß macht und was er wohl kann. Nach ca. einem Jahr Therapie brachte er mir einmal ganz schüchtern seinen Werbe-Flyer, und ich war sehr beeindruckt von dessen Qualität. Nachteil des neuen Jobs sind ein sehr weiter Weg (einfach eineinhalb Stunden) und ein wohl sehr raues Arbeitsklima mit gegenseitiger Entwertung, was ihm derzeit zu schaffen macht. Der Konflikt mit seiner Frau schwellt weiter, ist aber nur einmal (Ende April 1999) so eskaliert, dass er nach einem Streit an einem Sonntagmorgen völlig verzweifelt bei mir anrief, dann angeradelt kam (ca. 20 km) und das Vollbild einer agitierten Depression bot. Ich konnte ihn aber wieder beruhigen; es gab auch einmal eine Paarsitzung, wobei deutlich wurde, dass die Ehefrau durchsetzungsstärker, aber auch recht neurotisch ist. Sie hat vor Jahren einmal eine Art Einzelanalyse gemacht, mit etwas verunglücktem Ende, glaubt aber (daher?), alles besser zu wissen und zu können, was für den Patienten natürlich schwer zu verkraften ist, wo er ohnehin von heftigen Selbstzweifeln geplagt wird.

An körperlichen Krankheiten aus dem Berichtszeitraum ist eine Leistenbruch-Operation zu erwähnen, die vor einigen Monaten stattfand, er aber recht gut überstand.

Er hat eindeutig an Selbstbewusstsein und Gruppenfähigkeit gewonnen, erlebt es selbst auch so, spürt aber, dass er noch nicht weit genug ist, um die Therapie jetzt beenden zu können, für die er den weiten Weg auf sich nimmt (vom Arbeitsplatz bis hier ebenfalls über eineinhalb Stunden). Er ist in der Gruppe ganz gut integriert, immer noch einer der zurückhaltenden Männer, kann sich aber schon spontan einbringen und sagen, was er möchte und was nicht. Seinen Eltern gegenüber hat er sich mithilfe der Interventionen der Gruppe in einer vorgezogenen Erb-Auseinandersetzung durchgesetzt, wobei der Vater ihn zwingen wollte, zugunsten des älteren Bruders, der das Geschäft weiterführt, auf jedes Erbe zu verzichten, damit der Bruder schuldenfrei bleibt. Er verweigert bis heute die Unterschrift. Die Geldsorgen sind im Moment etwas weniger drückend, zumal die Frau neben ihrem Einkommen (sie arbeitet jetzt auch wieder als angestellte Fotografin) – ebenfalls nach einem Streit mit ihrer Mutter – einige tausend Euro als vorgezogenes Erbe bekam. Der Patient ist noch immer subdepressiv, zum Teil auch gereizt, aber fähig, den Alltag zu bewältigen, offensichtlich auch ein guter Vater für seine inzwischen pubertierenden Kinder.

2. Ergänzungen zur Psychodynamik der neurotischen Erkrankung

Der Patient ließ sich zunächst vorsichtig in den Gruppenprozess ein und entwickelte seiner Biografie entsprechend das Verhalten eines unscheinbaren Sandwich-Kindes. Um mich warb er sehr vorsichtig, es war aber deutlich, dass er gerne gelegentlich eine „Extrawurst" gehabt hätte, indem er zum Beispiel nach einer Einzelsitzung fragte und, wenn er sie bekommen hatte, meist sagte, es sei nicht mehr nötig. Während der 80 Gruppensitzungen hatte er insgesamt zwei Einzel- und eine Paarsitzung; die Einzelsitzungen waren auch jeweils durch Exazerbationen des Paarkonfliktes bedingt. Meine Gegenübertragung war wie auch seine Übertragung weitgehend positiv, wobei ich gelegentlich Ärger über seine anale Klebrigkeit und die zähe Depression verspürte. Seine Widerstände agierte er vor allem mit mehr oder weniger beleidigtem Schweigen; selten kam er etwas zu spät, meist allerdings verkehrsbedingt. Er hat einen extremen Autonomie-Abhängigkeits-Konflikt, der ihm zunehmend bewusst wurde und den er in der Gruppe angeht.

3. Ergänzungen zur neurosen-psychologischen Diagnose bzw. Differenzialdiagnose

Anankastisch-depressives Syndrom; je mehr die depressiven Anteile abklingen, desto mehr kommen die analen in den Vordergrund; sein Perfektionismus ist immens. F 33.1, F 40.1 und F 42.9.

4. Zusammenfassung des bisherigen Therapieverlaufs

a) Der Patient hat bewusst immer so gut mitgearbeitet wie er konnte. Er regredierte ausreichend, wenige Male war er in Gefahr einer malignen Regression und parasuizidal. Langsam lösen sich die Fixierungen, und die Flexibilität hat deutlich zugenommen.

b) Gruppenanalyse nach Foulkes, modifiziert für früh gestörte Patienten. Deutliche Besserung der depressiven Hemmung und

Isolationstendenzen; bessere Alltagsbewältigung; verbesserte Konfliktfähigkeit.

c) Das zunächst schüchterne, eher beleidigte Gruppenmitglied (weil es wenig beachtet wurde) brachte sich langsam ein und ist jetzt ein ernst genommener Teilnehmer, auf den gehört und mit dem interagiert wird. Der Patient beteiligt sich jetzt – manchmal sogar mit hintergründig-schmunzelndem Humor – am interaktionellen Prozess und bearbeitet zunehmend präzise seine Konflikte, die er intelligent durchschaut und benennen kann.

5. Änderungen des Therapieplans und Begründung

Keine, bei Gruppentherapie naturgemäß auch kaum möglich; kontinuierliche Weiterarbeit.

6. Prognose nach dem bisherigen Behandlungsverlauf

Eindeutig gute Prognose nach dem bisherigen Verlauf; allerdings sicher nochmals mindestens 40 Gruppensitzungen nötig, zur weiteren möglichen Entwicklung und Stabilisierung.

Der Umwandlungsantrag

Allgemeines zur Abfassung der Umwandlungsanträge

Umwandlungsanträge sind eigentlich nichts anderes als Erstanträge mit zwei zusätzlichen Fragen vorab, und zwar muss der Behandler Stellung nehmen zur Frage, welches seine Gründe sind für die Umwandlung der bisherigen KZT in eine LZT und welchen Verlauf die KZT bisher hatte. Formal sieht das so aus:

10. Dient der Erstantrag einer Umwandlung von KZT in LZT, sind zusätzlich folgende Fragen zu beantworten und die Antworten im Bericht voranzustellen.

1) Welches sind die Gründe für die Änderung der Indikation und die Umwandlung in Langzeittherapie?

2) Welchen Verlauf hatte die bisherige Therapie?

Umwandlungsantrag von tiefenpsychologisch fundierter KZT in tiefenpsychologisch fundierte LZT: Patientin C

Bericht zum Umwandlungsantrag KZT/LZT Chiffre R 000000 Datum

10. Umwandlung von Kurzzeittherapie in Langzeittherapie

1) Obwohl ich von Anfang an der Ansicht war, dass die Patientin eine LZT bräuchte, konnte ich sie zunächst nicht davon überzeugen und beantragte daher eine KZT, die die Patientin nach zehn Sitzungen abbrach – mit der Versicherung, sie werde sich wieder melden, wenn es ihr wieder schlecht gehe. Das tat sie genau auf den Tag ein Jahr nach dem Erstgespräch und bat um erneute Therapie nach einem Telefonat mit ihrer Mutter, das eine wieder aufgetretene Depression verschlimmert habe. Da die restlichen genehmigten Sitzungen der KZT verfallen sind, weil die Pause länger als ein halbes Jahr war, ist jetzt ein ausführlicher Antrag erforderlich.

2) Die Patientin erholte sich während der KZT rasch bzw. verlangte von sich, es müsse auch wieder ohne Therapie gehen; bereits nach sechs Wochen hatte sie eigenmächtig das Antidepressivum abgesetzt und es mir erst im Nachhinein gestanden. (Dies tun gerade ältere Patienten gerne, denen Tabletten ein Horror sind.) Sie arbeitete mit, so gut sie konnte, und „beichtete" nach Absetzen der Tabletten, dass sie seit ca. 15 Jahren eine massive Angst in Skiliften hat; der Lift kön-

ne stehen bleiben oder sie selbst herausfallen. In der von ihr bestimmten vorläufig letzten Sitzung ging es ihr nach einem Telefonat mit ihrer Mutter zwar schlecht: Sie hatte wieder vermehrt Ohrgeräusche und Blasenprobleme, hatte es aber fertig gebracht, der Mutter zu sagen: „Du hast dich schon lange nicht mehr für uns interessiert", woraufhin die Mutter den Hörer aufgelegt hatte, und seither gehe es ihr, der Patientin, besser.

1. Spontanangaben des Patienten

Die gut aussehende, damals 62-jährige Patientin wurde mir von ihrer Gynäkologin als Notfall Ende Dezember 2002 wegen einer erheblichen Depression geschickt. Sie berichtete, dass sie schon seit zwei Monaten wieder merke, dass sie Angst vor dem Sterben habe und „sehr kritisch" geworden sei (sie meint damit gereizt) und es sie stimmungsmäßig immer wieder „heruntergezogen habe". Sie habe schon vor zwölf Jahren mit Ende 40 Depressionen gehabt mit Panikattacken und Selbstmordgedanken und war damals beim Nervenarzt im Nachbarort, der ihr Sinquan® gab und mit ihr sprach. Das Sinquan® habe sie „ruhig gestellt"; das Ausschleichen davon weg sei schwierig gewesen und habe ein Jahr gedauert. Und dann sagt sie: „Die Angst habe ich ein Leben lang gehabt."

2. Kurze Darstellung der lebensgeschichtlichen Entwicklung

a) Die aus einem vornehmen Haus in Ostpreußen stammende gepflegte und sehr diszipliniert wirkende Patientin (Vater Stabsarzt, Großvater Chef einer Nervenklinik, beide angeblich hochsensibel und auch zu Depressionen neigend; Mutter aus reichem Hause) erinnert sich noch (inwieweit es Deckerinnerungen sind weiß ich nicht sicher) an „die furchtbare Flucht, auf der innerhalb einer Woche beide Großeltern starben", als sie vier Jahre alt war. Ihre Mutter war erst 19 Jahre bei ihrer Geburt, die Beziehung zu ihr, die 81-jährig mit einem zehn Jahre jüngeren Freund zusammenlebt, ist immer wieder Auslöser für die Depressionen der Patientin. Ursprünglich wurde sie von ihr sehr verwöhnt: „ein Mädchen muss nichts können, nur schön sein", und das war die Patientin wohl. Die Mutter sei bis heute sehr attraktiv, die Eltern hätten aber nie „zusammengefunden" und so kam es zur Scheidung als die Patientin fünf Jahre alt war. Schon vorher war sie meist bei der Großmutter mütterlicherseits, „die hatten ein großes Haus mit Chauffeur", der sie allerdings einmal in die dunkle Garage einsperrte, weil sie seine Küken ertränkt hatte. Sie habe nicht geweint, weil sie ihm den Triumph nicht gönnen wollte. Die Mutter hatte zur Hochzeit von den Eltern eine Eigentumswohnung bekommen, an die sich die Patientin noch erinnert: „Sie war groß und kalt, keine Familien-Wärme." Geflohen ist die Mutter mit ihr zur Witwe eines Kunstmalers an den Ammersee, mit der sie befreundet war. Da lebten sie ein Jahr lang, dann zogen sie in ein Hotelzimmer in Bad Kissingen. Gelebt hätten sie vom Versetzen des Schmucks der Großmutter. Dann habe ihre Mutter ihren zweiten Ehemann kennen gelernt, der kaufmännischer Angestellter war und sich bis zum Vorstandsvorsitzenden einer großen Firma hocharbeitete, sodass die Patientin ein Wechselbad von reich-arm-reich als Kind erlebt hat. Geheiratet hat sie selbst einen Mann aus einfachen Verhältnissen, was sie etwas verächtlich berichtet, andererseits sei es ein wunderbarer Mann (neun Jahre älter), er habe ihr den Vater ersetzt, der ebenfalls wieder geheiratet hatte und dadurch der Kontakt fast völlig abbrach, weil seine neue Frau sie nicht wollte. Er sei immer der Fels für sie gewesen, bis er vor elf Jahren ein Aneurysma im Kopf bekommen habe und vor zweieinhalb Jahren ein Hypernephrom links, das bisher nicht metastasiert hat. Vor einem Jahr habe er eine Hüft-Endoprothese gebraucht; sie müsse sich jetzt ständig um ihn sorgen. Es gibt aber immer noch sporadischen sexuellen Kontakt der beiden, es kann dem Mann, der auch mit ihr leidenschaftlich Golf spielt, so schlecht nicht gehen. Die Patientin selbst ist noch so fit, dass sie seit fast 20 Jahren als Fremdenführerin bei der Stadt München arbeitet, immer noch zwei- bis dreimal in der Woche. Die übrigen Werktage fährt sie mit der S-Bahn zu ihrer einzigen Tochter und hütet die inzwischen zwei Enkel, da die Tochter einen reichen Mann geheiratet hat, weswegen sie viel auf Gesellschaften müsse. (Der Neid ist durchaus zu spüren, auch die Kränkung, weil der Schwiegersohn sie an den Wochenenden nicht sehen will. Sie und ihr Mann werden zwar in die Ferienwohnungen mitgenommen, sind dort aber als Babysitter und „Hausangestellte" gefragt und können sich nicht erholen). Von ihrem Vater hat sie zwei Halbgeschwister, einen Bruder und eine Schwester, zu denen praktisch kein Kontakt besteht. Von ihrer Mutter gibt es ebenfalls zwei Halbgeschwister, eine Schwester starb mit 46 Jahren an einem gynäkologischen Karzinom: „Das hätte nicht sein müssen, sie war leichtsinnig wie die Mutter, es wurde zu spät entdeckt". Der jetzt 49-jährige Bruder lebt nach seiner Scheidung wieder im Haus der Mutter mit ihr und „bekommt alles" von dieser. Im Augenblick prozessiert die Patientin gegen die Halbgeschwister vom Vater her um ihr Pflichtteil des vor drei Jahren verstorbenen Vaters. Sie möchte gerne erben, um sich mehr leisten zu können, da die Rente ihres Mannes (der von einem 400 Jahre alten westfälischen Bauernhof stammt und mit seinen Brüdern nach dem Krieg nach Bayern ging, um hier in einer inzwischen insolvent gewordenen Firma zu arbeiten, was ihn seine Betriebsrente kostete) ziemlich knapp ist.

b) Körperlich ist die Patientin ziemlich zäh und drahtig; sie kämpft aber seit der Jugend mit rezidivierenden Harnswegsinfekten bzw. einer Reizblase, die sie auch im Moment so quält, dass sie mich in der letzten Sitzung um ein Medikament bat. Ansonsten hatte sie nach der Flucht eine wohl längst ausgeheilte Hepatitis. Im Mai 2003, kurz bevor sie die Therapie unterbrach, weil sie meinte, sie komme alleine zurecht, hatte sie nach einem aufregenden Telefonat mit ihrer Mutter mit Ohrgeräuschen, Reizblase und einem Hautausschlag reagiert.

c) Das wohl recht begabte Mädchen wurde einerseits mit preußischer Strenge erzogen, andererseits verwöhnt und blieb in seinen von der Mutter genährten Träumen von einem Luxusleben infantil fixiert. Sie traute sich nie genug zu, glaubte immer, die Männer müssen die Starken sein, bis ihr Mann erkrankte und sie eine Rollenumkehr durchlebte, die sie aber ziemlich gut bewältigte. Auch den Flucht bedingten Ortswechsel stand sie tapfer durch, entwickelte aber ein enormes Bedürfnis nach einem beständigen Nest, weswegen ihr Mann auch ein kleines Haus mit viel Eigenarbeit gebaut hat. Sie blieb durch ihre Tätigkeit geistig flexibel und vielseitig interessiert. Motor war immer, dass sie in die Oberschicht hineinwachsen wollte, aus der die Vorfahren kamen. Sie bedauert bis heute, dass sie nicht mehr gefördert wurde von der reichen Mutter und dem Stiefvater, der sie jahrelang sexuell missbrauchte, was sie erst nach einigen Sitzungen gestand. Es ging nicht bis zum Geschlechtsverkehr, aber sonst musste sie ihm zu Willen sein. Die Mutter habe es wohl geahnt, aber nicht wissen wollen.

d) Sie hat keine höhere Schulbildung bekommen, das hielt die Mutter nicht für nötig, auch keinen Beruf gelernt, sondern sich im Selbststudium mit zwei Fremdsprachen und Stadtgeschichte so fit gemacht, dass sie die Prüfung als Fremdenführerin bestand. Da sie trotz ihres Alters noch immer sehr gefragt ist, kommen ihre Führungen wohl beim Publikum gut an.

3. Krankheitsanamnese

Abgesehen von den bereits oben dargelegten Blasenproblemen, die einmal stationär in einer urologischen Klinik abgeklärt wurden, derzeit kein gravierender pathologischer Organbefund. Rezidivierende depressive Episoden, deren Genese fraglich ist. Ich neige zur Annahme, sie sind psychogen und nicht Stoffwechsel bedingt ausgelöst. Guter Allgemein- und Ernährungszustand.

4. Psychischer Befund zum Zeitpunkt der Antragstellung

a) Die sicher hochintelligente und differenzierte Patientin baute sofort einen emotionalen Kontakt auf, der Hilfe suchend, aber auch skeptisch und distanziert war, auch wenn sie weinte. Ihre Einsichtsfähigkeit und Krankheitseinsicht ließen zunächst zu wünschen übrig, wurden dann aber immer besser und sind jetzt gut. Das Gleiche gilt für die Motivation.

b) Die Patientin ist immer noch bzw. war zu Beginn der Psychotherapie erstaunlich elternfixiert, wobei das Übergewicht auf der Mutterfixierung liegt. Ihre Persönlichkeitsstruktur ist narzisstisch-depressiv, auch mit deutlichen analen Anteilen. Sie bietet eine Fülle von frühen und reiferen Abwehrmechanismen. Spaltung, Verleugnung, Idealisierung, Identifikation mit dem Aggressor, Rationalisierung sind immer wieder deutlich zutage getreten.

c) Der psychopathologische Befund ist abgesehen von der deutlichen Depression nicht sehr auffällig: Bewusstsein, Denken und Merkfähigkeit sind nicht gestört, sie kreist allerdings immer wieder um die gleichen Inhalte und grübelt. Offene Suizidalität fehlt ebenso wie produktive Symptome.

5. Somatischer Befund bzw. Konsiliarbericht

Die Patientin ist für ihr Alter ausgesprochen fit, internistisch und grobneurologisch kein gravierender Befund.

6. Psychodynamik der neurotischen Erkrankung

Die materiell früh verwöhnte Tochter einer reichen, aber emotional instabilen Mutter und eines im Kriegseinsatz abwesenden Vaters identifizierte sich mit der Mutter, die ihr vermittelte, als Frau müsse man nur den Männern gefallen, aber nichts lernen oder können. Da diese Mutter das kleine Kind weitgehend den Großeltern und Bediensteten überließ, konnte es sich aber nicht völlig identifizieren, sondern entwickelte neben dem mangelnden Zutrauen in die eigenen Fähigkeiten allerhand zwanghafte Mechanismen, um dem inneren Chaos entgegenzuwirken. Sie lernte früh Aggression zu unterdrücken und immer eher „Liebkind" zu sein. Ihre mörderischen Impulse ließ sie einmal an den Küken des Chauffeurs aus, der sie dann in die finstere Garage einschloss, für wie lange weiß sie nicht mehr. Es ist erstaunlich, dass die Patientin relativ wenig offen Histrionisches entwickelte und auch stabile Partnerbeziehungen hatte (ihre „große Liebe" zu einem verheirateten reichen Mann dauerte mehrere Jahre, ihre Ehe ist mehr als drei Jahrzehnte stabil).

Der Mann diente dabei als Ersatzvater, bis er vor ca. zwölf Jahren erstmals schwer krank wurde. Obwohl sie es sich nicht zutraute, hat die Patientin seither alles gut gemanagt. Die beiden depressiven Krisen in der Weihnachtszeit 2002 und 2003 waren durch Auseinandersetzungen mit der Mutter und Schuldgefühle ihr gegenüber ausgelöst, auch die letzte Depression vor ca. zwei Wochen begann nach einem enttäuschenden Telefonat mit einer älteren Freundin, die ihr Schuldgefühle mit dem Statement machte:

„Deine Mutter ist doch so nett und alt dazu, da musst Du dich doch kümmern." Es gelingt der Patientin immer wieder und immer rascher aus den Krisen mit Eigenaktivität herauszufinden, wobei sie eine weitere Ursache, den problematisch werdenden Zustand ihres Mannes, dessen Tod sie fürchtet, nur sehr selten anspricht. Neidgefühle auf die Schönen und die Reichen, so auch ihre Tochter und ihren Bruder werden ihr immer bewusster, seit ich sie ihr spiegele. Auch das Abtrauern eigener nicht mehr vorhandener Möglichkeiten trägt zur jetzigen Krise bei.

7. Neurosenpsychologische Diagnose zum Zeitpunkt der Antragstellung

Narzisstisch-depressives Syndrom, exazerbiert mit rezidivierenden depressiven Episoden (F 32.1) und Somatisierungsstörung in Form einer Reizblase (F 45.0). Kein eindeutiger Anhalt für endogene Depression.

8. Behandlungsplan und Zielsetzung der Therapie

Die jetzt beantragte weitere Therapie soll auf dem Boden der inzwischen sehr tragfähigen positiven Übertragung der Patientin weitere Einsichten und daraus folgende Verhaltensänderungen ermöglichen, sodass die Depressionen und die Reizblase für die Dauer abklingen. Sie lernt gerade anderen etwas abzuschlagen und hat den Telefonkontakt zu ihrer Mutter weitestgehend eingeschränkt. Sie entdeckt ihre unterdrückte enorme Aggression für die sie unschädliche Ventile finden muss und sich auch damit bejahen lernen. Außerdem muss in ihrer Situation das Altwerden und Sterben bearbeitet werden.

9. Prognose der Psychotherapie

Da die Patientin nach einer Pause von Mai bis Dezember 2003 einsichtiger und motiviert wieder gekommen ist und verlässlich ihre Termine wahrnimmt, zuverlässig und introspektiv erscheint, ist die Prognose für die begrenzten Therapieziele ausreichend

gut. Sie ist immer noch relativ flexibel und entwicklungsfähig, hat ihr Leben partiell gut bewältigt und regrediert nicht im Übermaß.

Umwandlungsantrag von tiefenpsychologisch fundierter KZT in analytische Einzel-LZT: Patient D

Bericht zum Umwandlungsantrag KZT/LZT Chiffre D 000000 Datum

10. Umwandlung von Kurzzeittherapie in Langzeittherapie

1) Der Patient kam im November in einer akuten suizidalen Krise, sodass ich zuerst diese behandeln musste, ehe ich mir eine ausreichend sichere Meinung über das optimale Therapieverfahren bilden konnte. Daher beantragte ich zunächst eine KZT zur Krisenintervention und Abklärung der mir eigentlich sofort klaren Notwendigkeit einer LZT. Diese wurde vom Patienten im Juni des folgenden Jahres abgebrochen; er kam erst im Oktober wieder auf Gerichtsbeschluss hin (er wurde wegen Betrug verurteilt und unter Betreuung gestellt, da er immense Schulden gemacht hatte, weil er keinen realistischen Bezug zu Geld hat). Ich habe ihn probeweise im neuen Jahr in analytische Einzeltherapie genommen, für die ich jetzt diesen Antrag stelle.

2) So labil, wie der Patient sich zeigt, so war sein Besuch der Therapiesitzungen: Meistens erschien er pünktlich, sogar oft zu früh, dann wieder sagte er rechtzeitig auf dem Anrufbeantworter ab; zu dem vorübergehenden Therapieabbruch kam es vermutlich deshalb, weil er beleidigt war, als er plötzlich unangemeldet um 14 Uhr an meinem Privathaus klingelte und sich Tabletten holen wollte (er hatte seit März von mir mehrfach Amitriptylin 75 mg retard zur

Nacht bekommen) und ich ihm sagte, so gehe es nicht, ihm aber doch wieder einige Tabletten mitgab (wegen der immer wieder aufkeimenden Suizidalität verschrieb ich ihm keine größeren Packungen und sagte ihm, er solle in den Sitzungen jeweils berichten, wie es ihm ging und ob er neue Tabletten wolle, da er sehr ambivalent war, nicht nur in dieser Hinsicht). Zu den letzten zwei Sitzungen erschien er nicht und meldete sich auch nicht ab, weswegen ich seinen Betreuer fragte, was los sei. Dieser wusste, dass er einen Nebenjob angenommen hatte, der bis 19 Uhr dauert, während er um 18.30 Uhr bei mir hätte sein sollen. Gestern bekam ich wohl (auf die Intervention des Betreuers) eine schriftliche Entschuldigung und Erklärung sowie die ihm vor drei Wochen zum Ausfüllen mitgegebenen Antragsformulare, sodass ich jetzt den Antrag eilig stelle, da der Patient ab Mitte März wiederkommen will (sein Job endet am 7. März). Dem Betreuer hatte er erzählt, er habe sich bei mir auf dem Anrufbeantworter abgemeldet, was eher unwahrscheinlich ist, weil der die ganze Zeit über intakt war! Ich beschreibe diese Geschichte so ausführlich, weil sie schon deutlich seine Charakterpathologie zeigt: Er verhält sich wie ein kleines Kind, das etwas angestellt hat und versucht, sich mit Tricks und Lügen herauszuwinden. Das war auch die Ursache seiner Schulden.

1. Spontanangaben des Patienten

Wie bereits erwähnt, kam der Patient in einer akuten suizidalen Krise, überwiesen von seiner Hausärztin, die ihn seit frühester Kindheit betreut und selbst Angst hatte, dass er sich umbringe. Ein sehr großer, dunkelhaariger, massiger junger Mann machte auf mich sofort einen sehr gehemmten Eindruck. Schon bei der telefonischen Terminvereinbarung hatte er gesagt, er habe sich etwas aufgebaut, und das sei alles zusammengebrochen. Dann erfahre ich als Erstes im Gespräch, er sei staatlich geprüfter Kinderpfleger und arbeite Teilzeit bei seiner Heimatgemeinde als Mittagsbetreuer für die Grundschüler der ersten beiden Klassen von 10 bis 14 Uhr. Die Gemeinde könne ihn nicht mit irgendetwas Vollzeit beschäftigen, so müsse er dazu verdienen und habe sich daher, weil er Kinder so möge, seit zwei Jahren mit dem „Kinderbüro D." eine zusätzliche Existenz aufgebaut. Das sei an sich erfolgreich gewesen (er zeigt mir einen positiven Bericht mit Foto, das ihn inmitten von Kindern zeigt, im Lokalanzeiger), er habe sich aber verkalkuliert und sei dazu noch ein paar Mal betrogen worden, sodass er keinen Ausweg mehr sehe als sich umzubringen, weil er sich so schäme. Immer wieder leicht stotternd und lispelnd berichtet er mit längeren Pausen, in denen er finster vor sich hinbrütend dasitzt und weitere Details über die Entwicklung seiner Pleite erzählt. Dabei wird mir deutlich, dass er viel zu „blauäugig", das heißt vertrauensselig und naiv, ist und dadurch leicht zum Opfer wird.

2. Kurze Darstellung der lebensgeschichtlichen Entwicklung

a) Der einzige Sohn einer Berufsschullehrerin und eines Diplom-Ingenieurs hat eine sieben Jahre ältere Schwester, die in einem anderen nahe gelegenen Ort verheiratet ist und drei Kinder hat. Er finde, die Schwester sei von beiden Eltern immer bevorzugt worden, da er die hohen Erwartungen an ihn nicht erfüllt habe und bereits im Kindergarten als groß und linkisch aufgefallen sei. Angeblich wurde ein Sotos-Syndrom diagnostiziert. Die dafür möglicherweise vorhandenen Unterlagen habe ich leider nie gesehen. Ich halte es für möglich, glaube aber eher, dass es sich um eine komplexe Frühstörung bei einem sehr großen Jungen handelt, dem immer wieder vermittelt wurde, er sei nicht so, wie er sein sollte. Seine Mutter bezeichnet er als „Meckerziege", sie arbeitet mit 55 Jahren noch Vollzeit als Berufsschullehrerin in M. Sie kontrolliere alles und mache alle seine Post auf. Der Vater habe früher mit ihm Fußball gespielt oder Radtouren gemacht, jetzt hätten sie sich auseinandergelebt: „Ich kann nicht mit ihm; ich habe keine Beziehung zu ihm." Die drei Personen würden zusammen leben wie in einer Wohngemeinschaft. Er gehe immer sofort nach dem Essen auf sein Zimmer; ausziehen könne er mangels Geld nicht. Auch sein Kinderbüro betreibt er von seinem Elternhaus aus.

b) Er war wohl schon früh ziemlich groß, hat jetzt Schuhgröße 47, was in seiner Altersgruppe aber gar nicht so selten ist. Als Kind war er nie ernsthaft krank, soweit er sich erinnert. Nach dem Erstgespräch war er wegen Durchfällen bei der Hausärztin; die schickte ihn zum Ultraschall, und der internistische Kollege wollte ihn wegen Malignitätsverdacht in die Klinik einweisen. Als er sich weigerte, bekam er Pentasa®. Ich denke, er kann generell solche Mechanismen auslösen, in seiner linkischen Art, die Helferimpulse provoziert; andererseits ärgert er sich und andere durch seine zum Teil grotesken Versuche, Dinge zu beschönigen.

c) Die psychische Entwicklung war sicher auffällig, wann es aber begann, ist unklar. Ich halte ihn nach der bisherigen Therapie nicht für minderbegabt, wohl aber zum Teil nicht einsichtig, was die Folgen seines Tuns betrifft. Er ist nicht kriminell, sondern schlittert in immer größere Schwierigkeiten hinein, beim Versuch, solche zu vermeiden und die bisherigen zu beseitigen. Bei einem vor einiger Zeit durchgeführten Intelligenztest, so berichtete mir der Betreuer, habe er einen IQ von 115 erreicht. Das halte ich für realistisch, auch wenn er manchmal wirklich dumme Dinge macht. Dies sehe ich im Rah-

men seiner zweifellos vorhandenen Persönlichkeitsstörung; er hat immerhin die Mittlere Reife und seine Ausbildung als Kinderpfleger geschafft, kann sogar mit dem Internet umgehen und Reisen mit den Kindern bis auf den Geldteil minutiös richtig planen und auch durchführen. Er ist sicher partiell retardiert in seiner psychosexuellen Entwicklung, aber nicht so generell wie jemand mit Sotos-Syndrom.

d) Er gerät sehr leicht in die Außenseiterrolle, bringt sich auch selbst dahin. Dies war wohl schon immer so, allerdings ist es auch glaubhaft, dass er zu Hause hinter der Schwester rangierte, das heißt sich also oft „draußen" fühlen musste. Da er sich mit Gleichaltrigen oder Erwachsenen schwer tut, fühlt er sich am wohlsten mit Kindern, was er zu seinem Beruf und zu seinem Hobby gemacht hat. Weitere Hobbys sind Segeln, Reisen, Rad fahren und Wandern.

3. Krankheitsanamnese
Körperlich schwer krank war er meines Wissens nie. Auch jetzt ist er körperlich voll belastbar. Er war noch nie länger in Psychotherapie, lediglich zur Abklärung seines auffälligen Verhaltens als Kind im Kinderzentrum in München.

4. Psychischer Befund zum Zeitpunkt der Antragstellung
a) Der emotionale Kontakt blieb dünn; der Patient schaut meist vor sich hinunter, wirkt gedrückt und umständlich; neigt zur Perseveration. Er wirkt im Gespräch nicht unintelligent, hat manchmal sogar einen hintergründigen Humor. Er ist äußerst empfindlich und leicht gekränkt. Seine Erzählungen wirken mäßig differenziert, seine Krankheitseinsicht ist schwankend, wohl auch die Einsichtsfähigkeit. Ob seine Motivation zur Therapie wirklich echt ist, habe ich bis heute nicht eindeutig herausfinden können. Jetzt hat er mir erzählt, er sei auf Gerichtsbeschluss hin hier; sein Betreuer

weiß davon aber nichts, und ich habe keine Akteneinsicht gehabt. In jedem Fall schwankt die Motivation mit seinem psychischen Befinden: Geht es ihm gut, ist sie sehr wackelig.

b) Er ist immer noch unbewusst an beide Eltern fixiert, hat eine vorwiegend narzisstisch-depressive Persönlichkeitsstruktur und spaltet daher unangenehme Affekte ab oder verleugnet unangenehme Wirklichkeiten. Ungeschehen-Machen ist ebenso eine seiner Abwehrformen, zusätzlich das Verkennen der Realität. Inwieweit er gelegentlich manische Abwehrformen hat, kann ich noch nicht völlig sagen; vieles sieht danach aus.

c) Der Affekt ist eher flach und eingeengt auf depressive Inhalte, bis hin zu Suizidideen, wenn er denkt, er schaffe es nicht zu einem Leben zu kommen, wie er es möchte. Das Bewusstsein scheint nicht gestört, auch wenn er manchmal abwesend, wie in Trance, wirkt. Ich denke eher, dass er dann mit den Gedanken um seine Themen kreist; dass er Stimmen hört, glaube ich nicht.

5. Somatischer Befund bzw. Konsiliarbericht

Völlig gesunder Brillenträger mit gutem Allgemein- und Ernährungszustand. Ich versuche, ihn zu einer nochmaligen exakten neurologischen Abklärung zu bewegen, will aber im Moment nicht mehr Druck machen, da er nur mühsam die ganzen Gerichtstermine durchgestanden hat.

6. Psychodynamik der neurotischen Erkrankung

Wie ich partiell bereits weiter oben ausgeführt habe, hat der Patient wohl keine ausreichend positiven Eltern-Introjekte entwickeln können und daher ein äußerst defizitäres Selbstwertgefühl. Er hat keine ausreichende Frustrationstoleranz, sodass er entweder in einer Art manischen Verhaltens am Rande des Kriminellen Schulden macht oder auch leichtsinnig handelt, während er

zu anderen Zeiten wieder sehr verantwortlich scheint. Er ist in einer Reifungskrise durch die Diskrepanz zwischen seinen erwachsenen Anteilen und naiver einsichtsloser Sturheit; dann verhält er sich wie ein trotziges Kind und wundert sich, dass er Ärger bekommt. Im Augenblick hat er sich in eine ihm ausweglos erscheinende Lage gebracht, wobei ihm als Lösung primär nur der Suizid einfällt, mit dem er sich auch an den Eltern rächen will. Seine konkretesten Phantasien gingen so weit, wer zu seiner Beerdigung wohl komme und dass es den Eltern dann wohl peinlich wäre, an seinem Grab zu stehen. Es ist wohl eine lange Entwicklung, die zur Dekompensation geführt hat, auch infolge großer Ungeschicklichkeiten zunächst, primär nicht schuldhaft.

7. Neurosenpsychologische Diagnose zum Zeitpunkt der Antragstellung

Der junge Mann hat sicher eine schwere Depressive Persönlichkeitsstörung mit manischer Abwehr; inwieweit dabei ein Sotos-Syndrom ursächlich ist, kann ich noch nicht ausreichend beurteilen. Symptome sind: unreife Persönlichkeit (F 60.8), Lispeln (F 80.8), deutliche Zwangsanteile (F 42.9). Bislang hat der Patient kein eindeutiges manisches Verhalten gezeigt; die Art, wie er zu seinen Schulden kam, war nicht manisch, weshalb ich eine anlaufende Zyklothymie im Moment für unwahrscheinlich halte. Erst der weitere Therapieverlauf kann die noch vorhandenen diagnostischen Schwierigkeiten klären. Die bisherige Therapie war vorwiegend an den aktuellen Nöten orientiert, klärend und stützend, wirklich aufdeckende Arbeit war noch kaum möglich.

8. Behandlungsplan und Zielsetzung der Therapie

Bei diesem Patienten gibt es Argumente sowohl für analytische Einzel- als auch für eine Gruppentherapie; auch für eine dynamische Psychotherapie nach A. Dührssen spricht Einiges. Nach reiflicher Überlegung beantrage ich im Einvernehmen mit dem Patient eine modifizierte Einzelanalyse wie bei Frühstörungen, im Sitzen (über Eck), damit er nicht zu sehr regrediert und den Blickkontakt suchen kann, wenn er ihn braucht. Dabei soll versucht werden, die notwendige psychosexuelle Nachreifung zu erreichen und ihm vernünftige Ventile für seine Triebe zu ermöglichen.

9. Prognose der Psychotherapie

Die Prognose ist unsicher; ich halte aber einen Therapieversuch für notwendig und doch zumindest partiell aussichtsreich, da der Patient zunehmend problembewusst wird, meist verlässlich war und noch entwicklungsfähig erscheint, wenn auch nicht sehr flexibel.

Umwandlungsantrag von tiefenpsychologisch fundierter KZT in analytische Gruppentherapie: Patient D (Beispiel für mehrere mögliche Behandlungsverfahren beim gleichen Patienten)

Um mich nicht unnötig zu wiederholen, folgen hier nur die für die Gruppentherapie nötigen Teile des Antrags, nämlich der Behandlungsplan und ein veränderter letzter Satz zu den Gründen für die Änderung der Indikation und die Umwandlung der Therapieform (10.1, s. S. 100). Der Satz lautet: Ich habe ihn daher zum neuen Jahr in eine analytische Gruppe genommen, da ich glau-

be, dass er zwar auch von einer Einzeltherapie viel profitieren könnte, aber in Gruppen von Erwachsenen besonders schlecht zurechtkommt.

8. Behandlungsplan

Nach reiflicher Überlegung und Besprechen mit dem Patienten möchte ich die Umwandlung in eine analytische Gruppentherapie beantragen; die diesbezüglichen Probestunden scheinen ermutigend. Die heterogen zusammengesetzte Gruppe hat ihn angenommen; es ist u. a. ein gleichaltriger Student in der Gruppe, der am 1. Februar mit Schwierigkeiten von zu Hause ausgezogen ist, sodass viele der Themen des Patienten in der Gruppe vertreten sind. Er kann sich in der derzeit etwas frauenlastigen Gruppe viel Zuwendung holen, was ihm gut tut, bei der als so abweisend erlebten Mutter. Auch kann er sein Tempo mit Reden und Schweigen bestimmen, wird also in dieser Richtung nicht überfordert, wie in einer Einzeltherapie. Außerdem muss er lernen, sich in erwachsenen und ihm primär nicht wohlgesinnten Gruppen zu behaupten und den Spiegel zulassen können.

Beihilfeanträge

Im Prinzip sind Beilhilfeanträge analog zu den Anträgen für Privatpatienten abzufassen: Die Beihilfestellen schicken dem Beamten Formulare zu, wie sie in diesem Abschnitt abgedruckt sind.

Formblatt 1
(VB-Nummer 5.7 zu § 6 Abs. 1 Nr. 1 BhV)

Antrag auf Anerkennung der Beihilfefähigkeit für Psychotherapie

I. **Beihilfeberechtigter**

Name, Vorname	Personalnummer

Ich bitte um Anerkennung der Beihilfefähigkeit der Aufwendungen für Psychotherapie.

..................................., den

....
(Unterschrift des Beihilfeberechtigten)

II. **Auskunft des Patienten**

A) Wer wird behandelt?

Name, Vorname des Patienten	Geburtsdatum

B) Schweigepflichtentbindung
Ich ermächtige Herrn/Frau ....,
dem Fachgutachter der Festsetzungsstelle Auskunft zu geben und entbinde ihn/sie von der Schweigepflicht des Arztes oder Psychotherapeuten (nachfolgend Therapeuten genannt) und bin damit einverstanden, dass der Fachgutachter der Festsetzungsstelle mitteilt, ob und in welchem Umfang die Behandlung
medizinisch notwendig ist

..........................., den ....

....
(Unterschrift des Patienten oder des
gesetzlichen Vertreters)

III. **Bescheinigung des Therapeuten**

1. Welche Krankheit wird durch die Psychotherapie behandelt?

Diagnose

2. Welcher Art ist die Psychotherapie?

   Erstbehandlung   Verlängerung/Folgebehandlung

   tiefenpsychologisch fundierte Psychotherapie
   analytische Psychotherapie
   Verhaltenstherapie

3. Wurde bereits früher eine psychotherapeutische Behandlung durchgeführt?

   Von _____ bis_____   Anzahl der Sitzungen _____

4. Mit wie vielen Sitzungen ist zu rechnen?

   _____ Anzahl der Einzelsitzungen   _____ Anzahl der Gruppensitzungen

Bezirksfinanzdirektion Regensburg - Leitstelle Beihilfe   (Rechtsstand: 01.01.2002)

5. Wird bei Kindern und Jugendlichen auch eine Bezugsperson begleitend behandelt?

ja   nein

_____ Anzahl der Sitzungen

6. Gebührenziffern:
   Gebührenhöhe je Sitzung _____

IV.   **Fachkundenachweis für die beantragte Psychotherapie**
   1. Ärzte (Zutreffendes bitte ankreuzen)

Facharzt für Psychotherapeutische Medizin
Facharzt für Psychiatrie und Psychotherapie
Facharzt für Kinder- und Jugendpsychiatrie und –psychotherapie
Bereichsbezeichnung Psychotherapie,
verliehen: **vor** dem 1. April 1984
               nach dem 1. April 1984
Schwerpunkt tiefenpsychologisch fundierte Psychotherapie
Schwerpunkt Verhaltenstherapie
Bereichsbezeichnung Psychoanalyse
Qualifikation in Gruppenpsychotherapie liegt vor

2. Psychologische Psychotherapeuten/Kinder- und Jugendlichenpsychotherapeuten
(Zutreffendes ankreuzen, A n g a b e n b i t t e v o l l s t ä n d i g u n d l e s b a r a u s f ü l l e n !)

Approbation als

Psychologischer Psychotherapeut
Kinder- und Jugendlichenpsychotherapeut
gem. § 12 PsychThG (Übergangsregelung)
gem. § 2 in Verbindung mit §§ 5 und 6 PsychThG (staatlicher Abschluss)

KV-Zulassung, KV-Nr.: ....

KV-Ermächtigung, KV-Nr.: ...., befristet bis ....

Gegebenenfalls Eintragung in das Arztregister als

Psychologischer Psychotherapeut
Kinder- und Jugendlichenpsychotherapeut

bei der Kassenärztlichen Vereinigung ....

Für welche anerkannten Behandlungsverfahren liegt eine KV-Zulasssung/Ermächtigung oder ein
Eintrag ins Arztregister vor?

tiefenpsychologisch fundierte Psychotherapie
analytische Psychotherapie
Verhaltenstherapie
bei   Erwachsenen, bei   Kindern und Jugendlichen, in   Gruppen.

Verfügen Sie ggf. über eine abgeschlossene Zusatzausbildung an einem (bis 31.12.98 von der KBV)
anerkannten psychotherapeutischen Ausbildungsinstitut: ja   nein

für   tiefenpsychologisch fundierte Psychotherapie und (!) analytische Psychotherapie,
          Verhaltenstherapie

Name und Ort des Institutes: ....

Datum des Abschlusses: ....

...., den ....
                                                                                                    (Stempel und Unterschrift des Therapeuten)

Bei diesen Anträgen muss der Patient (= Beihilfeberechtigter) die vorgedruckte Entbindung von der Schweigepflicht unterschreiben und seine Personalnummer einfügen. Dann können Sie den Antrag stellen und direkt an die auf dem mitgelieferten hellblauen DIN-A5-Umschlag angegebene Stelle einschicken, frankiert mit 1,45 €. Meist ist der Patient für den von der Beihilfe nicht abgedeckten Teil seiner Arztkosten noch bei einer Privatkasse oder der Beamtenkrankenkasse versichert. Diese verlangt seit einiger Zeit einen Extra-Antrag, während sie früher mit der Genehmigung durch den Gutachter der Beilhilfestelle zufrieden war. Arbeitserleichternd ist jetzt lediglich, dass Sie eventuell den Text aus dem PC kopieren und zu den anderen Formularen hinzufügen können.

Wie bei den bisherigen Anträgen für die gesetzlichen Kassen werden im Folgenden der Beihilfeantrag für eine tiefenpsychologisch fundierte Einzeltherapie und der dazugehörige Verlängerungsantrag (für den der Beamte entsprechende Formulare im gleichen Verfahren wie für den Erstantrag bei seiner zuständigen Beihilfestelle anfordern muss) aus den Gesprächsnotizen des Erstinterviews und den probatorischen Sitzungen entwickelt.

Erstgespräch für eine tiefenpsychologisch fundierte Einzeltherapie bei einem Beihilfeberechtigten Chiffre P 000000 Datum

Vor eineinhalb Jahren rief mich zunächst die Ehefrau des Patienten an und wollte für ihn einen Termin vereinbaren, da er als Schulleiter nicht in meiner Telefonzeit von 7.30 bis 8.00 Uhr, die vom überweisenden Nervenarzt bekommen hatte, anrufen könne.

Ich bestehe darauf, dass er selbst im Lauf des Tages anruft, was er auf die Minute genau zu der von mir vorgeschlagenen Zeit tut. Als Grund für sein Therapiebegehren gibt er am Telefon an, er sei wegen einer Mobbing-Geschichte mit dem Schulamt vor einem halben Jahr depressiv geworden und deshalb zwei Monate in einer mir bekannten psychosomatischen Klinik gewesen. Auch von dort habe er meine Adresse bekommen. Sehr eilig hat er es nicht mit einem Termin; die Osterferien nahen, und er sagt, er fliege erst mal zwei Wochen ins Warme. So vereinbaren wir einen Termin in einem knappen Monat, zu dem er pünktlich und leger gekleidet (in Boxershorts und Badesandalen, da es ungewöhnlich warm ist) erscheint. Er bezeichnet sich als „typischen 68er" und meint damit wohl, dass er gerne provoziert und sich nichts gefallen lässt. Seit Ostern arbeite er wieder, aber nur in der Schulverwaltung ohne Unterricht, nachdem er ein dreiviertel Jahr ausgesetzt hat: „Ich habe Menschen nicht mehr ertragen können." Er ist seit 14 Jahren Schulleiter, war davor sechs Jahre im Kultusministerium und machte Elternberatung und eine Zeitschrift, berichtet er weiter flüssig und mich nicht aus den Augen lassend. Er hat etwa 70 Schulbücher herausgegeben, muss also ein ziemlicher Workaholic sein. Es sei ihm immer gut gegangen, bis zu zwei Unterrichtsvisitationen zur Beurteilung, den letzten in seiner Laufbahn, denn er ist 50 Jahre alt. Dabei fühlte er sich gemobbt, das heißt er war verletzt darüber, dass seine Leistung nicht mehr anerkannt wurde und seine Bewerbungen um zwei Schulratsposten abgelehnt wurden, und zwar aufgrund des Nichtanerkennens seiner Leistung, wie er meint. Das hat ihn so gekränkt, dass der übergewichtige Typ-2-Diabetiker und Hypertoniker am liebsten sofort in den vorzeitigen Ruhestand gehen würde. Er meint, er gehe aber doch nicht, er wolle zumindest ausharren, bis eine Entlastungsschule, die gerade gebaut wird, fertig sei und er dann ca. 400 Schüler weniger zu betreuen habe. Der Diabetes sei erst in der Klinik entdeckt worden und sei jetzt mit Euglucon® gut eingestellt.

Zu seiner Biografie berichtet er im Erstgespräch dann, dass er Probleme mit seinem Vater gehabt habe: Er sei ein geborener Pazifist, während sein Vater ein Militarist, Kavallerist war, er habe alte Uniformen gesammelt („wegen der Ästhetik"), Stalingrad überlebt und sei danach als Leiter einer Berufsschule keinen Tag krank gewesen. Er sei eine strenge Autorität gewesen; der Patient spürte keine emotionale Nähe zu ihm. Ob sein Vater ein Nazi war, frage er sich; er wisse es aber nicht. Geboren sei er selbst in einer Stadt an der bayrisch-österreichischen Grenze und nahe bei in einem kleinen Dorf aufgewachsen, wo sein Großvater Gastwirt und Metzgermeister war. Dieser habe ihn geprägt – weit mehr als sein Vater. Sonst habe es nur Frauen um ihn herum gegeben, die ihn verwöhnten. Auch jetzt gibt es um ihn herum vorwiegend Frauen: Er hat 40 Lehrerinnen unter sich, keinen einzigen Mann. Zu Hause hat er eine Frau und eine Tochter, aber auch einen Sohn, der jetzt Anfang 20 ist und Jura studiert, während die Tochter die Aufnahmeprüfung an der Kunstakademie (unter 280 Bewerbern) geschafft hat, worauf der Vater sichtlich stolz ist. Er selbst habe sich immer für Kunst und Malerei interessiert, auch in der Klinik viel gezeichnet. Sein Vater habe das Malerhandwerk „von der Pike auf gelernt" und dann an der Meisterschule unterrichtet. Sein Interesse an moderner Kunst habe der Vater aber nie geteilt oder auch nur akzeptiert. Er sei vor elf Jahren mit 72 Jahren plötzlich verstorben: „Ich hätte ihm mehr gegönnt!" Dann kommt er wieder auf den Anlass seines Besuchs bei mir zu sprechen: „Ich habe

den Eindruck, dass ich Riesenprobleme damit habe, mich noch für die Sache ‚Schule' zu motivieren nach 34 Jahren. Ich mache es nur noch, damit ich mein Gehalt verdiene und weil ich erst 2005 70 % meiner Pension erreichen werde. Dann will ich aufhören und tun, was mir Spaß macht: Alles andere, aber nicht die Schule." Er ist ärgerlich darüber, dass bayrische Rektoren wesentlich mehr Unterrichtsstunden als ihre Kollegen in anderen Bundesländern geben müssen, und fühlt sich auch da ungerecht behandelt.

So viel erfahre ich im Erstgespräch von dem quirligen, ziemlich kahlköpfigen Brillenträger. Er will gerne wiederkommen; ein guter Kontakt ist durch das Gespräch über die Bilder an meiner Wand entstanden. Ich habe erst in einer Woche wieder Zeit, die ihm auch passt.

Probatorische Sitzungen
Chiffre P 000000

Zur ersten probatorischen Sitzung kommt der Patient mit Bildern unter dem Arm: Er zeigt mir drei Pastelle, die er in der psychosomatischen Klinik gemalt hat, und ich bin sehr beeindruckt, sowohl von seiner Begabung als auch vom Verlauf seiner Depression, die ich daran ablesen kann (ich habe eine Ausbildung in Kunsttherapie). Noch weiterhin ist er offensichtlich bemüht, mich positiv zu beeindrucken, und berichtet, dass er dem Bürgermeister ein 100 Jahre altes Buch zur Geschichte der Gemeinde zur Tausendjahrfeier schenken wolle. Außerdem erzählt er, dass er vor sieben Jahren einen Bauernhof von 1766 in Österreich gekauft und mit wenigen Handwerkern fünf Jahre lang renoviert und restauriert habe. Jetzt fahre er jedes freie Wochenende und die meisten kürzeren Ferien hin und habe ständig dort noch etwas zu tun, mache aber auch Ausflüge in die Umgebung.

Zur nächsten probatorischen Sitzung eine weitere Woche später kommt er wieder etwas zu früh, diesmal gepflegt, und meint, seine Träume könnten mir helfen. Er war beim Nervenarzt und hat den Klinikbericht für mich von ihm erbeten (ich hatte ihm gesagt, dass ich ihn für den Therapieantrag bräuchte). Dann berichtet er zwei eindrucksvolle Träume und meint, so detailliert habe er lange nicht geträumt. Am Wochenende sei er auf dem Bauernhof gewesen und habe einen Brief an seine Behandlerin in der Klinik geschrieben. Abends habe er gelesen, da seien ihm um 10 Uhr die Augen zugefallen. Dann wachte er um 2 Uhr morgens das erste Mal auf, konnte nach einiger Zeit noch einmal bis ca. 5 Uhr ca. weiterschlafen. Er erinnert sich, dass er vor einem Jahr innerlich so gehetzt und unruhig gewesen sei, dass er nur drei oder vier Stunden Schlaf gefunden habe. Auch habe er sich ungesund ernährt, nur unregelmäßig gegessen und in der Schule von Schokoriegeln gelebt. Wenn er nicht in der Schule sei, brauche er nur sehr wenig zu essen, keine Süßigkeiten. In der Schule, in der er an der Vorbereitung des neuen Schuljahres arbeitet, kommen die Essgelüste. Er beherrsche sich jetzt aber weitgehend. Da er bisher weder von seiner Frau noch von seiner Mutter gesprochen hat, frage ich danach und erfahre, dass seine Frau (zwei Jahre jünger) auch Grundschullehrerin war und wegen erheblicher Beschwerden durch eine neurologisch-orthopädische Erkrankung vor einem Jahr in Frühpension ging. Vor zwei Jahren hätten sie eine massive Ehekrise gehabt, er habe ausziehen wollen, da er eine intime Beziehung mit einer Kollegin an seiner Schule angefangen habe. Das habe er in-

zwischen aber beendet, die Kollegin habe sich aber aus eigenen familiären Gründen nicht versetzen lassen. Er wolle doch an der Ehe festhalten. Heute wirkt er fast hypomanisch auf mich, bringt noch ein kleines, aber dickes altes Buch mit, das er im Stil von Arnulf Rainer übermalt hat, auch das ein Kunstwerk.

In der nächsten Probestunde nimmt der Patient noch einmal Bezug auf den Bericht über seine Schulsituation: Er habe noch immer ein ausgeprägtes Morgentief, bewältige aber, was er müsse. Der Nervenarzt (und ich) haben seinen Wunsch respektiert, keine Antidepressiva zu nehmen. Man habe ihm eine chronisch kranke Konrektorin zur Entlastung geschickt, die sie aber nicht biete. Jetzt werde er sie aber nicht los. Bis er 48 Jahre alt war, hatte er „das Gefühl von totaler Machbarkeit", dann sei es gekippt in ein anhaltendes Ohnmachtsgefühl und schon Angst vor dem Telefonläuten. Konzentrieren habe er sich während der schlimmen Depression noch so weit gekonnt, dass er lesen konnte. In den letzten Jahren sei er aber immer in den Pfingstferien, also kurz vor dem Endspurt des Schuljahres, krank gewesen (ich sehe dies als somatisches Äquivalent einer Erschöpfungsdepression; er selbst meint, es sei „wohl eine Art Burnout" gewesen).

Da mir klar war, dass dieser Patient zwar eigentlich eine Analyse bräuchte, er dazu aber gegenwärtig nicht motivierbar war, habe ich nach dieser Sitzung bereits den Antrag auf eine tiefenpsychologisch fundierte Einzeltherapie gestellt; an sich wäre auch eine Gruppenanalyse für diesen Patienten sinnvoll, er lehnte es jedoch erwartungsgemäß wegen seinem hohen Bekanntheitsgrad hier in der Gegend ab.

Formblatt 2
(VB-Nummer 5.7 zu § 6 Abs. 1 Nr. 1 BhV)

Absender:...
(Name und Anschrift des Therapeuten)

Bericht

an den Gutachter zum Antrag
auf Anerkennung der Beihilfefähigkeit für Psychotherapie

Der Bericht ist in einem verschlossenen, deutlich als vertrauliche Arztsache gekennzeichneten orangefarbenen Umschlag an die Festsetzungsstelle zur Weiterleitung an den Gutachter zu übersenden.

I. Angaben über den Patienten

Name, Vorname	Familienstand

Geburtsdatum	Geschlecht	Beruf

II. Angaben über die Behandlung

1. Art der vorgesehenen Therapie: ....

2. Datum des Therapiebeginns: ....

3. Anzahl und Frequenz der seit Therapiebeginn
   durchgeführten Einzel- oder Gruppensitzungen: ....

4. Anzahl und Frequenz der voraussichtlich noch erforderlichen
   Einzel- oder Gruppensitzungen (insgesamt und wöchentlich): ....

III. Bericht des Therapeuten zum Antrag auf tiefenpsychologisch fundierte oder analytische Psychotherapie.
Ergänzende Hinweise bei Anträgen für Kinder- und Jugendlichenpsychotherapie.
Fallbezogene Auswahl zu den folgenden Gesichtspunkten:

1. **Spontanangaben** des Patienten zu seinem Beschwerdebild, dessen bisherigem Verlauf, ggf. bisherige Therapieversuche. Grund des Kommens zum jetzigen Zeitpunkt, ggf. von wem veranlasst? Therapieziele des Patienten (bei K+J auch der Eltern). Bei stationärer psychotherapeutischer/psychosomatischer Vorbehandlung bitte Abschlußbericht beifügen.

2. **Psychischer Befund:** Emotionaler Kontakt, therapeutische Beziehung (Übertragung/Gegenübertragung), Intelligenz, Differenziertheit der Persönlichkeit, Einsichtsfähigkeit in die psychische Bedingtheit des Beschwerdebildes, Motivation zur Psychotherapie, Stimmungslage, bevorzugte Abwehrmechanismen, Art und Ausmaß infantiler Fixierungen, Strukturniveau, Persönlichkeitsstruktur. Bei K+J. auch Ergebnisse der neurosenpsychologischen Untersuchungen und Testuntersuchungen, Spielbeobachtung, Inszenierung des neurotischen Konflikts. Psychopathologischer Befund (z.B. Motorik, Affekt, Antrieb, Bewusstsein, Wahrnehmung, Denken, Gedächtnis).

3. **Somatischer Befund:** Bei Behandlung durch Psychologische Psychotherapeuten und Kinder- und Jugendlichenpsychotherapeuten bitte „Ärztlichen Konsiliarbericht" beifügen (sonst keine Bearbeitung möglich!). Gibt es Bemerkenswertes zur Familienanamnese, oder Auffälligkeiten der körperlichen Entwicklung?

Bezirksfinanzdirektion Regensburg - Leitstelle Beihilfe   (Rechtsstand: 01.01.2002)

4. **Biographische Anamnese** unter Berücksichtigung der Entwicklung neurotischer und persönlichkeitsstruktureller Merkmale, Angaben zur Stellung des Patienten in seiner Familie, ungewöhnliche, individuelle oder familiäre Belastungen, Traumatisierungen, emotionales Klima der Primärgruppe, Beziehungsanalyse innerhalb der Familie früher und heute, schulische Entwicklung und Berufswahl, Art der Bewältigung von phasentypischen Schwellensituationen, Erfahrungen mit Partnerbeziehungen, Umgang mit Sexualität, jetzige soziale Situation, Arbeitsfähigkeit, einschneidende somatische Erkrankungen, bisherige psychische Krisen und Erkrankungen. Bei K.+J auch Geburtsanamnese, frühe Entwicklungsbedingungen, emotionale, kognitive und psychosoziale Entwicklung, Entwicklung der Familie, soweit sie die Psychodynamik plausibel macht.

5. **Psychodynamik der neurotischen Erkrankung:** Wie haben sich Biographie, Persönlichkeitsstruktur, Entwicklung intrapsychischer unbewusster Verarbeitungsweisen und spezifische Belastungscharakteristik einer auslösenden Situation so zu einer pathogenen Psychodynamik verdichtet, dass die zur Behandlung kommende psychische oder psychisch bedingte Störung hieraus resultiert? Auch wenn die zur Behandlung anstehenden Störungen chronischer Ausdruck einer neurotischen Entwicklung sind, ist darzulegen, welche Faktoren jetzt psychodynamisch relevant zur Dysfunktionalität oder Dekompensation geführt haben.
Bei K.+J: Die aktuelle, neurotische Konfliktsituation muss dargestellt werden unter psychogenetischem, intrapsychischem und interpersonellem Aspekt. Bei strukturellen Ichdefekten auch deren aktuelle und abgrenzbare Auswirkung auf die Konflikte. Ggf. Schilderung krankheitsrelevanter, familiärer dynamischer Faktoren.

6. **Neurosenpsychologische Diagnose zum Zeitpunkt der Antragstellung:** Ableitung der Diagnose auf symptomatischer und/oder struktureller Ebene aus der Psychodynamik, inklusive differentialdiagnostischer Erwägungen.

7. **Behandlungsplan**, indikative Begründung für die beantragte Behandlungsform unter Berücksichtigung der Definitionen von tiefenpsychologisch fundierter oder analytischer Psychotherapie und der Darlegung realisierbar erscheinender Behandlungszielsetzung. Die Sonderformen tiefenpsychologisch fundierter Psychotherapie wie niederfrequente Therapie sind, bezogen auf die Therapiezielsetzungen, besonders zu begründen. Spezielle Indikation für Gruppentherapie. In jedem Fall muss ein Zusammenhang nachvollziehbar dargestellt werden zwischen der Art der zur Behandlung kommenden Erkrankung, der Sitzungsfrequenz, dem Therapievolumen und dem Therapieziel, das unter Berücksichtigung der jeweils begrenzten Behandlungsvolumina als erreichbar angesehen wird.

8. **Prognostische Einschätzung,** bezogen auf die Therapiezielsetzungen mit Begründung durch Beurteilung des Problembewusstseins des Patienten und seiner Verlässlichkeit, seiner partiellen Lebensbewältigung, sowie seiner Fähigkeit bzw. Tendenz zur Regression, seiner Flexibilität und seinen Entwicklungsmöglichkeiten in der Therapie. Bei K.+J auch Vorstellungen über altersentsprechende Entwicklungsmöglichkeiten des Patienten, Veränderungen der realen Rolle in der Familie, Umstellungsfähigkeit der Eltern.

Bericht an den Gutachter zum Antrag auf Anerkennung der Beihilfefähigkeit für Psychotherapie

Der Bericht (Formblatt 2) ist in einem verschlossenen, deutlich als vertrauliche Arztsache gekennzeichneten orangefarbenen Umschlag an die Festsetzungsstelle zur Weiterleitung an den Gutachter zu übersenden.

1. Spontanangaben des Patienten

Der 51-jährige, leicht übergewichtige Pykniker, ein Grundschulrektor, kommt etwas zu früh und betont lässig (in Boxershorts und Badesandalen), fixiert mich leicht misstrauisch und berichtet zunächst, dass er seit vor Ostern wieder in die Schule gehe, nachdem er zwei Monate in einer psychosomatischen Klinik am Chiemsee gewesen sei: Von dort und dem Nervenarzt am Ort seiner Schule wurde ihm geraten, mich aufzusuchen. Seine Frau hatte zunächst noch vor den Osterferien einen Termin für ihn auf dem Anrufbeantworter erbeten, da ich sehr früh am Morgen Telefonzeit habe; ich bestand jedoch darauf, dass er selbst anrufe, was er noch am gleichen Tag tat. Da er für zwei Wochen in den Ferien nach Marokko flog, fand das Erstgespräch Anfang Mai statt. Dabei berichtete er, dass er nach 32 Jahren nur noch ungern in die Schule gehe, es sei „das Burn-out-Syndrom". Dann stellt sich heraus, dass er sich von zwei Schulräten gemobbt fühlte, die ihn 2002 zu seinem 50. Geburtstag letztmals visitierten und beurteilten. Entgegen seiner Erwartung wurde er nicht befördert, und seine Beurteilung wurde auch nicht verbessert, obwohl er sich als sehr engagierten Schulleiter schildert, der alles dafür tue, dass alle sich wohl fühlen könnten. Er war danach so deprimiert, dass er seinen runden Geburtstag nicht feierte (er möge grundsätzlich keine Feiern, sei nur mit seiner Familie essen gegangen). Er wurde dann vom Nervenarzt bis Jahresende und länger dienstunfähig geschrieben; dieser habe respektiert, dass er keine Medikamente nehmen wollte – trotz des sehr ausgeprägten depressiven Syndroms mit Morgentief, erheblicher Schlafstörung, Missmut und Rückzugstendenzen. Im Februar/März sei er dann in der Klinik gewesen; dort habe er viel gemalt und gelesen, aber auch versucht, körperlich wieder fitter zu werden. Es sei dort ein Diabetes mellitus Typ 2 festgestellt und mit einer Tablette Euglucon® täglich eingestellt worden. Außerdem bekomme er wegen einer Hypertonie eine Tablette Delix® (5 mg) täglich und habe eine Hyperlipidämie. Er sei noch für ein halbes Jahr vom Unterricht freigestellt, mache nur Verwaltungsarbeit in der Schule, die er seit 14 Jahren leitet. Davor war er sechs Jahre Referent im Kultusministerium. Er wolle wieder mit Lust in die Schule gehen können, zumindest noch zwei Jahre, bis der von ihm erkämpfte Neubau einer zweiten Grundschule am Ort fertig sei und er 70 % seiner Pension erreicht habe. Dann wolle er in vorzeitigen Ruhestand (was ich bei dem quirligen Mann und erfolgreicher Therapie eher bezweifle und als Folge der erlittenen Kränkung sehe).

2. Psychischer Befund

Er stellt sofort einen emotionalen Kontakt her, wobei er mich ständig mit dem Blick fixiert. Ich erlebe den Kontakt trotzdem als affektiv eher flach, obwohl er temperament-voll seine Lage schildert. Seine Übertragung in den bisherigen drei Probesitzungen wird positiver; bereits zum zweiten Gespräch bringt er drei in der Klinik gemalte Pastell-Bilder mit, die ein ungewöhnliches Talent und eine überbordende Farbigkeit zeigen; in die folgende Sitzung bringt er ein ebenfalls in der Klinik begonnenes altes Buch, in das er etwa 100 Bilder hineingemalt hat – in der Art der Übermalungen des von ihm geschätzten österreichischen Malers Arnulf Rainer. Er wirkt auf mich fast hypomanisch, in jedem Fall ziemlich agitiert. Er ist sicher überdurchschnittlich intelligent und differenziert und hat eine ausreichende Krankheitseinsicht; seine Motivation wird dadurch bedingt, dass er sich klar macht, dass er weitere Hilfe braucht, um seiner Tätigkeit wieder gewachsen zu werden. Seine Stimmung ist aufgesetzt positiv, darunter ist deutlich eine gereizte Depression zu spüren. Bisher zeigt er sowohl reifere als auch frühe Abwehrmechanismen und scheint noch relativ stark vaterfixiert. Die Persönlichkeitsstruktur wirkt narzisstisch-depressiv, gemischt mit einer anankastischen Abwehr. Der Antrieb wirkt leicht gesteigert, die Motorik entsprechend ausladend; Bewusstsein, Wahrnehmung, Denken und Gedächtnis scheinen nicht gestört.

3. Somatischer Befund

Abgesehen von den oben erwähnten gesundheitlichen Problemen kein Befund von organischem Krankheitswert. Guter Allgemein- und Ernährungszustand. Klinikbericht liegt bei.

4. Biografische Anamnese

Er ist in Passau geboren und in einem kleinen Dorf in der Nähe aufgewachsen, dort war der Großvater Gastwirt und Metzgermeister: „Der hat mich geprägt." Seinen Vater hat er bewusst eher abgelehnt: „Er war Militarist, Kavallerist, Nazi? Während ich überzeugter Pazifist und 68er bin." Der

Vater, der gelernter Maler war, unterrichtete nach dem Krieg als Berufsschullehrer die zukünftigen Malermeister. Sonst sei der Patient als Kind nur von Frauen umgeben gewesen, die ihn verwöhnt hätten, er sei ein „Fratz" gewesen. Die Mutter bleibt bisher sehr blass in der Schilderung, die Schwester (vier Jahre jünger) wird spontan gar nicht erwähnt. Er habe sich von frühester Kindheit an für moderne Kunst interessiert, das habe der Vater nie positiv gesehen, während er glücklich darüber ist, dass seine 22-jährige Tochter es geschafft hat, unter 280 Bewerbern an der Münchener Kunstakademie angenommen zu werden. Verheiratet mit einer wegen eines Postpolio-Syndroms frühpensionierten Grundschullehrerin, habe er noch einen Sohn, der gerade Abitur gemacht hat. Vor zwei Jahren habe er ein Verhältnis mit einer Kollegin an seiner Schule angefangen; damals habe er sich trennen wollen; inzwischen habe er aber die sexuelle Beziehung zu dieser Kollegin eingestellt und lebe wieder positiv mit seiner Frau zusammen. Der Vater sei vor elf Jahren mit 72 Jahren verstorben: „Ich hätte ihm gerne mehr gegönnt." Die Mutter lebt noch in dem Heimatort. Sein großes Hobby neben der Malerei sei die Restaurierung eines alten Bauernhofs (von 1766) im Innviertel gewesen, den er 1966 gekauft habe: „2001 war er fertig, danach klappte ich zusammen." Das Einzige, was er nicht kann, ist wohl Ruhe geben; jetzt versucht er zur Ruhe zu kommen, hat den Fernseher abgeschafft („und das Bier abends") und liest abends. In der Klinik hat er seine Ernährung umgestellt; vorher habe er von Schokoriegeln gelebt und einen immensen Hunger nach Süßem gehabt. Jetzt beobachtet er, seit er wieder in der Schule ist, dass er wieder Gier auf Schokoriegel hat, versucht es aber zu beherrschen. Er hat sich selbst vor seinem Zusammenbruch als sehr hektisch erlebt.

5. Psychodynamik der neurotischen Erkrankung

Der Patient fühlte sich als Kind nie richtig warm bejaht – weder vom Vater, dem er nacheiferte, noch von der ihm offenbar wenig gebenden Mutter. Er versuchte, alles mit Leistung zu kompensieren, und hat ein sehr überhöhtes Ich-Ideal als Ausdruck der narzisstischen Struktur. Erstaunlicherweise war er doch so weit bindungsfähig, dass er eine Familie gründete und außer in der oben erwähnten Beziehung mit einer Kollegin auch seiner Frau treu war. Da er beliebt und erfolgreich war, konnte er seine lange bestehenden Defizite kompensieren, bis er im Sommer 2002 von seinen Vorgesetzten so enttäuscht wurde, dass die Kränkung eine heftige Depression auslöste, von der er sich erst langsam erholt, unter Nutzen seiner künstlerischen Ressourcen. Damit er wieder seine Funktionen voll ausüben kann, braucht er sicher noch länger eine psychotherapeutische Begleitung, möglicherweise später sogar eine Umwandlung in eine Analyse.

6. Neurosenpsychologische Diagnose zum Zeitpunkt der Antragstellung

F 32.11. Mittelgradige (jetzt) depressive Episode, Diabetes mellitus Typ 2, medikamentös eingestellt, ebenso essenzielle Hypertonie; Hyperlipidämie. Kein Anhalt für endogene Depression, aber Verdacht auf hypomanische und anankastische Abwehr.

7. Behandlungsplan

Es ist sicher zu überlegen, ob der 50-jährige Patient nicht eigentlich eine Analyse machen sollte, einzeln oder in der Gruppe. Es gibt Argumente für beides; im Augenblick scheint mir jedoch die weniger regressionsfördernde tiefenpsychologisch fundierte Einzeltherapie als Mittel der Wahl, weswegen ich eine solche beantrage. Ich halte es für wahrscheinlich, dass damit die depressive Symptomatik abklingt und eine ausreichende Stabilisierung zu erreichen ist oder nach Abklingen der Symptomatik der Patient keine Motivation mehr hat für eine an sich sinnvolle strukturverändernde Therapie.

7. Prognostische Einschätzung

Die Prognose im Hinblick auf die momentanen Therapieziele des Patienten (Arbeitsfähigkeit und Abklingen der Depression) ist gut, die Klinik hat gute Vorarbeit geleistet, der Patient ist ausreichend introspektionsfähig und motiviert und hat ja sein bisheriges Leben partiell sehr gut bewältigt. Er scheint noch ausreichend flexibel und entwicklungsfähig; seine Regressionstendenz ist kontrollierbar, auch von ihm selbst (was die Süßigkeiten betrifft o. Ä.).

Bericht zum Fortführungsantrag

1. Evtl. Ergänzungen zum Erstbericht, zur Diagnose und Differential-Diagnostik.

2. Darstellung des bisherigen Behandlungsverlaufs, insbesondere der Bearbeitung der individuellen, unbewussten pathogenen Psychodynamik, Entwicklung der Übertragungs- und Gegenübertragungsbeziehung und des Arbeitsbündnisses. Bei K.+J auch beispielhafte Spielsequenzen und Art der Einbeziehung des Therapeuten. Erreichte Besserungen, kritische Einschätzung der Therapiezielsetzung des Erstantrags. Angaben zur Mitarbeit des Patienten, seine Regressionsfähigkeit bzw. -tendenz, evtl. Fixierungen versus Flexibilität. Bei K.+J Mitarbeit und Flexibilität der Eltern und Themen der Elterngespräche.

3. Bei Gruppentherapie: Entwicklung der Gruppendynamik, Teilnahme des Patienten am interaktionellen Prozess in der Gruppe, Möglichkeiten des Patienten, seine Störungen in der Gruppe zu bearbeiten.

4. Änderungen des Therapieplanes mit Begründung.

5. Prognose nach dem bisherigen Behandlungsverlauf mit Begründung des wahrscheinlich noch notwendigen Behandlungsvolumens und der Behandlungsfrequenz unter Bezug auf die weiteren Entwicklungsmöglichkeiten des Patienten und Berücksichtigung evtl. krankheitsfixierender Umstände.

Bezirksfinanzdirektion Regensburg - Leitstelle Beihilfe   (Rechtsstand: 01.01.2002)

---

1. Ergänzungen zum Erstbericht, zur Diagnose und Differenzialdiagnostik

Der Patient erschien stets ziemlich pünktlich: Er gönnt sich meistens, ca. drei Minuten zu spät zu kommen, was ich als unbewussten Protest gegen die ihm vorgegebene Zeit bei dem sehr zum Trotz und Protest neigenden Mann erlebe. Mehr als fünf Minuten kommt er aber nie zu spät, wobei seine Stunde am frühen Nachmittag (auf seinen Wunsch hin) liegt und es ihm vermutlich schwer fällt, sich kurz nach dem Mittagessen aufzuraffen, wenn er eigentlich entspannen möchte. Er arbeitet wieder voll, seit Schuljahresbeginn auch mit Unterricht, davor hat er bereits seit dem Herbst 2003 wieder die Verwaltungstätigkeit des Rektorats gemacht, was ihm von der medizinischen Untersuchungsstelle der Regierung für ein Jahr zugebilligt worden war. Er bewältigt den Schulalltag gut; wenn er keinen Ärger mit der übergeordneten Behörde hat, möchte in jedem Fall noch bis Jahresende 2005 voll arbeiten, um zu sehen, wie es ihm nach der Eröffnung der zweiten Grundschule am Ort im September 2005 gehen wird: Er erhofft sich eine deutliche Entlastung durch die Teilung der Schülerzahl und überlegt manchmal schon, ob er dann nicht weiterarbeiten will, wenn die tägliche Belastung geringer wird.

An der Diagnose einer biografisch bedingten depressiven Störung bei einer lebenslang laufenden narzisstisch-depressiven Entwicklung sind keine Zweifel aufgetaucht; ein endogenes Geschehen ist ausgeschlossen.

2. Darstellung des bisherigen Behandlungsverlaufs

Der Patient arbeitet gut mit und genießt sichtlich die Zuwendung in „seiner Stunde"; er betont, er komme gern, und möchte unbedingt noch weiter kommen, zumindest bis Ende 2005. Während der Schulferien kommt er nicht; er geht dann entweder auf Reisen oder auf seinen Bauernhof im Innviertel. Es geht ihm kontinuierlich besser; auffällig ist, dass er das Thema seiner Mutter-Beziehung ebenso wie den Bericht über seine Ehe total vermeidet, auch wenn ich versuche, ihn darauf mit zirkulärer Fragetechnik hinzulenken. Dabei hat er eine eindeutig positive Übertragung, der bei mir eine vorwiegend positive Gegenübertragung entspricht. Ich verspüre aber manchmal deutlichen Ärger darüber, dass er keinerlei Empfinden dafür hat, dass er nicht so früh in den Ruhestand gehen kann, wenn er nicht schwer krank ist. Er bleibt vorläufig noch meist bei dem Gefühl, er habe genug geleistet und habe es verdient, nicht mehr zu müssen. Nebenbei hat der früher sicher ein Workaholic gewesene etliche Schulbücher geschrieben, die ihm eine finanzielle Unabhängigkeit genehmigen, die er genießt. Unter diesem Aspekt ist sein Sich-nicht-mehr-überfordern-Wollen als therapeutischer Fortschritt zu sehen, unterschwellig erscheint es aber immer noch als Folge seines Sich-so-massiv-gekränkt-Fühlens. Insofern ist zu hoffen, dass es sich noch ändern lässt. Eine Analyse, die an sich

sinnvoll wäre, möchte er nicht machen, eher – da er sich gut fühlt – die Frequenz verdünnen, was wir seit September getan haben: Er kam nur alle zwei bis drei Wochen. Lange war die narzisstische Kränkung durch die Schulräte im Vordergrund seiner Äußerungen; auch die dreimalige Ablehnung seiner Bewerbung, um selbst Schulrat zu werden, mit der ministeriellen Begründung, er sei wohl gesundheitlich nicht voll belastbar, ärgerte ihn ungeheuer. Er agiert mit der Behörde sicher den nie völlig ausgetragenen Vater-Konflikt, wobei dies langsam besser wird. Aus Angst vor erneuter schwerer Depression regrediert er nur relativ wenig; er möchte der starke Mann bleiben – gerade auch bei mir, die er wohl auch als sehr stark erlebt. Manchmal berichtet er über seine Kinder: Mit dem Sohn hat er wohl einen ähnlichen Konflikt agiert wie sein Vater mit ihm. Inzwischen ist dieser aber geklärt, und er fördert den Sohn in seinen Wünschen.

4. Änderungen des Therapieplans mit Begründung

Keine Änderung des Therapieplans; bei Wohlbefinden verdünnte Frequenz der Sitzungen.

5. Prognose nach dem bisherigen Behandlungsverlaufs

Die Prognose ist nach dem bisherigen Behandlungsverlauf eindeutig gut. Die Therapie sollte aber ausreichend lange fortgesetzt werden, da er seine narzisstisch bedingten unbewussten Widerstände nur langsam aufgeben kann und die Gefahr einer erneuten Depression noch nicht gebannt ist. Auch die Option einer eventuellen Umwandlung in eine Analyse möchte ich noch behalten, falls dem Patienten bewusster wird, wie tiefgreifend seine Störung ist, und er bereit wäre, sie zu bearbeiten. Krankheitsfixierend erscheint am ehesten seine Angst vor Regression und seine Fixierung auf „männliche Stärke" als Ideal.

Kinder- und Jugendlichen-Therapie

Allgemeine Unterschiede zur Erwachsenen-Therapie je nach Alter des Kindes oder Jugendlichen

Die Anträge für Kinder und Jugendliche sind komplizierter als die für Erwachsene (= ab 18 Jahren), weil wir es in der Regel bei den Vorgesprächen mit mehreren Personen zu tun haben.

Je nach Alter des jungen Patienten sprechen wir zunächst eventuell mit den Eltern, wenn möglich, mit beiden zusammen, meist jedoch erst einmal mit der Mutter, die in der Regel auch am Telefon um einen Termin nachsucht. Da häufig der Grund für eine Kindertherapie eine Trennung der Eltern ist, ist es sinnvoll, zuerst mit dem Elternteil zu sprechen, bei dem das Kind lebt bzw. der das Sorgerecht hat (nach der Scheidung). Bei gemeinsamem Sorgerecht sollte man wie bei „vollständigen Familien" versuchen, zum Vorgespräch beide Elternteile zusammen zu sehen. Manchmal wird das Kind von anderen Bezugspersonen versorgt, zum Beispiel von der Oma oder einem Kindermädchen; dann sollten Sie versuchen, diese Drittperson neben der Mutter oder den Eltern ins Erstgespräch einzubeziehen oder – wenn die Eltern das nicht wünschen – die Drittperson

nach den Eltern einzeln zu interviewen. Dies gilt für ein Alter des Patienten bis ca. 14 Jahren. Dann sollte der Patient die Wahl haben, ob er zuerst alleine kommen will oder mit den Eltern usw. und natürlich auch, ob er einzeln mit dem Therapeuten sprechen will, bevor die mitgekommenen Bezugspersonen dazu kommen. Wenn der Jugendliche die Eltern überhaupt nicht dabei haben will, ist es klug, dies zunächst zu akzeptieren und ihm später behutsam klarzumachen, dass die Eltern einen Rechtsanspruch darauf haben, mit dem Therapeuten zu sprechen, sei es auch nur in Anwesenheit des Patienten. Zu welchem Arrangement der Patient, seine Bezugsperson(en) und der Therapeut schließlich kommen, sagt schon eine ganze Menge über die zugrunde liegende Familiendynamik und über die mehr oder weniger latente Aggressivität aus.

Bevor wir uns ein erstes Beispiel für einen Antrag genauer ansehen, jetzt zunächst eine Erläuterung des Ihnen von der KV zur Verfügung gestellten Informationsblattes über die Abfassung der Anträge bei Kindern und Jugendlichen. (Dieses Informationsblatt bekommen Sie nach der Kassenzulassung von der KV zur Verfügung gestellt; da viele Ausbildungskandidaten aber dieses Buch benützen, werden Auszüge davon den entsprechenden Textstellen vorangestellt.)

Bericht zum Erst- oder Umwandlungsantrag/LZT – PT 3a [K] bzw. PT 3a [K] EK

1. **Angaben zur spontan berichteten und erfragten Symptomatik**
   Darstellung der Störungen, an denen der Patient im wesentlichen leidet und Angaben über deren Beginn.

2. **Kurze Darstellung der lebensgeschichtlichen Entwicklung**
   Unter Einschluß der für das Kind bzw. den Jugendlichen bedeutsamen Beziehungspersonen sollen die psychodynamisch wesentlichen Faktoren komprimiert dargestellt werden. Bei Jugendlichen sind dessen eigene anamnestische Angaben gesondert zu berichten.

   a) Daten zur Entwicklung (Schwangerschaftsverlauf, Geburtsverlauf, Geburtsgewicht, Sitzen, frei Laufen, erste Worte, erste Sätze, sauber seit, trocken seit, Menarche).

   b) Derzeitige Familiensituation: Stellung des Kindes in der Familie, spezielle pathogene Faktoren, welche die Interaktionen des Kindes in seiner Familie kennzeichnen; innere Voraussetzungen der Eltern bei der Eheschließung; Beziehung der Eltern zu ihren Kindern; Beziehung der Eltern zur eigenen Primärfamilie.

   c) Psychosoziale Entwicklung: (Belastende Milieufaktoren, Auffälligkeiten in sozialen Schwellensituationen, Schul- ggf. Berufslaufbahn).

3. Krankheitsanamnese

Es sollen möglichst alle wesentlichen Erkrankungen, die ärztlicher Behandlung bedurften oder bedürfen, erwähnt werden, insbesondere bisherige psychotherapeutische und heilpädagogische Behandlungen des Kindes und Jugendlichen, auch Behandlung der Eltern und Geschwister.

4. Psychischer Befund zum Zeitpunkt der Antragstellung

Ergebnisse der neurosenpsychologischen Untersuchungen (Spielbeobachtung; Erstgespräch des Therapeuten mit dem Kind/Jugendlichen; Exploration); Beschreibung der intellektuellen Differenzierung, des sozialen Verhaltens, der emotionalen Ansprechbarkeit, der konfliktbesetzten Erlebnis- und Verhaltensweisen, der bevorzugten Abwehrmechanismen, ggf. der Reifungsdisharmonien; Ergebnisse der psychodiagnostischen Testverfahren.

5. Somatischer Befund bzw. Konsiliarbericht

Das Ergebnis der körperlichen Untersuchung, bezogen auf das psychische und das somatische Krankheitsgeschehen, ist mitzuteilen. Der somatische Befund soll nicht älter als 3 Monate sein. Die Mitteilung des körperlichen Befundes ist grundsätzlich erforderlich. Falls die körperliche Untersuchung nicht vom ärztlichen Psychotherapeuten selbst durchgeführt wird, müssen Angaben zum somatischen Befund eines anderen Arztes, evtl. auch zu dessen Therapie (ggf. gebietsbezogen) beigefügt werden.
Bei Psychologischen Psychotherapeuten oder Kinder- und Jugendlichenpsychotherapeuten ist der Konsiliarbericht eines Arztes beizufügen.

6. Psychodynamik der neurotischen Erkrankung

Darstellung der Entwicklung des intrapsychischen, neurotischen Konfliktes und der daraus folgenden neurotischen Symptombildung. Auslösende Faktoren und Zeitpunkt des Auftretens der Symptome.
Die aktuelle neurotische Konfliktsituation muß auf mehreren Ebenen dargestellt werden:
a) als intrapsychischer Konflikt
b) als interpersoneller Konflikt
c) ggf. bei strukturellen Ich-Defekten als deren aktuelle abgrenzbare Auswirkung auf intrapsychische und interpersonelle Konflikte.
Dabei ist der Nachweis kausaler krankheitsbestimmender Zusammenhänge zur Verdeutlichung der Psychogenese der beschriebenen Gesundheitsstörung zu führen, ggf. krankheitsrelevante familiendynamische Faktoren zu schildern.
Bei Psychotherapie im Rahmen der medizinischen Rehabilitation sind die psychodynamisch relevanten Anteile der Behinderung oder ihrer Folgen darzustellen.

7. Schilderung der familiären Situation (Eltern/Beziehungsperson)

Gesundheitszustand und psychische Verfassung der Eltern und/oder anderer Beziehungspersonen des Kindes/Jugendlichen; Einstellung zur Psychotherapie des Kindes und zur begleitenden Psychotherapie der Beziehungspersonen.
Beurteilung der Umstellungsfähigkeit der Eltern und der Möglichkeiten, die pathogene Familiendynamik zu beeinflussen.

8. Neurosenpsychologische Diagnose zum Zeitpunkt der Antragstellung

Darstellung der Diagnose auf der symptomatischen und strukturellen Ebene; differentialdiagnostische Abgrenzung unter Berücksichtigung auch anderer Befunde ggf. unter Beifügung der anonymisierten Befundberichte.

9. Behandlungsplan und Zielsetzung der Therapie

Begründung der Art der Psychotherapie wie analytisch begründete Kinder- bzw. Jugendlichenpsychotherapie, analytisch begründete Gruppenpsychotherapie bei Kindern und Jugendlichen, Kurzpsychotherapieverfahren, Probetherapie.
Begründung für die voraussichtliche Dauer der geplanten Psychotherapie und deren Zielsetzung nach Maßgabe der Psychotherapie-Richtlinien.

(Es muß ein Zusammenhang nachvollziehbar dargestellt werden zwischen der Art der neurotischen Erkrankung, der Sitzungsfrequenz, dem Therapievolumen und dem Therapieziel, das unter Berücksichtigung der Leistungspflicht der Krankenkasse als erreichbar angesehen wird.)
Ggf. Begründung der Notwendigkeit und des Umfangs der begleitenden Psychotherapie der Beziehungsperson.
Andere Verfahren als die in den Psychotherapie-Richtlinien genannten Behandlungsmethoden (B I 1.1) können nicht Bestandteil des Behandlungsplans sein.

10. Prognose der Psychotherapie

Einschätzung der Prognose im Hinblick auf die
a) Situation des Kindes/Jugendlichen innerhalb der Familie (z. B. aktuelle Belastung der Familie, Dauerkrise der Familie, Rollenfunktion des Kindes/Jugendlichen).
b) Motivation des Kindes/Jugendlichen zur geplanten Psychotherapie.
c) Motivation, Umstellungsfähigkeit und Belastbarkeit der Beziehungspersonen.
d) Möglichkeiten zur Entwicklung altersentsprechender Beziehungen und phasengerechter Verselbständigung des Kindes/Jugendlichen.

11. Dient der Erstantrag einer Umwandlung von Kurzzeittherapie in Langzeittherapie?

1) Welches sind die Gründe für die Änderung der Indikation und die Umwandlung in Langzeittherapie?
2) Welchen Verlauf hatte die bisherige Therapie?

Nun folgen einige Kommentare zu den einzelnen Punkten auf dem Informationsblatt:

1. Angaben zur spontan berichteten und erfragten Symptomatik

Bei Jugendlichen werden diese zuerst befragt und ihre Schilderung vorangestellt. Anschließend folgt der Bericht der Exploration der Bezugspersonen. Bei kleinen Kindern verfährt man umgekehrt und schildert zunächst die Klagen der Eltern und dann das Verhalten des kleinen Patienten. Da es einen gravierenden Unterschied macht, in welchem Alter eine Symptomatik begonnen hat, ist deren Beginn möglichst genau zu erfragen und ebenso die Umstände, unter denen sie zum ersten Mal auftrat, sowie wann und wie oft sie sich dann wiederholt hat.

Außerdem ist es wichtig, ob jemand und – wenn ja – wer dabei war. Bei mehreren Symptomen ist dies für jedes Symptom einzeln darzustellen. Ebenso, ob es symptomfreie Intervalle gab und – wenn ja – wie lange sie dauerten. Schließlich auch, ob die Symptome an Intensität und Dauer wechseln oder nicht, ob etwas permanent da ist oder nicht – und wenn Letzteres, ob es zum Beispiel während der Wochenenden oder Ferien weg ist oder stärker als während der Woche.

2. Kurze Darstellung der lebensgeschichtlichen Entwicklung
a) Daten zur Entwicklung: Was weiß der Jugendliche über seine Geburt, was hat die Mutter über den Schwangerschafts- und Geburtsverlauf berichtet, wie war das Geburtsgewicht, wann hat das Kind gesessen, die ersten Schritte gemacht, wann ist es frei gelaufen, wann gab es die ersten Worte, wann die ersten Sätze, ab wann war das Kind sauber, ab wann trocken? Wann war bei Mädchen die erste Menstruation und wie wurde sie erlebt, bei Jungen die erste Pollution, die registriert wurde?
b) Wie ist die derzeitige Familiensituation bzw. wie wird sie dargestellt?
c) Gibt es belastende Milieufaktoren und – wenn ja – welche? Wie war das Kind in den bisherigen Schwellensituationen seines Lebens: Reagierte es mit Angst, Verhaltensauffälligkeiten, psychosomatischen Symptomen? Beim älteren Kind: War es im Kindergarten oder in der Schule auffällig, wie kam es zurecht mit der veränderten sozialen Situation, war es eher überangepasst oder aggressiv, ein „Kasper" oder ein Störenfried, sozial kommunikativ oder ein Außenseiter, der sich selbst isolierte? Das Gleiche ist zu fragen bei Jugendlichen, die nach der Haupt- oder Realschule in eine Lehre gehen: Wie kommen sie zurecht mit den Anforderungen des Lehrherrn und der fertig Ausge-

bildeten, aber auch mit den anderen Azubis, falls es welche gibt?

3. Krankheitsanamnese
Hier müssen natürlich besonders oft die frühen Bezugspersonen befragt werden, da kleinere Kinder das ja noch nicht wissen bzw. äußern können.

4. Psychischer Befund zum Zeitpunkt der Antragstellung
Hier ist vorrangig das Erleben des Therapeuten zu beschreiben: Wie hat er das Kind/den Jugendlichen erlebt, altersentsprechend oder retardiert, kooperativ oder abweisend? Ist er fähig, altersentsprechende Tests auszuführen? Kann er spielen und dabei bleiben, oder ist er unkonzentriert, zu rasch ablenkbar, hyperaktiv?

5. Somatischer Befund bzw. Konsiliarbericht
Nichtärztliche Kinder- und Jugendlichen-Therapeuten müssen immer einen „Ärztlichen Konsiliarbericht" beifügen. Ohne diesen darf der Gutachter einen Antrag nicht bearbeiten!

11. Dient der Erstantrag einer Umwandlung von Kurzzeittherapie in Langzeittherapie?
Dieser Punkt ist dem Antrag voranzustellen, wenn es sich um einen Antrag auf Umwandlung von Kurzzeittherapie in Langzeittherapie handelt.
1) Die Gründe für die Änderung der Indikation und die Umwandlung in Langzeittherapie sind meist in wenigen Worten und unmittelbar einsichtig darzulegen. Oft war ja die KZT nur zur Prüfung der Indikation für eine LZT begonnen worden; manchmal war zu hoffen, dass eine KZT ausreichen würde, und gelegentlich war der sofortige Beginn als Krisenintervention nötig, sodass das Abwarten des Gutachterverfahrens zu lange gedauert hätte.
2) Der Therapieverlauf ist möglichst genau zu schildern, insbesondere die Entwicklung

der Dynamik von Übertragung und Gegenübertragung sowie die Widerstände der jungen Patienten und ihrer Bezugspersonen; daraus werden dann die Gründe für die Umwandlung deutlich.

Bericht zum Fortführungsantrag – PT 3b (K) bzw. PT 3b (K) E

1. **Wichtige Ergänzungen zu den Angaben in den Abschnitten 1.-4. des Berichtes zum Erstantrag auf PT 3a (K)**
   Körperliche Erkrankungen, psychosoziale Entwicklung, Familiensituation, Ergebnis ergänzender psychodiagnostischer Verfahren, psychische und somatische Befunde.

2. **Ergänzungen zur Psychodynamik der neurotischen Erkrankung**
   Im Verlauf der bisher ausgeführten Psychotherapie gewonnene Erkenntnisse über die Psychodynamik der neurotischen Erkrankung sind darzustellen.
   Kritische Überprüfung der zum Erstantrag dargestellten Annahme zur Aetiopathogenese.
   Darstellung der Entwicklung der psychodynamisch relevanten Therapieprozesse auf der intrapsychischen und interpersonellen Ebene.

3. **Ergänzungen zur neurosenpsychologischen Diagnose bzw. Differentialdiagnose**

4. **Zusammenfassung der bisherigen Therapieverlaufs**
   a) Die Darstellung soll sich auf die für die Begutachtung wichtigen Angaben beschränken, wie Übertragung, Gegenübertragung, Widerstand und Regression, Dynamik der familiären Interaktion, angewandte Methoden und Angaben über den erreichten Effekt, Änderung der Symptomatik, Korrektur der Fehlentwicklung, Unterbrechung der Therapie.
   Für den Gutachter muß aus der kurz gefaßten Darstellung der therapeutische Prozeß zu erkennen und nachvollziehbar sein. Bei Gruppentherapie sind die Veränderung des Verhaltens des Patienten in der Gruppe und die dynamischen Prozesse in der Gesamtgruppe in bezug auf den Patienten zu schildern.
   b) Die Mitarbeit der Eltern und ggf. der Verlauf der begleitenden Psychotherapie der Beziehungsperson(en) während der Behandlung sollen beschrieben werden.

5. **Änderungen des Therapieplans und Begründung**

6. **Prognose nach bisherigem Behandlungsverlauf**
   Die wahrscheinlich noch notwendige Therapiedauer ist mit Bezug auf die Entwicklungsmöglichkeiten des Patienten und seines Umfeldes zu begründen.
   Die Therapieziele sind sowohl im Hinblick auf die phasentypischen Entwicklungsmerkmale des Patienten darzustellen als auch unter Berücksichtigung der nach den Psychotherapie-Richtlinien begrenzten Leistungspflicht der Krankenkassen. © AOK Bundesverband

---

Kommentar zu 1. Hierher gehören sowohl zu Beginn bzw. beim Erstantrag noch nicht bekannte Fakten als auch wesentliche Ereignisse aus dem bisherigen Verlauf der Therapie.

Ergänzungsbericht – PT 3c (K)

Die Inanspruchnahme der Behandlung im Rahmen der Höchstgrenzen nach E 1.2.8 der Psychotherapie-Richtlinien erfordert einen Antrag des Versicherten (des Patienten, ggf. seines gesetzlichen Vertreters) auf Fortführung der Behandlung (Formblatt PTV 1 bzw. PTV 1 E), dem ein aktueller Bericht nach PT 3b (K) bzw. PT 3b (K) E und zusätzlich ein Ergänzungsbericht PT 3c (K) bzw. PT 3c (K) E beizufügen ist.
Im zusätzlichen Ergänzungsbericht ist die Fortführung der Behandlung über den Leistungsumfang hinaus, der in den Psychotherapie-Richtlinien unter E 1.2.1 - 1.2.7 festgelegt wurde, zu begründen und zur beabsichtigten Überschreitung des Behandlungsumfanges Stellung zu nehmen. Dabei sollen folgende Fragen beantwortet werden:

1. Welche Erwartungen knüpfen der Patient und die Eltern oder die Beziehungspersonen an die Fortführung der Behandlung?
   Was möchten Sie noch erreichen?
2. Welche Zielvorstellungen verbindet der Therapeut mit der im Bericht zum Fortführungsantrag dargestellten Therapie?
3. Kann die Beendigung der psychotherapeutischen Behandlung durch Reduzierung der Behandlungsfrequenz ermöglicht oder erleichtert werden?
4. Welche Stundenzahl wird für die Abschlußphase der psychotherapeutischen Behandlung unbedingt noch für erforderlich gehalten?
   Welche Sitzungsfrequenz und welche Behandlungsdauer bis zur Beendigung der Therapie ist vorgesehen?

In einem ggf. stattfindenden Obergutachterverfahren sind dem Obergutachter alle bisherigen Unterlagen (sämtliche Vorberichte, sämtliche Stellungnahmen der bisherigen Gutachter, sämtliche Vordrucke PTV 2) zur Verfügung zu stellen.

© AOK Bundesverband

Erstgespräch zusammen mit Eltern bzw. anderen Bezugspersonen

Kind M

Zum Erstgespräch erscheint nur die Mutter, die ich von einer früheren Therapie bei mir kenne. Sie neigt zu emotionalen Ausbrüchen im Rahmen ihrer eigenen Borderline-Problematik, kann aber aufgrund der vorhandenen Beziehung einigermaßen ruhig berichten, während sich das 5-jährige, hübsche Mädchen zunächst an seine ebenfalls attraktive, dunkelhaarige, 32-jährige Mutter klammert, nur schweigend mit ihr schmust. Als ich dem Mädchen Mal-Utensilien anbiete, sagt es zur Mutter gewandt: „Solche Stifte hat der Papa auch" – und zeigt ihr einen gelben Filzstift. Dann malt sie schweigend und konzentriert, mit dem Rücken mir zugekehrt. Währenddessen berichtet die Mutter, wie wenn ihr Kind nicht da wäre: „Im Essen ist sie heikel. Ich habe sie zwei Monate gestillt, da hat sie sich immer verschluckt und geschrien." Dann sei sie selbst krank geworden, und prompt habe das Töchterchen Bauchkoliken bekommen, schließlich habe es eine Woche lang eine Grippe mit hohem Fieber gehabt. Danach seien sie und der Vater des Kindes, als das Kind vier Monate alt war, für zwei Wochen nach Italien gefahren. Sie ist ganz verwundert über meine Frage, ob es ihr leicht gefallen sei, sich von ihrem Säugling zu trennen. Sie habe die Tochter bei ihrer Mutter gelassen, die sie mir während ihrer eigenen Therapie als sehr schwierig geschildert hatte. Mit 10 Monaten gab die Mutter das Kind nochmals zu dieser, da sie selbst an der Schilddrüse operiert werden musste. Als das Kind zahnte, habe es sehr viel geschrien, danach habe es häufig Mittelohrentzündungen gehabt und sei bei jedem Geräusch aufgeschreckt. Auf meine Bitte, die Stifte am Ende der Sitzung wieder

aufzuräumen, zeigt sich das Kind widerstandslos sehr ordentlich. Auf die Aufforderung der Mutter, uns das Bild zu zeigen, das sie gemalt hat, klammert sie sich weinerlich an die Mutter, und auf deren Frage, ob das Gemalte eine Prinzessin darstelle (da das Bild ein Mädchen in einem hübschen Kleid mit einer Krone auf dem Kopf zeigt), sagt sie leise, aber bestimmt: „Nein". Ich frage die Mutter noch nach einem Übergangsobjekt ihrer Tochter. Diese meint, das habe ihr Kind nie gewollt, früher nur ein Extrakissen gehabt. Als ich das Mädchen freundlich auffordere, sich aus der bereitstehenden Schale ein Bonbon zu nehmen, zieht sie ihre Mutter mit dahin und zeigt ihr, dass sie eines mag. Sie schreit sofort, rennt wieder zur Mutter und klammert sich auf ihrem Schoß an. Dann greift sie sich autoerotisch ins Höschen. Während der ganzen Sitzung hat sie keinen direkten Kontakt mit mir aufgenommen, aber ihre Angst gezeigt.

Die probatorischen Sitzungen mit Kind M und Mutter (der Vater erscheint nie)

Der Vater, von dem sich die Mutter vor einem Jahr hat scheiden lassen, ist Alkoholiker. Sofia hat noch eine drei Jahre ältere Schwester, beide Kinder leben in dem vorher gemeinsamen Familienhaus bei der Mutter. Der Vater finanziert das Leben und hat dafür ein großzügiges Umgangsrecht. Alle zwei Wochen übernachten die Kinder beim Vater, der nach der Trennung wieder zu seiner Mutter gezogen ist, die ihn unehelich geboren hatte und daher immer in der elterlichen Gärtnerei geblieben war und als gelernte Gärtnerin bei ihren Eltern gearbeitet hatte. Dadurch hatte sie keine finanziellen Probleme. Sofias Vater hat nach der Volksschule eine kaufmännische Lehre gemacht und arbeitet erfolgreich als Vertreter. Er war schon einmal kinderlos verheiratet gewesen und ließ sich scheiden, als er die Mutter von Sofia kennen lernte, die eine starke erotische Ausstrahlung haben kann und ihm zunächst nicht (wie seine erste Frau) Vorhaltungen wegen des Trinkens machte. Sofias Mutter ist die ältere von zwei Schwestern; solange sie zurückdenken kann, war Streit der Eltern das Familienklima bestimmend. Frau W. ist lange auf der Seite ihrer Mutter gewesen und hat gefunden, dass diese mit dem Vater allerhand mitmachen musste; inzwischen hat sich ihre Anschauung geändert, seit der Vater vermutlich Suizid begangen hat: Er ging alleine auf eine Bergtour und kam nie zurück. Auch die Ehe von Sofias Eltern war von ständigen Streitereien geprägt, so wiederholte sich das Schicksal der Mutter, ja noch heftiger: Sofias Vater schlug die Mutter auch noch während des Trennungsjahres; sie hatte große Angst vor seiner Gewalttätigkeit, die er – wie ein typischer Alkoholiker – dann wieder bedauerte; er versuchte auch, mit materieller Verwöhnung die Mutter seiner Töchter zurückzugewinnen, was ihm aber nicht gelang. Diese hatte wieder berufstätig werden wollen, nach der Realschule eine Sprachenschule besucht, aber kaum gearbeitet, da sie früh schwanger wurde, was Anlass für die Ehe war. Sie wollte von ihrer Mutter loskommen und hatte den Vater daher „reingelegt". Sofia sei bei dem Dauerstreit zu kurz gekommen und habe sich durch viel Schreien gerächt, was die Eltern zwang, sie herumzutragen und zu trösten. Wirkliche Liebe habe sie kaum bekommen. Während die ältere Schwester zumindest bis jetzt die Trennung besser überstand, habe Sofia sich „zu einem ängstlich-schizoiden Kind entwickelt", das zu beiden Eltern freundlich sei, ohne eine wirkliche enge Beziehung (ich denke, die Mutter nimmt die Not ihres sich anklam-mernden Kindes mehr als lästig denn als liebevoll-suchend wahr).

Der Antrag bei Kind M

Bericht zum Erstantrag PT 3a K
Chiffre 000000 Datum

1. Angaben zur spontan berichteten und erfragten Symptomatik
„Sofia kann sich von mir nicht trennen. Sie ist sehr ängstlich und traut sich nichts zu. Gegenüber Fremden ist sie manchmal misstrauisch (wie gegenüber der Therapeutin!), manchmal geht sie ohne Probleme auf fremde Menschen zu. Sofia hat unter meiner schwierigen Ehe sehr gelitten."

2. Kurze Darstellung der lebensgeschichtlichen Entwicklung
a) Schwangerschaft und Geburt verliefen normal, die motorische Entwicklung regelrecht: Sitzen mit sechs Monaten. Laufen mit zwölf Monaten. Sauberkeitserziehung: nicht forciert, wurde von sich aus sauber. Zeitgerechte Sprachentwicklung.

b) und c) Sofia lebt mit ihrer älteren Schwester mit der Mutter in dem Haus, das der Vater für die Familie gebaut und bei der Trennung verlassen hat. Dieser lebt wieder bei seiner eigenen Mutter und holt die Kinder jedes zweite Wochenende zu sich. Die Eltern sind seit einem Jahr geschieden, der Mann zahlt so viel Unterhalt, dass die Mutter nicht arbeiten muss. Sie strebt das aber wieder an, hat einen Realschulabschluss und ein Sprachdiplom. Der Vater ist gelernter Kaufmann (hat nur Volksschulabschluss, was die Mutter ziemlich verächtlich berichtet) und arbeitet als selbstständiger Handelsvertreter. Grund für die Trennung der Eltern waren sein Alkoholismus und seine damit verknüpfte Gewalttätigkeit. Dann stritten die Eltern immer fürchterlich, was

Sofia offensichtlich eine so große Angst machte, dass sie zu schreien anfing. Am nächsten Tag wollte der Vater wieder alles gutmachen und überhäufte Frau und Kinder mit Geschenken. Er wirkt depressiv-schizoid, geht wie seine Frau jetzt in Psychotherapie. Die Mutter wirkt aggressiv-narzisstisch und wenig empathisch ihrem Kind gegenüber, das sehr um Liebe schreit und sich anklammert, vermutlich aus Verlustangst heraus. Die ältere Schwester scheint die Trennung besser verkraftet zu haben, während Sofia ein lächelndes, überangepasstes schizoides Kleinkind wurde, das sich freundlich lächelnd beiden Eltern zuwendet, ohne eine echte gesunde Beziehung zu ihnen zu haben. Der Vater buhlt immer noch aufdringlich um die Gunst der Mutter, die ihm nur Vorwürfe macht. Sie kann immerhin sehen, dass Sofia zu kurz gekommen ist. Die Ehe war schon zerrüttet, als sie geboren wurde; sie habe während ihrer ersten zwei Lebensjahre viel geschrien und geweint, während die Mutter ziemlich depressiv gewesen sei und sich kaum um das Kleinkind gekümmert habe. „Geld statt Liebe" war die Devise der Familie, auch schon in der Ursprungsfamilie der Mutter. Um von ihrer eigenen Mutter wegzukommen, hatte sie sich sehr jung von dem alkoholkranken, geschiedenen Mann schwängern lassen. Die Kinder wurden benutzt, um zu demonstrieren, dass das Paar als Eltern gut, als Paar nicht funktionierte. Sofia ging problemlos in den Kindergarten und hat auch eine Freundin; die Mutter glaubt, dass es aber keine wirkliche Freundschaft ist.

3. Krankheitsanamnese

Abgesehen von den oben erwähnten häufigen Otitiden war das Kind somatisch im Wesentlichen gesund, macht auch jetzt einen gepflegten Eindruck und ist ausreichend ernährt. Nach Auskunft des Hausarztes gibt es keinen gravierenden Befund.

4. Psychischer Befund zum Zeitpunkt der Antragstellung

Durchgeführte Tests: Sceno, Wartegg-Zeichentest, Mann-Zeichentest; Spielbeobachtung: übergroße Ängstlichkeit, Angst und Aggressionsverdrängung, freundlich lächelndes Kind ohne Bezug zu anderen Menschen. Symbiotische Bindung an die Mutter und an den Vater. Geschwisterproblematik, Initiativelosigkeit, Verdrängung eigener Impulse, emotionale Leere.

5. Somatischer Befund bzw. Konsiliarbericht

Altersentsprechend gut entwickeltes gesundes Kind in gutem Allgemein- und Ernährungszustand.

6. Psychodynamik der neurotischen Erkrankung

Sofia wurde in eine extrem schwierige Ehe hineingeboren – als Kind schwer frühgestörter Eltern, die sich selbst schon bei Beginn ihrer Partnerschaft in einer narzisstischen Klammerbeziehung retten wollten. Bereits während der Schwangerschaft kam es zu heftigen tätlichen Auseinandersetzungen der Eltern. Auch nach ihrer Geburt gingen diese weiter. In dieser Partnerschaft war emotional kein Platz für ein Kind. Dieses wurde schon früh benutzt. So konnte sich das kleine Mädchen nicht von seiner Depression lösen und damit von der Mutter trennen in der ersten Individuationsphase nach M. Mahler. Als Beweisstück ihrer Eltern durfte sie keine eigenen Impulse haben. Ihr Schreien in den ersten zwei Lebensjahren löste bei den Eltern ein verwöhnendes Pflegeverhalten aus, das ihr wenigstens Zuwendung sicherte. Sofia wird ein emotional leeres Kind, weil sie emotional nichts bekommt. Sie versteckt diese Leere hinter einem Lächeln, das sie nie verliert. Sie bleibt innerlich an die Mutter fixiert und wird nach der Trennung der Eltern Trost für die Mutter und Freude für den Vater. Dass Sofia sich nicht gesund von den Eltern wegbewegen kann, wird hinter dieser Persona-Haltung nicht gesehen. Sie muss sich selbst und ihre Impulse dahinter verstecken. Dies wird von der Therapeutin bereits im Rahmen einer Klärung der Besuchsregelung gesehen, als Sofia vier Jahre alt ist. Sie macht die Eltern darauf aufmerksam. Der Vater verleugnet, dass seine Tochter Schwierigkeiten haben könnte. Die Mutter kann diese mit zunehmenden Fortschritten in ihrer eigenen Analyse erkennen. Sie ist es, die für Sofia Hilfe sucht. Sie hat erhebliche Angst um ihr Kind, kann sich aber innerlich (noch) nicht von ihm trennen. Sofia ist noch zu sehr in die nicht bewältigten Probleme ihrer Eltern eingebunden und darf ihre eigenen Bedürfnisse nicht spüren. Sie kann sich nicht von der Mutter trennen, weil sie vom Verlust der Mutter bedroht ist.

7. Schilderung der familiären Situation (Eltern/Beziehungsperson)

Wie unter 6. bereits dargelegt, ist die Umstellungsfähigkeit der Eltern – vor allem die des Vaters – begrenzt. Dieser scheint psychisch schwer gestört und kümmert sich nur äußerlich; wenn die Töchter bei ihm sind, kauft er ihnen alles Mögliche und setzt sie dann vor den Fernseher, sagt die Mutter. Er verleugnet massiv die Trennung, kann die dadurch entstandene narzisstische Kränkung kaum spüren, reflektieren und überwinden. Die Mutter hat in dem Trennungsjahr erhebliche Fortschritte gemacht. Sie ist sich ihrer Defizite auch im Hinblick auf ihre Mutterrolle bewusst und braucht nicht mehr so viele Ersatzbefriedigungen wie vor einem Jahr. Auch muss sie nicht mehr ihre Angst „überbrüllen", wenn sie auf ihren Mann trifft. Beide Eltern wollen zumindest oberflächlich, dass ihrem Kind geholfen wird, allerdings möglichst ohne Veränderungen bei ihnen selbst. Die ältere Schwester will auch nicht viel für die jüngere tun,

das Familiensystem ist geprägt von den einzelnen Egoismen, wobei alle betonen, sie seien füreinander da.

8. Neurosenpsychologische Diagnose zum Zeitpunkt der Antragstellung

Frühkindliche schwere Beziehungsstörung, Gefährdung in Richtung schizoide Neurose. F 43.22.

9. Behandlungsplan und Zielsetzung der Therapie

Bei der Schwere der Störung des Kindes ist eine analytische Spieltherapie für Sofia dringend indiziert. Die Therapie muss zunächst im Beisein der Mutter stattfinden, weil Sofia sich von der Mutter nicht trennen kann. Begleitende Psychotherapie ist notwendig, weil beide Eltern ihr Kind loslassen müssen. Es sind Gespräche mit beiden Eltern geplant und erwünscht. Jedoch muss sich die begleitende Psychotherapie mehr auf die Mutter erstrecken als auf den Vater des Kindes. Frau M. muss Sofia aus der symbiotischen Beziehung entlassen.

10. Prognose der Psychotherapie

a) Die Dauerkrise in der Familie ist zunächst durch die Trennung der Eltern entschärft. Die Mutter zeigt viel mehr eigene Struktur und braucht Sofia nicht mehr so sehr, um sich selbst zu spüren. Der Vater versucht nach wie vor, über Sofia an seine Frau heranzukommen. Trotzdem ist die Prognose günstig, weil die Mutter die Trennung zulassen kann.

b) und c) Sofia kommt gerne zur Therapie. Sie zeigt sehr eindrucksvoll, dass sie sich von ihrer Mutter nicht trennen kann. Auf dem Schoß der Mutter beginnt sie damit, eigene kleine Kunstwerke herzustellen. Dabei achtet sie darauf, dass auch ihre Mutter ein Kunstwerk herstellt. Am Ende der ersten Sitzung tauscht Sofia ihr Werk mit dem der Mutter. Nach der dritten Sitzung ist sie vom Schoß der Mutter herunter und sitzt auf einem eigenen Stuhl. Am Ende der vierten

Sitzung muss Sofia ihr Werk nicht mehr mit der Mutter tauschen. Sie hat eine Kette für ihre Spielfreundin im Kindergarten gemacht. An dieser schnellen Entwicklung lässt sich eine gute Prognose für Sofia festmachen.

d) Die Möglichkeiten zur Entwicklung altersentsprechender Beziehungen und seine phasengerechte Verselbstständigung sind bei Sofia abhängig von der Entwicklung der Mutter: Nur wenn diese es zulassen kann, kann sie selbstständig werden.

Erstgespräch ohne Eltern beim älteren Jugendlichen

Das Erstgespräch mit älteren Jugendlichen läuft im Prinzip wie ein analytisches oder tiefenpsychologisch fundiertes Erstinterview ab, wobei der Therapeut sich bemühen sollte, nicht Über-Ich-haft zu wirken und sich im Sprachniveau etwas dem Jugendlichen anzupassen, damit dieser nicht sofort eine Übertragung entwickelt, wie es wohl der Fall wäre, wenn er eine strenge Autoritätsfigur vor sich hätte. Denken sollte der Therapeut auch an sein eigenes Alter: Ist er sehr jung, entwickelt sich wahrscheinlich eine Geschwister-Übertragung; ist er mittleren Alters, eine Vater- oder Mutter-Übertragung, ist er kurz vor dem Ruhestand, eventuell eine Großeltern-Übertragung. Dementsprechend sollte er die Beziehungen des Jugendlichen zu seinen Altersgenossen ebenso erfragen wie zu Menschen im Alter des Therapeuten und natürlich auch zu den sonstigen frühen und späteren Bezugspersonen. Bei der nonverbalen Beobachtung muss sich der Therapeut auch fragen, ob sich der jugendliche Patient verhält und angezogen ist wie die Mehrheit seiner Altersgenossen oder ob er sich schon äußerlich zum Außenseiter macht, indem er entweder durch sein Äußeres extrem provoziert oder sich völlig unscheinbar kleidet. Bei der verbalen Beobachtung sollten Sie besonders auf das Sprachniveau achten: Entspricht es dem Level seiner Herkunftsfamilie? Bleibt es darunter? Hat der Jugendliche eventuell besonderen Spaß an schockierenden Redensarten, oder spricht er sonst irgendwie auffällig, exaltiert, rationalisierend oder mit Fremdwörtern gespickt, die er womöglich noch falsch benutzt? Fragen Sie sich beim jugendlichen Patienten im Erstgespräch besonders nach ihrer Gegenübertragung und danach, wie sie sich eventuell verändert innerhalb der Sitzung oder von Sitzung zu Sitzung. Von Ihrer Fähigkeit, einen altersadäquaten Kontakt herzustellen und eine vertrauensvolle Atmosphäre zu schaffen, hängt noch mehr als beim Erwachsenen ab, ob und wie der Patient wiederkommt. Er muss die Zuversicht entwickeln können, dass sie ihn verstehen und sich um ihn bemühen – auch wenn er sich eventuell verquer benimmt, weil es ihm peinlich ist, in Therapie zu müssen.

Erstgespräch bei der Jugendlichen N (ohne Eltern)

Die knapp 18-jährige, extrem schlanke, mittelgroße, hübsche Patientin wirkt am Telefon bei der Terminvereinbarung sehr geordnet. Da sie noch zu Schule gehe, brauche sie einen Nachmittagstermin, sagt sie. Auf einen solchen muss sie leider zwei Wochen warten. Der überweisende Hausarzt meint, sie habe eine beginnende Anorexie und Depression. Ihre beiden Brüder seien auch schon in Psychotherapien gewesen. Die gepflegte Jugendliche zeigt eine sehr stolze Haltung, ist etwas ausgeflippt, aber geschmackvoll angezogen und kommt zehn Minuten zu spät, schaut sich sorgfältig um und beginnt ohne Scheu zu erzählen, zuerst über ihre Schulsituation: Sie macht nach dem Realschulabschluss eine fünfjährige Ausbildung in der Fachakademie für Soziales und möchte Erzieherin werden. Sie ist im vierten Jahr, hat noch ein halbes vor sich und bis zum Abschluss dann ein Jahr Praktikum. Schließlich kommt sie zum Grund ihres Besuchs: Vor einem Jahr habe sie begonnen, abzunehmen, mache viel Ballett und Jazztanz. Damals sei ihre eineiige Zwillingsschwester für ein Jahr als Au-pair-Mädchen nach Fuerteventura gegangen, das habe ihr wohl doch viel mehr ausgemacht, als sie vorher gedacht hatte. Sie lebt noch bei ihren Eltern, in einem eigenen Zimmer in deren Haus. Sie habe in dem Jahr 14 Kilo abgenommen, bis auf 44 Kilo bei 166 cm Größe. Jetzt habe sie wieder 2 Kilo zugenommen. Körperlich sei sie immer gesund gewesen, bis auf Masern mit ca. neun Jahren und Scharlach etwa ein Jahr später. Die Menarche begann mit zwölf Jahren, also normal, seit einem Jahr hat sie keine Periode mehr. Sie habe neun Monate mit der Pille eine künstliche Blutung gehabt, nach Absetzen der Hormone keine mehr. Sie sei sechs Minuten vor ihrer Schwester geboren, die zwölf Kilo mehr wiege. „Ich dränge mich immer in eine Position, wo ich mich für andere aufopfern muss", sagt das älteste von fünf Kindern: Neben der Zwillingsschwester gibt es noch drei Brüder (drei, neun und elf Jahre jünger). Der älteste gehe noch in die Realschule, die beiden jüngeren Brüder in die Volksschule. Ihr Vater sei als Diplom-Kaufmann bei Siemens angestellt, die Mutter sei zu Hause, sei früher Dolmetscherin gewesen. Seit drei Jahren tanzt die junge Patientin in einem Ballett. Außerdem macht sie Yoga und meditiert. Sie wirkt auf den ersten Blick nicht so zwanghaft verschlossen wie eine typische Magersucht-Patientin, eher im Sinne einer so genannten „weichen" Anorexie, freundlich und bemüht.

Erstgespräch beim Patienten O (mit Mutter)

Da der Junge fast 14 Jahre alt ist, frage ich ihn zuerst, ob er alleine mit mir sprechen will; für diesen Fall bitte ich die begleitenden Bezugspersonen, zunächst im Wartezimmer zu warten. Er möchte aber, dass seine Mutter dabei ist bzw. traut sich meinem Gefühl nach nicht zu sagen, dass sie warten soll.

Der 159 cm große, 49 kg schwere, gehemmt wirkende Junge wirkt auf mich sehr depressiv. Er berichtet auf meine Frage, was ihn quäle, dass er sich nach einem Schulwechsel vor einem halben Jahr immer die Hände waschen müsse. In der Schule tue er es eigentlich nicht, zu Hause (die Familie hat ein eigenes Haus bezogen, in dem er ein eigenes Zimmer hat) gehe er dafür ins Bad und wasche sich mit Seife. Der Waschzwang sei unterschiedlich stark. Im Skilager mit der Schule sei es weniger gewesen. Obwohl ich die Mutter zu Beginn gebeten habe, ihn zunächst reden zu lassen (was ihr offensichtlich schwer fällt), ergänzt sie, er sage immer, er könne nicht leiden, dass er fettige Hände habe. Die Mutter sagt mit einem vorwurfsvollen Ton weiter: „Wir leiden sehr darunter, mein Mann regt sich auf, weil die Handtücher tropfnass sind, und mich macht schon das Geräusch des Wasserhahn-Aufdrehens aggressiv. Er wäscht die Hände länger, das dauert 15 bis 20 Minuten am Stück, immer Wasserhahn auf und zu." Dann redet die Mutter gleich weiter, obwohl ich den Jungen gefragt hatte, ob er Geschwister habe, sodass dieser nur noch sagen kann: „Einen Bruder, der ist zwei Jahre jünger als ich"; dann sagt er: „Leider hab' ich den." Daraufhin die Mutter: „Er war hyperkinetisch, hat auch Therapie gemacht, ist jetzt eher unauffällig. Dieter bekam eine Spieltherapie, das stärkte sein Selbstbewusstsein." Dann schiebt die Mutter Philipp die

Schuld an den Unarten seines jüngeren Bruders hin. Philipp sagt – sich verteidigend –: „Wir machen nur selten etwas zusammen." Er wird immer wortkarger, ich muss ihn fragen, wenn ich etwas wissen will. Obwohl ich denke, dass die Mutter ihn und seinen Bruder niedergemacht hat, sagt Philipp, er könne mit der Mutter besser reden. Der Vater mache mit seinen Söhnen nichts, er sei Bilanzbuchhalter, komme erst kurz vor 20 Uhr nach Hause, esse etwas und gehe dann in sein Büro, um etwas zu tun. Streng sei er nicht, aber man könne mit ihm nicht gut spielen. Daher spiele er lieber mit seinen Freunden. Er rede auch nicht mit seinem Vater, zum Beispiel über Sexualität, sondern mit seinem besten Freund. Ganz desinteressiert sei der Vater nicht; wenn er nach Hause komme, frage er schon: „Was hast du heute in der Schule gemacht?" Eine größere Geburtstagsfeier dürfe er nicht machen; sie würden allenfalls essen gehen. Sein bester Freund sei sein Groß-Cousin, der sei jetzt für eineinhalb Wochen da gewesen, während der Osterferien. Schlafen könne er ohne Albträume, Appetit habe er auch, er glaube, er habe außer dem Waschzwang keine Probleme. Hobbys habe er keine: „Ich bin nicht so eine Sportskanone." Er schaue Videos an, Kriegsfilme oder Antikriegsfilme, und höre Nachrichten im Radio. Er stelle sich einen Radiowecker ein, damit er nicht verschlafe. In den Ferien darf er schlafen, so lange er will. Er bekommt 3 € Taschengeld pro Woche und oft etwas zusätzlich. Seine Eltern würden ihm das meiste kaufen, betont die Mutter – sichtlich bemüht, einen guten Eindruck zu machen. Sie berichtet, dass er nach unkomplizierter Schwangerschaft mit der Saugglocke herausgezogen wurde. Sie habe ihn vier Wochen gestillt. Als Kind habe er öfter Mittelohrentzündungen gehabt und Polypen. Als er etwa sechs Jahre alt war, wurden ihm die Mandeln entfernt.

Dann erinnert sie noch, dass er Windpocken hatte, keine Knochenbrüche oder Unfälle. Er war wohl ein ziemlich braves Kind.

Separates Gespräch (eventuell mehrere) mit den Eltern bzw. anderen Bezugspersonen

Hierbei kommt es besonders darauf an, die Atmosphäre zu erfassen, in der ein Kind/Jugendlicher groß wird:

- Sprechen die Bezugspersonen liebevollbesorgt von ihrem Nachwuchs oder latent oder offen aggressiv entwertend?
- Sind sie sich einig in ihrer Beurteilung und Besorgnis oder nicht: Ist die Mutter eventuell überbehütend und der Vater darüber ärgerlich, eventuell desinteressiert oder gar gelangweilt?
- Haben Sie als Therapeut das Gefühl, in diesem Familienklima kann ein Kind gedeihen und wird mit seinen Bedürfnissen wahrgenommen oder nicht?
- Ist das Kind im Grunde unerwünscht, hat es nicht wirklich Platz in seiner Ursprungsfamilie?
- Darf es sich so entwickeln, wie es ihm entspricht, wird es gefördert in seinen Begabungen, oder muss es nach den Wünschen der Eltern sich verbiegen lassen und rebelliert eventuell dagegen?
- Wie wird in der Familie mit analen Themen umgegangen, wie mit Sexualität?
- Welche Rolle spielen Religion, Zugehörigkeit zu einer Kirche, einer Sekte oder anderen Verbänden?
- Lebt die Familie räumlich beengt oder hat sie Sorgen um ein anderes Familienmitglied oder die materielle Existenz?

All diese Punkte sind ungeheuer wichtig für die Einschätzung der Störung des Kindes und deren Ursachen, aber auch für die Entwicklungsmöglichkeiten und die Prognose. Anders als in der Erwachsenen-Therapie ist es absolut notwendig, diese Faktoren zu berücksichtigen und realistisch einzuschätzen. Das Kind und der Jugendliche sind nun einmal nicht nur juristisch in weit höherem Maße als die Erwachsenen abhängig von ihrem Umfeld. Ohne Kooperation der Eltern oder der Person, bei der das Kind lebt, kann darüber hinaus eine Therapie für dieses kaum gelingen. Die Elterngespräche müssen daher vorrangig dafür genutzt werden, möglichst bei beiden Eltern, auch wenn sie getrennt leben, Verständnis für die Nöte ihres Kindes zu wecken – ohne aus dem Blick zu verlieren, dass Eltern oft auch von den jungen Patienten provoziert und in Bedrängnis gebracht werden und ihrerseits oft Hilfe brauchen. Dies muss ihnen nahe gebracht werden, ohne sie zu kränken und ohne sie zu überfordern. Hierbei ist es wesentlich, den richtigen Zeitpunkt abzuwarten, an dem die Eltern ansprechbar sind. Im Prinzip ist es das Gleiche wie bei einer Deutung: Es kommt auf den richtigen Zeitpunkt an, den Kairos der alten Griechen; nur dann wirkt eine Deutung oder kommt ein Vorschlag an. Ein Kinder- und Jugendlichen-Therapeut muss eigentlich ein Familien-Therapeut sein, um seine schwierige Aufgabe optimal lösen zu können. Als Anwalt des Kindes/Jugendlichen darf er nicht einseitig sein, sondern muss die Bezugspersonen genauso wohlwollend anhören und respektieren, in den Elterngesprächen auf ihre Nöte eingehen und ihnen Mut machen oder ihren Zorn zulassen und dann abmildern. Ich denke manchmal, der Kinder- und Jugendlichen-Therapeut hat es schwerer als der Erwachsenen-Therapeut, der nur eine Einzeltherapie durchführt. Der Gruppen-Therapeut kämpft mit ähnlichen Problemen – mit der multiplen Übertragung und Gegenübertragung – und muss sich genau-

so davor hüten, parteiisch zu sein. Das ist nicht einfach, da wir Therapeuten ja auch nur Menschen sind, die für den einen mehr, für den anderen weniger spontane Sympathie empfinden. Daher müssen wir unser ganzes Berufsleben lang um die richtige Empathie ringen, aufpassen, dass wir uns mit keinem zu einseitig identifizieren. Die analytische Grundhaltung, nicht zu werten, ist oft nicht leicht durchzuhalten, aber notwendig. Es ist nur allzu verständlich, dass jeder Gesprächspartner versucht, den Therapeuten für sich zu gewinnen. Meist ist ja nicht nur das Kind oder der Jugendliche Patient, sondern die ganze Familie (daher nannte Horst-Eberhard Richter schon vor Jahrzehnten eines seiner Bücher „Patient Familie" [Richter 1970]). Ich denke, am leichtesten tun sich Therapeuten, die selbst eine Familie haben und daher aus ihrem Alltag wissen, wie leicht die Wogen der Gefühle in diesem System hochkochen.

In den die Therapie begleitenden Elterngesprächen, bei denen der jugendliche Patient durchaus dabei sein sollte, wenn es irgendwie geht, müssen wir besonders Wert darauf legen, den Bezugspersonen den Ablauf der Therapie zu verdeutlichen, um ihre optimale Mitarbeit zu erhalten. In den diagnostischen Vorgesprächen kommt es dagegen darauf an, ein möglichst realitätsnahes Bild von ihrem Verhalten zu gewinnen, und natürlich eines ihrer eigenen Genese, die sich ja so oft in der gegenwärtigen Situation widerspiegelt und wiederholt. Nicht nur der junge Patient hat Angst, bloßgestellt, blamiert oder attackiert und kritisiert zu werden, sondern oft auch die Eltern. Gar nicht selten wissen sie, dass sie selbst therapeutische Hilfe bräuchten, aber sie schämen sich, es zuzugeben. Trotzdem dürfen wir sie – je nachdem – nicht zu sehr schonen, sondern müssen ihre Kooperation in Einzelschritten fordern, auch wenn ihnen diese missfallen. Früher bekam der Erwachsenen-Therapeut automatisch mit seiner Zulassung auch die Zulassung für Kinder- und Jugendlichen-Therapie; heute muss der Kinder- und Jugendlichen-Therapeut auch ein guter Erwachsenen-Therapeut sein, denn er arbeitet unter erschwerten Bedingungen: In sehr begrenzter Stundenzahl muss er etwas bewirken, obwohl die Eltern primär gar nicht dafür sind, dass auch sie unter die Lupe genommen werden! Jetzt könnte der Eindruck entstehen, dass Eltern immer „anti" sind; das stimmt natürlich nicht, es gibt Eltern, die für die Hilfe sehr empfänglich und dankbar sind und auch gut kooperieren.

Ich schildere hier im Einzelnen keine Elterngespräche; jeder von uns muss seine eigenen Erfahrungen machen und nicht zu viel Angst davor haben, selbst „unter Beschuss zu geraten".

Die probatorischen Sitzungen bei Patientin N und Patient O und die Behandlungsindikation

Patientin N

Es dauert ziemlich lange, bis die Patientin sich daran traut, auch ihre Eltern zu kritisieren. Bewusstseinsnäher ist der von ihr als Auslöser gesehene Abschied von der Zwillingsschwester, die sich aus ihrer Sicht davongemacht hat, sodass jetzt alles an ihr hängt. So erlebt sie es zumindest. Die Mutter ist natürlich, obwohl zu Hause, überfordert mit den drei Söhnen, von denen der älteste mitten in der Pubertät steckt, während die beiden jüngeren noch vorpubertär an der Mutter hängen. Der Vater scheidet als Miterzieher fast völlig aus, sodass die Patientin alleine manchmal die Sorge um die kleinen Brüder wahrnehmen muss, wenn die Mutter aus irgendwelchen Gründen weg ist. Ihr Berufswunsch, Erzieherin zu werden, kommt ein Stück aus dem Bedürfnis, es besser zu machen als die Eltern, mit denen sie unzufrieden ist. Da sie das Zuhause oft chaotisch erlebt hat, will sie für Ordnung sorgen. Ihr Frausein lehnt sie deshalb ab, weil sie die Rolle ihrer Mutter ablehnt, nicht nur für andere da sein will. Dabei nimmt sie schon wahr, dass sie sich diesen Schuh nur allzu leicht anzieht. In den Probesitzungen versucht sie zu testen, wie aufopfernd die Therapeutin ist und wo sie Grenzen setzt, aber auch, wie viel Empathie sie bekommen kann. Von Stunde zu Stunde zeigt sie mehr ihrer Bedürftigkeit, aber auch ihre aufgestaute Wut über die Rolle der ältesten, die auch noch immer mit dem Zwilling teilen musste. Sie will endlich einmal ungeteilte Zuwendung. In soweit ist bei ihr die Indikation für eine Einzeltherapie gegeben, auch wenn es Argumente für eine Gruppentherapie gibt. Eine Phase von Gruppentherapie kann eventuell abschließend noch folgen, falls nötig.

Patient O

Philipp ist in den Probesitzungen anfangs sehr misstrauisch, andererseits fällt es ihm zunächst schwer, mit der Therapeutin, einer ihm noch fremden Frau, allein zu sein. Trotzdem bestehe ich darauf, um ihn den Anklagen seiner Mutter zu entziehen. Allmählich fasst er Mut und kann sagen, wie sehr ihn die Rolle des Buhmanns in der Familie, in die er durch seinen Waschzwang gekommen ist, stört. Auch ärgert er sich darüber, dass der Bruder, der schon eine Therapie hinter sich hat, sich nicht mehr so viel gefallen lässt und sich auch ihm, dem Älteren gegenüber wehrt. Am liebsten würde er davonlaufen, weiß aber, dass das nicht geht.

Er will sich seine Wut genauso abwaschen wie vermutlich seine sexuellen Impulse. Über Letztere spricht er in den probatorischen Sitzungen noch nicht. Da sein bester Freund nur in den Ferien kommen kann, ist er im Alltag ziemlich alleine, sodass es für ihn keine Rolle spielt, wie viel Zeit er für seinen Waschzwang braucht. Im Skilager, wo viel Interessantes war und er sich nicht blamieren wollte, konnte er fast ohne den Zwang auskommen. An sich wäre für ihn auch eine analytische Gruppentherapie sinnvoll, sie ist aber derzeit bei mir für seine Altersgruppe nicht möglich, sodass er von der ungeteilten positiven Zuwendung der Therapeutin profitieren soll. Damit er gleich mit der Therapie beginnen konnte, wurde zunächst eine KZT beantragt, auch als Probetherapie, inwieweit etwas veränderbar war.

Der Antrag für Patientin N

1. Angaben zur spontan berichteten und erfragten Symptomatik

Elisabeth ist Zwillingskind. Sie ist die Erstgeborene von eineiigen Zwillingen und damit das älteste von fünf Geschwistern. Beide Zwillinge führten in der sehr schwierigen Familie ein aufeinander bezogenes Leben. Als Hedi vor einem Jahr nach Fuerteventura ging, begannen für Sissi die Schwierigkeiten. Sie aß zunächst aus ethischen Gründen weniger und wurde schließlich magersüchtig.

2. Kurze Darstellung der lebensgeschichtlichen Entwicklung

a) Die Schwangerschaft war für die Mutter schwierig, sie hatte Wasser eingelagert. Aus diesem Grund wurde drei Tage vor dem errechneten Termin die Geburt eingeleitet. Die Zwillinge kamen mit Vakuum-Extraktion zur Welt. Sissi, die Erstgeborene, sei sehr viel kräftiger gewesen als ihre Zwillingsschwester. Motorische Entwicklung: Sitzen und Stehen mit 8 Monaten. Laufen mit 13 Monaten. Beginn des Sprechens mit 15 Monaten. Die Sauberkeitserziehung sei nicht forciert worden. Sissi war mit drei Jahren tags und nachts sauber. Menarche mit zwölf Jahren. Seit einem Jahr besteht eine Amenorrhö. Diese wurde von Sissi lange Zeit verleugnet und dadurch kaschiert, dass sie die Pille einnahm. Seit zwei Monaten ist die Pille abgesetzt. Die Amenorrhö besteht nach wie vor, trotz einer Gewichtszunahme von nahezu 4 kg.

b) Sissi lebt mit ihren Geschwistern im Elternhaus. Die Zwillingsschwester ist vor wenigen Tagen ausgezogen. Ihr Vater ist Diplom-Kaufmann. Er war Einzelkind und ist in einem puritanischen Elternhaus groß geworden. Er sei sehr zwiespältig aufgewachsen. Sein Vater war ebenfalls Kaufmann, seine Mutter Musikerin. Der Vater habe ihn mit rigider Strenge erzogen; die Mutter habe ihn vergöttert, dafür habe sie erwartet, dass er alles für sie tue. Herr W. hat das Gymnasium besucht und danach Volkswirtschaft studiert. Die Musiker-Natur sei bei ihm nicht durchgekommen. Er sei streng mit sich und anderen. Seine Familie wünschte er sich als unzertrennlich. Mit seiner Sittenstrenge drangsalierte er die ganze Familie. – Die Mutter ist die jüngere von zwei Mädchen. Sie habe zu ihrem Vater eine ganz besondere Beziehung gehabt. Ihre Mutter erlebte sie als ewig nörgelnd. Dies sei auch der Grund gewesen, dass ihr Vater sich eine Freundin suchte. Zunächst habe er ein Doppelleben geführt. Als die Beziehung herauskam, habe die Mutter sie akzeptiert, weil ihr Mann ihr nach wie vor reichlich Unterhalt gegeben habe. Der Vater sei zu seiner Freundin gezogen. Frau W. hatte ein gutes Verhältnis zur Freundin ihres Vaters. Sie habe sich mit den Verhältnissen arrangiert und sei damit gut gefahren. Ihren Mann lernte Frau W. über die Freundin ihres Vaters kennen. Er war schon damals sehr sittenstreng. Sie sei sehr verliebt gewesen. Deshalb habe sie ihn ein Jahr nach dem Kennenlernen geheiratet. Innerhalb der Ehe habe sich Herr W. sehr schnell verändert. Er wurde noch strenger. Als ein Jahr nach der Eheschließung die Zwillinge geboren wurden, habe sich dies sehr deutlich gezeigt. Er habe bereits damals einen sehr strengen Lebensplan für seine Kinder entworfen. Ein Jahr nach den Zwillingen kam der Sohn Christian zur Welt, nach weiteren fünf Jahren wurde Willi geboren und ein Jahr danach Wolfgang. Frau W. ordnete sich, was die Zukunftsplanung der Familie anbelangte, zunächst ihrem Mann unter. Bereits als die Zwillinge zur Schule kamen, begann er, sie zu bewachen. Sissi fügte sich (wie ihre Mutter), Hedi habe sich schon immer widersetzt. Durch die Überlastung der Mutter kamen die Mädchen schon früh zu kurz, und sie begannen sich gegenseitig das zu geben, was sie brauchten. Dabei wurden sie immer mehr aufeinander bezogen. Ihre Probleme besprachen sie miteinander, und die Eltern wurden aus dem Leben der Mädchen weitestgehend herausgehalten. Sissi berichtet, dass sie die Rollen genauso aufgeteilt hätten wie die Eltern. Hedi war die Lebhafte, die Bestimmende und Sissi die Beständige, die Erleidende und die Duldende. Bei dieser Aufspaltung blieb es, bis Hedi nach Fuerteventura ging.

c) Sissi und Hedi haben den Kindergarten ohne Probleme besucht. Dass sie auf den Bruder eifersüchtig waren, haben die Eltern nicht bemerkt. Als die beiden Kleinen geboren werden, engagiert sich Sissi. Hedi übernimmt keine Verantwortung. Der Bruder Willi erzählt in seiner Therapie, dass er Sissi liebt und Hedi fürchtet. Hedi sei nicht lieb. Willi läuft, wenn er Probleme hat, zu seiner großen Schwester, nicht zu seiner Mutter.

Die Einschulung verläuft ebenfalls problemlos. Die Kinder kommen in die gleiche Klasse. Sissi gilt auch in der Schule als die vernünftigere, intelligentere von beiden Schwestern. In der Realschule werden die Mädchen erstmals klassenmäßig getrennt. Unter dieser Trennung leidet besonders Hedi. Sie wird in ihren Noten schlechter. Mit zwölf Jahren verliebt sich Sissi zum ersten Mal. Sie beschwört damit ein Familiendrama herauf. Der Vater schlägt sie in dieser Zeit. Sissi, die zuerst für ihre erste Liebe zu kämpfen versuchte, wird in dieser Situation erstmals von ihrer Schwester allein gelassen. Sie gibt den Kampf schließlich auf, indem sie mit dem Freund Schluss macht. Als in den oberen Klassen die Schulklassen zusammengelegt werden, kommen die Schwestern wieder in die gleiche Klasse. Nun holt Hedi stark auf. In der Schlussphase ist Hedi schulisch besser als Sissi. Diese nimmt diese Tatsache hin. Es findet ein Positionswechsel statt: Hedi wird schulisch besser, sie beschließt, die Fachoberschule zu besuchen, um Abitur zu machen. Sissi will Erzieherin werden. Sie wählt dabei nicht den Weg über das Kindergartenpraktikum, sondern wird Kinderpflegerin (in Bayern eine Fachschulausbildung, zu welcher nur ein qualifizierter Hauptschulabschluss verlangt wird, mit dem man den Zugang zur Erzieher-Ausbildung erreichen kann).

Hedi wählt ein Touristikstudium. Sie möchte Reise-Managerin werden. Um ihre spanischen Sprachkenntnisse zu erweitern, geht sie nach Fuerteventura, um den Sohn einer Touristik-Managerin zu betreuen. Hedi findet auf Fuerteventura keine Beziehungen. Sie vereinsamt, wird sehr dünn und leidet. Wie es ihr geht, schreibt sie nicht nach Hause. Erst als ihr Freund sie nach drei Monaten besucht, sieht er das ganze Ausmaß von Hedis Elend und berichtet ihrer Mutter davon.

Sissi, die immer als die schlankere und adrettere der beiden Mädchen gegolten hatte, bemerkte zunächst nicht, dass ihre Probleme etwas mit dem Weggang der Schwester zu tun hatten. Sie schob ihren Eintritt ins esoterische Leben vielmehr auf die Auseinandersetzungen mit dem Vater. Diese fielen in die Endphase der Therapie von Willi. Sissi benötigte sicher sehr viel Kraft, um sich mit dem Vater auseinander zu setzen. Sie trat in den Familiengesprächen gegen den Vater an und setzte sich auch nach Beendigung der Therapie mit Willi weiter mit ihm auseinander.

Beide Mädchen hatten einen Freund gefunden. Beide hielten ihre Freunde sehr auf Distanz. Während Hedi durch ihr Fuerteventura-Erlebnis die Beziehung zu ihrem Freund sehr intensivierte, blieb Sissi weiterhin distanziert. Sie ging erstmals ohne Hedi in Urlaub, auf eine Esoterik-Freizeit. Von dieser Freizeit kommt sie sehr glücklich zurück. Ab dieser Zeit nimmt sie nicht mehr an der begleitenden Psychotherapie teil. Sie zieht sich von der Familie zurück und wendet sich ihrem neuen Freundeskreis zu. Etwa ab der Zeit, ab der sie erfährt, wie schlecht es ihrer Schwester geht, beginnt sie, die zuvor schon aufgehört hatte, Fleisch zu essen, extrem asketisch zu leben. Sie bemerkt noch, dass etwas nicht stimmt, und bespricht sich mit ihrer Yoga-Lehrerin, die Sissis Askese als Reinigung von Körper und Seele bezeichnet. Sissi verstärkt daraufhin ihre Askese und rutscht in die Magersuchts-Problematik hinein, auf die sie von einer ebenfalls magersüchtigen Freundin hingewiesen wird.

Bruder Christian hat zwei Jahre analytische Jugendlichen-Therapie bei einer Münchener Kollegin, Bruder Willi zwei Jahre tiefenpsychologisch fundierte Psychotherapie bei der Therapeutin, bei welcher Sissi jetzt ist. Sissi hat regelmäßig an Familiengesprächen für Willi teilgenommen.

3. Krankheitsanamnese

Sissi möchte keine Testuntersuchungen. Ein Intelligenztest wurde bei ihr in der Schulzeit durchgeführt. Sie weiß, dass sie sehr begabt ist. Weitere Tests möchte sie vorerst nicht machen. Sie verweigert auch die Anamnesenerhebung durch die Mutter, bringt jedoch bereitwillig die von der Mutter aufgeschriebenen Daten mit.

4. Psychischer Befund zum Zeitpunkt der Antragstellung

In der Probebehandlung berichtet Sissi, dass sie von Geburt an als die stärkere, ruhigere, stolzere gegolten habe. Hedi sei zwar lebhafter gewesen als sie, jedoch sei sie leicht ausgeflippt, und sie sei wechselhaft gewesen. Sissi sei für ihre Eigenschaften sehr bewundert worden. Seit Hedi sich ablöst, fühlt sie sich schwach. Sie bemerkt erst jetzt, wie sehr sie auf ihre Schwester fixiert ist. Dies nicht nur im positiven Sinne. Sissi hat Selbstbewusstsein aus ihrer Rolle als schönere, bessere, ruhigere und schlankere von beiden Schwestern gezogen. Aufgrund ihrer bescheideneren und braveren Art wurde sie bewundert. Hedi hingegen konnte sich auf Kosten von Sissi recht frei entwickeln. Sie unterwarf sich nicht den familiären Zwängen. Dadurch, dass sie ihrer Schwester alles erzählen konnte, musste sie auch kein schlechtes Gewissen haben. All dies übernahm Sissi, und sie war dafür geeignet. Als Hedi das Elternhaus verließ, war es für Sissi selbstverständlich, dass sie die Stellung hielt, vor allem gegenüber dem rigiden Vater. Dies wurde ohne Hedi für sie immer schwerer. Eine Ablösung vom Elternhaus wurde für Sissi dadurch unmöglich, dass sie keine Strategien entwickelt hatte, sich ohne Schuld abzulösen. Sie blieb zu Hause, und auch als sie ihren Freund kennen lernte, wurde die Beziehung den Gesetzen des Vaters unterworfen. Sissi sieht den Freund nur zweimal in der Woche. Es wird dadurch ein sehr idealisiertes Verhältnis, ohne Streitpunkte. Als Hedi nicht mehr zur Verfügung steht, beginnt Sissi sich mit dem Vater auseinander zu setzen. Die Ablösung von ihm gelingt nicht. Sissi wendet sich einer noch strengeren Über-Ich-Instanz zu, sie geht in esoterische Zirkel und betreibt exzessiv Yoga und Ballett. Nun beginnt sie unter den Regeln dieser Gruppe asketisch zu leben. Dadurch wird sie nach ihrem Gefühl noch besser, noch enthaltsamer, noch braver. Als sie von Hedis Magerwerden (ebenfalls mit Amenorrhö) erfährt, wird sie noch dünner. Erstmals wird die Konkurrenz zur Schwester für Sissi spürbar: „Ich hätte nie zulassen können, dass Hedi schlanker wird als ich." Sissi verharrt in ihrer narzisstischen Rolle. Sie leidet unter den Unterstellungen des Vaters und beneidet gleichzeitig die Schwester, die es geschafft hat, sich vom Elternhaus zu lösen.

5. Somatischer Befund bzw. Konsiliarbericht

Sissi hat eine Behandlung bei einer homöopathischen Ärztin begonnen. Die Untersuchungen laufen derzeit noch. Sie sollen erst in einigen Wochen abgeschlossen sein. Der Befund muss daher nachgereicht werden. Die bereits stattgefundene Blutuntersuchung war ohne pathologischen Befund.

6. Psychodynamik der neurotischen Erkrankung

Sissi ist die ältere von Zwillingen in einer großen und problematischen Familie, in der es immer einen Index-Patienten gegeben hat. Sie wird hineingeboren in eine Zeit, in der bei den Eltern die erste Liebe verflogen ist und ihre Mutter bemerkt, dass sie einen moralisch sehr rigiden Mann geheiratet hat. Frau W. kann sich gegen ihren Mann nicht durchsetzen, sie wird depressiv und nach der Geburt der Zwillinge viel zu schnell wieder schwanger. Frau W. war massiv überfordert. Die Zwillinge müssen sich schon früh auf-

einander beziehen, und der ein Jahr später geborene Bruder Christian wird zum ersten Index-Patienten der Familie. Zwischen Sissi und Hedi kommt es zu einer Aufspaltung der Persönlichkeiten: Sissi lebt die depressiven, entsagenden Anteile und Hedi die animalischen und, zumindest in Sissis Augen, böseren Anteile. Während Sissis Rolle in der Familie als stark erlebt wird – und stark ist Sissi auch im Leiden –, wird Hedi mit ihren lebensfrohen Äußerungen als schwach erlebt. Sissi gilt als weiblich-tragend, Hedi als männlich-expansiv. Was aussieht wie Yin und Yang, wird dadurch gestört, dass beide Mädchen die jeweils anderen Anteile des anderen nicht in sich aufnehmen. Hedi muss nicht depressiv werden, Sissi nicht aggressiv. Beinahe spielerisch wechseln die Mädchen gelegentlich die Stärken. War zuerst Sissi die intelligentere, schulisch erfolgreichere, so ist es am Ende der Schulzeit Hedi. Auf dieser Basis kann auch die Berufswahl aufgegliedert werden: Sissi wird Erzieherin, Hedi Managerin. Hedi geht hinaus ins Leben, Sissi hält die Stellung im Elternhaus. Als Hedi im fremden Land leidet, beginnt Sissis Leiden extreme Formen anzunehmen. Während Hedi nach ihrer Rückkehr ihre Ablösung aus dem Elternhaus vollzieht und auszieht, bekommt Sissi immer mehr Schwierigkeiten. Sie kann ihre animalischen Anteile nicht mehr leben, weil sie sich dabei schlimm und böse vorkommt. Sie kann nur ihre Bemühungen nach der anderen Seite verstärken, indem sie noch asketischer lebt, noch bescheidener wird und noch extremer in ihrer Enthaltsamkeit. Sie treibt die Askese bis hin zur Magersucht. Dabei erlebt Sissi sich durchaus als Frau. Sie möchte Mutter werden, und am meisten zu schaffen macht ihr die Amenorrhö. Sissi hat große Angst, steril zu werden. Ganz zaghaft beginnt Sissi ihre Rolle zu durchdenken. Dabei ist sie zwiespältig: Auf gar keinen Fall möchte sie die Attribute des Stars, der Entsagenden, der Lieben verlieren. Sie beginnt zu leiden, und die Depression ist ihr momentan noch lieber als der Verlust ihrer Rolle. Gegenüber Hedi entwickelt sie Neidgefühle und Aggressionen, Hedi hält sich nicht an das gemeinsame Bündnis, sie kann ohne Sissi leben, und sie möchte dies ohne Skrupel tun dürfen. Die Vorwürfe ihrer Schwester kann sie nicht verstehen und deren Krankheit erst recht nicht. Hedi nimmt nach Fuerteventura recht schnell wieder an Gewicht zu; nun übernimmt Sissi die Rolle der Magersüchtigen, Schwachen; damit ermöglicht sie Hedi wieder die Rolle, die sie kennt.

7. Schilderung der familiären Situation (Eltern/Beziehungsperson)

Zu Beginn der Therapie mit Willi war die Mutter sehr schwach. Frau W. setzte sich sehr mit ihrer Rolle als Ehefrau und Mutter auseinander und machte schließlich eine Gesprächspsychotherapie. Dabei wurde sie zusehends stabiler. Sie kam auch mehr aus ihrer Depression heraus und übernahm ihre Mutterrolle gegenüber den kleineren Kindern selbst. Schwierig ist noch immer die Partnerbeziehung. Herr W. hat durch die Therapien seiner Kinder gelernt, er hat sich erstaunlicherweise ein ganzes Stück umgestellt. Rigide und sittenstreng ist er jedoch nach wie vor. Die Söhne Christian und Willi haben ihre Therapie vor einem Jahr beendet. Beide sind seitdem symptomfrei.

8. Neuropsychologische Diagnose zum Zeitpunkt der Antragstellung

Sissis Problematik hat anders begonnen als die übliche Magersuchts-Problematik. Sie begann mit einem Askesezwang. Was zunächst Enthaltsamkeit war, wird nun zur Anorexia nervosa mit vielen Symptomen dieser Krankheit. Die Diagnose „Anorexia nervosa" ist zu stellen, obwohl viele Symptome dieser Krankheit nicht auftreten und obwohl Sissi sehr schnell an Gewicht zuge-

nommen hat. Ihre dünne, schlanke Figur möchte Sissi behalten, Sie nimmt momentan zu, weil sie fürchtet, steril zu werden.

9. Behandlungsplan und Zielsetzung der Therapie

Sissi ist nur in ihrer Bezogenheit auf Hedi infantil geblieben. Die kinderpsychotherapeutische Behandlung kann daher auch nicht unendlich geführt werden. Sie ist zum Anfang indiziert und soll vor allem im Hinblick auf die begleitende Psychotherapie in der Anfangsphase als Jugendlichen-Psychotherapie geführt werden. Die begleitende Psychotherapie soll auf den Wunsch von Sissi mit der Schwester Hedi stattfinden, und dies ist unter dem Beziehungsaspekt auch notwendig. Nach dem ersten Behandlungsabschnitt wird Sissi – dies ist auch ihr Wunsch – eine Erwachsenen-Psychoanalyse machen. Ziel der Jugendlichen-Psychotherapie ist die Ablösung der Schwestern; es sind zwei Sitzungen pro Woche mit Sissi geplant und 14-täglich (gelegentlich auch öfter) eine gemeinsame Sitzung mit beiden jungen Frauen.

10. Prognose der Psychotherapie

a) Sissi wird sich aus der Rolle des Index-Patienten lösen. Diese ist ihr als Erstes bewusst geworden („Nun, nachdem meine Brüder nichts mehr haben, bin ich es, die krank sein muss", sagt Sissi). Die Planung von Sissi ist es, das Familienheim zu verlassen, sobald sie mit der Ausbildung fertig ist.

b) Sissi erlebt sich momentan als schwächstes Glied ihrer Familie. Sie leidet unter der Trennung von Hedi und weiß, dass sie diese Trennung nicht mehr rückgängig machen kann. Ihre Motivation, gesund zu werden, ist sehr hoch; ihr Wunsch, wie die Brüder Hilfe zu bekommen, ist groß.

c) Sissi möchte ihre Familie nicht in die Therapie einbeziehen. Es liegt ihr vielmehr daran, mit ihrer Schwester ins Reine zu kommen.

d) Zum Krankheitsbild der Anorexia fehlen wesentliche Merkmale. Sissi hat bereits daher gute Möglichkeiten, sich altersgemäß zu entwickeln. Sie ist auch nicht ausgesprochen infantil. Es bleiben ihr momentan nur die regressiven Möglichkeiten, weil die expansiven, aggressiven Anteile von ihrer Schwester besetzt sind.

11. Dient der Erstantrag einer Umwandlung von Kurzzeittherapie in Langzeittherapie?
Nein.

Der Antrag für Patient O

1. Angaben zur spontan berichteten und erfragten Symptomatik
Philipp hat einen ausgeprägten Waschzwang. Er muss sich dauernd die Hände waschen und fordert seine Umgebung massiv auf, es ihm nachzumachen. Besonders den jüngeren Bruder traktiert er mit dieser Forderung. Er ist eifersüchtig und behauptet, sich vor dem kleinen Bruder zu ekeln. Philipp hat Angst, es könne seiner Mutter oder ihm selbst etwas passieren. Mit seinen Sachen ist er pingelig. Vor neuen Situationen hat er massive Angst.

2. Kurze Darstellung der lebensgeschichtlichen Entwicklung
a) Schwangerschaft normal, Geburt durch Saugglocke. Geburtsgewicht: 3300 g. Motorische Entwicklung regelrecht, sprechen mit eineinhalb Jahren. Sauberkeitserziehung hat angefangen, als Philipp sitzen konnte; sauber mit zweieinhalb Jahren.
b) Philipp lebt zusammen mit seinem zwei Jahre jüngeren Bruder bei seinen Eltern. Der Vater ist selbstständiger Bilanzbuchhalter, die Mutter Verkäuferin. Sie arbeitet einmal wöchentlich in einer Metzgerei. Frau B. berichtet von einer guten Kindheit. Sie ist das vierte von fünf Kindern. Ihre Eltern hatten eine Metzgerei, die Mutter arbeitete im Geschäft mit, und für die Kinder war wenig Zeit. Es hätte jedoch im Hause immer jemanden gegeben, mit dem man sprechen und spielen konnte. Frau B. sei ein lebhaftes Kind gewesen. Sie hat die Volksschule besucht und eine Lehre als Verkäuferin gemacht. Einen anderen Beruf hätte sie sich nicht vorstellen können, alle Geschwister arbeiten im Laden mit. Frau B. sagt, dass sie noch heute gern Verkäuferin ist. – Herr B. hatte keine schöne Kindheit. Er war der älteste von fünf Kindern. Sein Vater konnte infolge einer Kriegsverletzung seinen Beruf nicht ausüben und arbeitete als Pförtner. Entsprechend niedrig sei der Lebensstandard gewesen. Seine Mutter arbeitete nicht. Herr B. sagt, dass seine Mutter ihn nie sehr geliebt hätte, deshalb hätte er mit 17 Jahren sein Elternhaus verlassen. Er sei in ein Wohnheim gezogen. Herr B. hat die Volksschule besucht und eine Lehre als Industriekaufmann gemacht. Nach dem Verlassen seines Elternhauses machte er in Abendkursen die Mittlere Reife nach. Danach bildete er sich – ebenfalls in Abendkursen – zum Bilanzbuchhalter weiter. Seit fünf Jahren arbeitet er als selbstständiger Bilanzbuchhalter. Die Familie kann von seinem Verdienst recht gut leben. Die Ehe wird von beiden Partnern glaubhaft als harmonisch geschildert.
c) Philipp wurde mit einem Pylorospasmus geboren. Er hätte viel erbrochen und sehr schlecht gegessen. Die Mutter musste ihm alles einflößen. Ein schlechter Esser ist er angeblich noch heute. Philipp sei schon immer ein weinerliches, unfröhliches Kind gewesen. Er konnte sich nie von seiner Mutter trennen. Auf die Geburt des Bruders reagierte er mit heftiger Eifersucht. Wenn die Mutter wegging, geriet er schon als kleines Kind in Panik. Dies blieb so, bis er ins Gymnasium kam. Seinen Bruder hat er noch nie

gemocht. Jetzt ekelt er sich angeblich vor Dieter, der nicht sauber sei. Philipp kam mit vier Jahren in den Kindergarten. Er sei nicht gern hingegangen. Weil ihnen ihr Kind nicht reif genug erschien, schulten die Eltern den Jungen erst mit sieben Jahren ein. Philipp hätte sich schon immer alles erbrüllt. Er hätte nicht um einen Ball gebeten, sondern um einen Ball geschrien. Als er älter wurde, hätte er gefordert und nie eigene Initiative ergriffen. Lediglich für die Schule tue er etwas. Schon immer befürchtete der Junge, es könne seiner Mutter etwas passieren. Wenn die Mutter länger bei Freunden blieb, dann rief der Junge dort an und weinte am Telefon. Dies hat sich im letzten Halbjahr gelegt. An die Stelle dieses Verhaltens sei der Waschzwang getreten, mit dem der Junge die ganze Familie traktiere.

3. Krankheitsanamnese

Kinderkrankheiten: nur Windpocken. Häufig Mittelohrentzündung. Mit zweieinhalb Jahren Entfernung von Polypen, mit vier Jahren nochmals Entfernung von Polypen, mit sechs Jahren Tonsillektomie.

4. Psychischer Befund zum Zeitpunkt der Antragstellung

Die Probebehandlung fand bereits vor sieben Monaten statt. Philipp wollte seinerzeit nicht weitermachen, er war der Meinung, dass er in Ordnung sei. Durchgeführte Tests: Mann-Zeichentest, Wartegg-Zeichentest, Familie in Tieren, Wunschprobe, CAT, Sceno. Im Sceno war Philipp deskriptiv. In allen anderen Tests zeigt sich durchgängig ein mühsam unterdrückter Hass gegen den Bruder, der, so Philipp, ihm dauernd die Schau stiehlt, weil er sich bei allen Leuten „einschleimt". Philipp lebt diesen Hass teilweise, er traktiert seinen Bruder und ist ständig bemüht, ihn nicht neben sich hochkommen zu lassen. Dieter ist ein MCD-Kind (MCD = „minimal cerebral dysfunction"), er war 50 Sitzungen bei mir in Therapie und hat seine Problematik gut an-

nehmen können. Philipp schlachtet die Tatsache, dass sein Bruder keine höhere Schule besuchen kann, regelrecht aus. Er beschimpft Dieter als „doof", „dumm", „bekloppt", „deppert". Dieter kann sich dagegen nicht immer abschotten. Er weint gelegentlich sehr, wenn Philipp ihn beschimpft. Philipp hat dann Schuldgefühle, die er in neuen Beschimpfungen auslebt. Inzwischen lässt Philipp sich von seinem Bruder nicht mehr anfassen. Er geht zurück, wenn Dieter ihn berührt. Wenn ihm Geld aus der Hand fällt, will er es nicht mehr haben. Ein Urlaub in Tunesien wurde für die ganze Familie zum Drama, weil Philipp sich den ganzen Urlaub über zurückzog und sich ekelte. Wieder zu Hause, durfte Dieter das T-Shirt, welches er in Tunesien hauptsächlich getragen hatte, im Beisein von Philipp nicht mehr anziehen. Wenn die Familie jedoch zum Essen ausgeht, ekelt sich Philipp vor nichts. Er geht ohne Schwierigkeiten in Biergärten und einfache Bauerngaststätten. Es gefällt ihm sogar in solchen Gasthäusern. Die Beziehung zur Mutter ist ebenfalls schwierig. Philipp hat ihr Zimmerverbot erteilt, damit sie ihm nichts durcheinanderbringen kann. Primordial hatte Philipp heftige Trennungsängste. Diese haben begonnen, als er acht Monate alt war, und bis zur Umschulung ins Gymnasium gedauert. Er hat in ständiger Angst gelebt, der Mutter könne etwas passieren. Wenn sie bei der Arbeit war, hat er oft angerufen; war sie auf dem Nachhauseweg, so hat er in ständiger Angst gelebt, die S-Bahn könne entgleisen. Außer den Äußerungen, die Philipp tut, weiß die Mutter nichts über seine Gefühle. Philipp hat keine Freunde. Er vermisst sie auch nicht. Dies war den Eltern nicht aufgefallen, weil vor allem der Vater nie Freunde hatte.

5. Somatischer Befund bzw. Konsiliarbericht

Siehe Arztbericht.

6. Psychodynamik der neurotischen Erkrankung

Philipps Start ins Leben war nicht optimal. Er wurde mit einem Pylorospasmus geboren, und bei der Persönlichkeit seiner Mutter braucht es keine Fantasie, sich vorzustellen, wie sie ihr Kind umsorgt hat, damit es überhaupt Nahrung aufnahm und etwas aß. Sie berichtet selbst von großer Angst um dieses Kind. Philipp scheint von Geburt an mit seiner Mutter gekämpft zu haben, zuerst ums Essen, dann um den Stuhlgang und schließlich um jeden Zentimeter Trennung. Als er zwei Jahre alt war, wurde der Bruder geboren. Philipp kann die Mutter nicht mit dem Bruder teilen. Er reagiert mit heftiger Eifersucht, bis hin zu Todeswünschen gegen seinen Bruder. In dieser Zeit soll er sauber werden, und er wird es. Die ganze Ambivalenz von Geben und Nehmen stürmt auf den Jungen ein. Zusammen mit der Eifersucht auf den Bruder und der Angst, sich von der Mutter zu trennen, entsteht hier ein Teufelskreis, aus dem der Junge nicht mehr herauskommt. Er entwickelt zunächst eine massive Angst-Symptomatik, die ihn zu überschwemmen droht. Dieser Angst kann er nur mit Vermeidungsritualen begegnen, aus denen sich massive Zwänge entwickeln. Dass er keine Beziehung zu seiner weiteren Umgebung hat, scheint der Junge nicht zu merken. Es fehlt ihm nichts. Er ist damit beschäftigt, Böses von sich abzuwenden, und zu diesem Bösen gehört nicht nur der eigene Bruder, auch fremde Kinder gehören dazu. Erstaunlich dubios bleibt die Beziehung des Jungen zu seinem Vater. Dieser kommt lediglich im Test „Familie in Tieren" als Igel vor. Philipp spricht nicht von ihm. Er scheint ihn nicht zu brauchen. Philipps Problematik ist so eng mit der Mutter verbunden, dass kein Raum für eine Triade vorhanden ist.

7. Schilderung der familiären Situation (Eltern/Beziehungsperson)

Der Vater von Philipp kam nur dreimal zur begleitenden Psychotherapie. Er arbeitet viel und hat wenig Zeit. Seine Frau ist mit den beiden Buben viel allein. Sie ist eine sehr eitle Frau, die das, was ihr an Mütterlichkeit fehlt, hinter Betulichkeit versteckt. In Bezug auf die Therapie von Dieter war sie sehr umstellungsfähig. Sie konnte sich gut auf das Handicap des Jungen einstellen und sie konnte sich von Dieter sehr gut lösen. Im Gegensatz dazu scheint Frau B. mit Philipp erhebliche Probleme zu haben. Sie kann sich ihrerseits von Philipp nicht trennen, den sie offensichtlich als Ersatzpartner „verwendet".

8. Neuropsychologische Diagnose zum Zeitpunkt der Antragstellung

Philipps Problematik geht über den Rahmen des üblichen Diagnoseschlüssels hinaus. Seine Symptomatik lässt sich mit Zwang allein nicht erklären; die Ängste und Ekelgefühle übersteigen das übliche Maß, sodass an eine drohende Borderline-Symptomatik zu denken ist. Dafür spricht auch der Abbruch der Therapie nach der Probebehandlung. Der Junge lebt ständig in Wut und Angst. Dies hat sich auch während des ersten Therapieabschnitts bestätigt.

9. Behandlungsplan und Zielsetzung der Therapie

Philipp ist analytischer Therapie sehr gut zugänglich. Er arbeitet aktiv mit. Es finden zwei Sitzungen wöchentlich statt. Die begleitende Psychotherapie der Bezugspersonen ist dringend erforderlich. Sie soll im üblichen Rahmen stattfinden.

10. Prognose der Psychotherapie

a) Philipp ist streckenweise der Ersatzpartner der Mutter. Während der Krankheit des Jungen kommt die Mutter in Bezug auf ihre Beziehung zu dem Jungen in Schwierigkeiten. Sie möchte ihn aus dieser Rolle entlassen und ist durchaus bereit, in der begleitenden Therapie ihre Rolle zu reflektieren.

b) Unter der Kurzzeittherapie haben die Zwänge des Jungen nachgelassen. Die Familiensituation ist entlastet. Vor allem der Vater schafft es sehr gut, Philipps Zwänge als dessen Problem zu sehen und sich zu distanzieren.

c) Herr B. ist erstaunlich umstellungsfähig. Er hat bislang die Erziehung der Kinder seiner Frau überlassen. Inzwischen kümmert er sich vor allem um Philipp, was für den Jungen entlastend wirkt. Frau B. hat sich sehr zurückgezogen. Sie wird noch einige Mühe haben, sich umzustellen.

d) Philipp hat einen sehr großen Leidensdruck. Er ist motiviert und kann sich durchaus umstellen.

11. Dient der Erstantrag einer Umwandlung von Kurzzeittherapie in Langzeittherapie?

Ja.

1) Die Kurzzeittherapie war als Krisenintervention begründet. Der Junge hatte solch schwere Zwänge, dass sein Schulbesuch gefährdet war.

2) Philipp wollte, nachdem seine Zwänge ihn regelrecht überrannt hatten, eine schnelle Therapie. In den ersten Sitzungen zeigte der Junge nur Zorn, wollte seine Zwänge loswerden und beschimpfte mich, weil ich sie nicht wegzaubern konnte. Nachdem er sich beruhigt hatte, konnte er recht gut über seine Probleme sprechen. Vor allem seine Beziehung zu seinem Bruder Dieter bedrängte ihn sehr. Er kann Dieter „nicht riechen", sein Neid auf den Bruder ist ihm bewusst. Er reflektiert, was ihn an diesem Bruder stört: Zunächst sind es Dieters Eigenschaften, seine Beliebtheit, die er sich nach Philipps Meinung mit „Schleimen" erkauft. Philipp spült seinen Neid regelrecht aus sich heraus. Dieter kann ihm nichts recht machen. Er reflektiert dabei, dass der Bruder sich miserabel benimmt; dann erst kann er seine Gefühle gegenüber Dieter äußern. Dabei wird der Neid auf den Bruder zum zentralen Thema. Zwischendurch berichtet Philipp akribisch von seinen Waschzwängen und den dadurch entstehenden Schwierigkeiten. Er kann recht gut berichten, dass seinen Vater die nassen Handtücher ärgern und dass die Mutter heimlich alles wegräumt, damit sein Vater nicht ausflippt. Seinen Seifenverbrauch kann er sehr gut schildern. Dabei wird deutlich, dass er mit seinen Zwängen den Vater sehr gut trifft. Erst in zweiter Linie kann Philipp annehmen, dass er eigentlich die Mutter trifft, die sich für seine Zwänge verantwortlich fühlt und häufig weint. Philipp schildert seinen Zorn, wenn seine Mutter weint. Er will es nicht, möchte es nicht geschehen lassen, gleichzeitig kann er seine Unfähigkeit spüren, die Mutter zu verändern. In dieser Phase merkt er, dass er der Mutter die Verantwortung für seine Zwänge regelrecht zuschiebt. Es ist der Vater, der als Erster aus diesem Teufelskreis aussteigt. Er erhöht Philipps Taschengeld und erklärt ihm, dass er ab sofort für seine Seife aufkommen muss und dass er die herumliegenden Handtücher selbst waschen wird. Philipp ist nach dieser Aktion des Vaters erst einmal „platt". Er reagiert zunächst nicht wütend und übernimmt mehr Verantwortung für seine Zwänge. Danach wird er wütend auf den Vater, der ihn seiner Macht beraubt, zunächst der Macht der Zwänge, in zweiter Linie der Macht über die Familie.

Der KZT-Antrag

Kurztherapie-Anträge bei Kindern und Jugendlichen sind analog der Beispiele zur Kurztherapie-Anträge bei Erwachsenen zu behandeln nach folgendem Schema:

Der Fortführungsantrag

Fortführungsanträge sind am besten auch nach dem auf der Seite 123 abgedruckten Schema abzufassen, dann kann kaum etwas schief gehen.

Fortführungsantrag für das Kind M

1. Wichtige Ergänzungen zu den Angaben in den Abschnitten 1.–4. des Berichtes zum Erstantrag auf PT 3a (K)

Körperlich war Sofia nicht gravierend krank. Die wichtigste Veränderung in ihrem kindlichen Leben war das Auftauchen eines neuen Partners der Mutter, den diese in ihrer Gruppenanalyse kennen gelernt hatte. Trotz Warnung der Therapeutin war das Paar zusammen in Mutters Wohnung gezogen, und die Mutter wurde schwanger. Der werdende Vater ist 15 Jahre jünger als die Mutter, selbst noch sehr jungenhaft. Aus einer anderen Beziehung hat er ebenfalls bereits ein Kind, einen Jungen, der bei seiner Mutter lebt. Er besucht seinen Jungen, der vier Jahre alt ist, oft. Zu Sofia und ihrer Schwester ist er sehr liebevoll und spielt mehr mit ihnen als die Mutter. Finanziell wird es enger, da der Freund der Mutter noch studiert und nur wenig dazu verdienen

kann. Da versuchen die kleinen Mädchen materiell mehr von ihrem Vater zu bekommen, der weiterhin großzügig bleibt und sie auch immer noch zu sich holt. Da er aber oft betrunken ist, wollen sie eigentlich nicht mehr hin, sondern lieber mit dem neuen Partner der Mutter spielen oder Ausflüge machen. In der Schwangerschaft ist die Mutter extrem launisch, sodass Sofia froh ist, dass sie in den Kindergarten kann und bald in die Schule kommt. Sie kann sich viel besser von der Mutter lösen und sogar schon teilweise aggressiv ihre Bedürfnisse verteidigen.

2. Ergänzungen zur Psychodynamik der neurotischen Erkrankung

Sofia hat immer wieder Pech in ihrer Entwicklung: Als sie gerade wagte, sich von der Mutter altersentsprechend und noch immer sehr vorsichtig zu lösen, tauchte der neue Liebhaber der Mutter auf und zog deren Interesse von den Kindern weitgehend ab. Eine neue Phase emotionaler Verarmung setzte ein und hält bis heute an, weswegen Sofia dringend die weitere empathische therapeutische Begleitung braucht. Nur mit deren Hilfe kann sie im Sandkasten-Spiel ihre Enttäuschungswut darstellen und Mut zu weiterer Ablösung finden. Dabei ist altersentsprechend ihr ödipales Interesse erwacht und spaltet sich unglücklicherweise auf: in Richtung Vater, der sich aber wenig befriedigend verhält, und den Freund der Mutter, der natürlich zu den Kindern besonders nett ist, weil er die Mutter gewinnen und behalten will. Abgesehen von einzelnen aggressiven Durchbrüchen bleibt Sofia das sonnige Kind für Mutter, Vater und Ersatzvater, lässt ihre Aggressionen am ehesten an ihrer Schwester aus, die sie gelegentlich sogar beißt.

3. Ergänzungen zur neurosen-psychologischen Diagnose bzw. Differenzialdiagnose

Die ganze Entwicklung spricht für eine schwere Frühstörung, die sich wohl im Sinne einer so genannten „frühen Hysterie" nach Rupprecht-Schampera herauskristallisieren wird. Sofia ist ein trauriges Paradebeispiel für das, was einem Kind passiert, das in eine von vornherein gestörte Paarbeziehung geboren wird. An der im Erstantrag dargestellten Ätiopathogenese hat sich nichts geändert, das Drama nimmt nur weiter seinen Lauf. Intrapsychisch hat sich Sofia jedoch mithilfe der Therapeutin ein Stück verselbstständigt, was ihr anfallsweise eine offene Aggression ermöglicht. Leider wird ein Teil somatisiert, und zwar in Form einer sporadischen Enuresis.

4. Zusammenfassung des bisherigen Therapieverlaufs

a) Zunächst nahm die Therapie den erwarteten günstigen Verlauf; nach der zwölften Stunde durfte die Mutter draußen warten, nach weiteren fünf Sitzungen sogar während der Stunde weggehen, um Notwendiges zu erledigen. Sofia spielte intensiv, zum Teil ohne direkten Bezug zu mir, zum Teil meine Präsenz und mein Mitspielen einfordernd. Dabei musste ich sehr oft ihre Schwester spielen und wurde dann attackiert. Offensichtlich hatte sie Angst davor, die ältere Schwester könne ihr beim neuen Partner der Mutter „die Show stehlen". Sie war sehr verunsichert in ihrem Verhalten

beiden „Vätern" gegenüber, hatte dem leiblichen Vater gegenüber erhebliche ödipale Schuldgefühle und wusste nicht, ob sie dem neuen „Vater" gegenüber lieb sein dürfe (wie sie wollte) oder ihn sehr drangsalieren müsse, um den Papa zu rächen. Allmählich lernte sie im Spiel, dass sie beiden Männern gegenüber „gute" und „böse" Gefühle haben durfte, die sie ja hatte. Am schwierigsten gestaltete sich auch in der Übertragung weiterhin die Beziehung zur Mutter: Die Verlustangst war sehr groß, ebenso groß die Enttäuschung, dass ihre ganzen Bemühungen, lieb zu sein, auf Dauer so wenig gebracht hatten. Die Mutter war für Sofia unverständlich abrupt aggressiv, dann auch wieder lieb. So war sie für Sofia nicht mehr kalkulierbar, und sie suchte depressiv zunächst die Schuld bei sich. Da dieses Problem noch nicht gelöst ist und vermutlich nach der Geburt des Geschwisterchens, das ein Junge wird, noch schlimmer wird, ist die beantragte Fortführung dringend nötig, damit sie lernt, sich mit ihren Eifersuchts-, Neid- und Hassgefühlen altersentsprechend auseinander zu setzen.

b) Die Mutter hat bis zur Schwangerschaft gut, dann leidlich mitgearbeitet. Der Vater zog sich verständlicherweise ziemlich beleidigt zurück und erschien nur noch selten. Wenn er erschien, machte er seiner Ex-Frau entweder üble Vorwürfe oder buhlte wieder um ihre Gunst. Die Atmosphäre wurde so ungut, dass ich mich entschloss, die Eltern nur noch getrennt zu sehen und mit jedem seinen Teil zu besprechen. So konnte selbst der Vater gewisse Einsichten gewinnen und den Kindern sein Wohlwollen erhalten. Das innere Loslassen von seiner Frau ist noch nicht abgeschlossen; er lässt seine Enttäuschung aber meist nicht an den Kindern aus.

5. Änderungen des Therapieplans und Begründung

Keine, außer eventuell gelegentliches Einbeziehen des neuen Lebensgefährten in die Sitzungen der Mutter, wenn diese es wünscht.

6. Prognose nach bisherigem Therapieverlauf

Da sich trotz der erschwerten Bedingungen bei Sofia ziemlich viel getan hat, ist die Prognose weiterhin kurzfristig gut; inwieweit sich ein gravierender Dauerschaden verhindern lässt, bleibt der Entwicklung vorbehalten. Damit ein solcher möglichst verhütet wird, ist noch mit einer längeren Therapiedauer zu rechnen, in jedem Fall bis nach dem Wochenbett der Mutter. Die Geburt eines Geschwisterchens, noch ehe Sofia sich wirklich stabil von der Mutter lösen konnte, ist denkbar ungünstig und muss wenigstens als Chance zu weiterer Ablösung von der Mutter genutzt werden. Andererseits wäre es nicht sehr produktiv, wenn sie sich enger an den alkoholabhängigen Vater anklammern würde – weder durch Entwicklung einer anaklitischen noch einer total negativen Übertragung. Beides würde die Verselbstständigung behindern und die Beziehung zu anderen Jungen und Männern erschweren.

Fortführungsantrag für die Jugendliche N

1. Wichtige Ergänzungen zu den Angaben in den Abschnitten 1.–4. des Berichtes zum Erstantrag auf PT 3a (K)

Inzwischen ist Sissi volljährig und müsste eigentlich zum Erwachsenen-Therapeuten wechseln, was sie aber nicht will, ebenso wenig wie sie Tests zu Beginn der Therapie und jetzt wollte. Auch wenn ein Therapeutenwechsel Vorteile bringen könnte, ist bei der komplexen Familiensituation von Sissi davon auszugehen, dass ein solcher der Kasse wesentlich höhere Kosten verursachen würde, bis der Kollege meinen Informationsstand hätte, zumal ich ja die ganze Familie kenne. Dies spielt natürlich auch weiter eine Rolle, wenn Sissi nur noch alleine zu den Sitzungen kommt. Sie hat sich enorm entwickelt und nimmt langsam an Gewicht zu, was sicher durch den günstigen Einfluss ihres Freundes gefördert wird. Nachdem der Vater in den die Therapie des Sohnes begleitenden Therapiesitzungen gelernt hat, dass seine extreme Sittenstrenge kontraproduktiv für die psychosexuelle Entwicklung seiner Kinder ist und daher die neuen Beziehungen seiner Töchter nicht so torpediert wie ihre erste Liebe, kann Sissi zunehmend ihre erwachende Frau-Seite genießen, ohne Schuldgefühle dem Vater gegenüber zu entwickeln. Eher fällt es ihr schwer, der Mutter ihr Glück offen zu zeigen. Auch die Brüder brauchen ihre Fürsorge immer weniger und gehen begrenzt eigene Wege. An ihrem Praktikumsplatz kommt Sissi gut zurecht: Sie hat als Zwilling schließlich teilen und sich aufopfern schon ganz früh gelernt und muss eher darauf achten, sich nicht ausnutzen zu lassen. Wenn es ihr passiert, ärgert sie sich, was der beste Motor für ein geändertes Verhalten beim nächsten Mal ist. Die Periode ist vor drei Monaten spontan wiedergekommen; jetzt nimmt sie die Pille zur Verhütung.

2. Ergänzungen zur Psychodynamik der neurotischen Erkrankung

Die entsprechenden Angaben im ausführlichen Erstantrag müssen nicht revidiert werden, lassen sich nur ergänzen durch Einsichten aus dem Therapieverlauf: In dem sehr moralisch-strengen Elternhaus war Überanpassung lebensnotwendig. So schlossen sich die Zwillinge in ihrer Dyade weiter zusammen und waren lange Zeit einander genug. Doch alterstypisch musste die Klammer gelöst werden. Dies ging zuerst von der jüngeren, autonom werdenden Hedi aus und war für Sissi in seiner Tragweite bewusst zunächst noch gar nicht zu begreifen.

Stattdessen somatisierte sie ihre Angst in einem anorektiformen Syndrom, mit dem sie sich ihrer Macht – zumindest der über den eigenen Körper – versicherte. Gleichzeitig diente es der Abwehr gegen das erwachsene und selbstständige Frausein (wie meist). Die andauernde Amenorrhö beunruhigte sie jedoch sehr, da sie sich eigene Kinder wünscht und – insofern eine untypische Anorexie – aus dem Internet und von ihrer Gynäkologin weiß, dass dies gefährdet ist, wenn die Periode zu lange wegbleibt. So wurde diese Angst ihr Hauptmotor für die Therapie, weniger die Quasi-Magersucht. Solange sie mit Hedi um die schlanke Figur rivalisieren musste, nahm sie nur wenig zu. Als ihre Partnerbeziehung sich intensivierte und der Freund nicht besonders viel Wert auf eine magere Model-Figur legte, konnte sie weiter zunehmen. Vom Gewicht her ist sie außer Gefahr.

3. Ergänzungen zur neurosen-psychologischen Diagnose bzw. Differenzialdiagnose

Atypisches anorektiformes Syndrom auf dem Boden einer so genannten „frühen Hysterie" bei komplexer Frühstörung und Zwillingsproblematik. F 50.0, F 68.0, F 93.0.

4. Zusammenfassung des bisherigen Therapieverlaufs

Es hat noch lange gedauert, bis sich Sissi ohne Groll oder weiteren Neid mehr von Hedi lösen konnte; zu sehr waren die Zwillinge in ihrer Symbiose verhaftet geblieben, da die Mutter sich wegen der drei jüngeren Brüder allzu wenig emotional um sie kümmern konnte. Lange hat sie Hedi darum beneidet, dass sie sich früher egoistisch absetzen konnte und noch nicht einmal dafür gescholten wurde. Sissi ringt immer noch mit ihren ambivalenten Gefühlen der Mutter

gegenüber: Sie kann ihr nur schwer verzeihen, dass sie die Töchter nicht mehr gegen die Strenge des Vaters in Schutz genommen und verteidigt hat. So konnte sie sich nur partiell mit der Mutter (= Dulderin) identifizieren; im Übrigen möchte sie nicht so werden wie sie. Der Vater dient auch nur partiell als männliches Vorbild: Sein beruflicher Erfolg beeindruckt ebenso wie die Tatsache, dass er zu Hause alle zum Kuschen brachte; auf der anderen Seite sucht Sissi vergebens bei ihm Verständnis und Zärtlichkeit. Diese bekommt sie jetzt von ihrem Freund.

5. Änderungen des Therapieplans und Begründung

Die Therapie soll mit reduzierter, ca. einstündiger Stundenfrequenz, was ihrer veränderten beruflichen Situation Rechnung trägt, noch für maximal ein Jahr fortgeführt werden, bis die Patientin ihre Therapieziele erreicht und sich verselbstständigt hat.

6. Prognose nach bisherigem Therapieverlauf

Die Therapie kann wahrscheinlich doch relativ bald beendet werden, zumal Sissi auch ihre Berufsausbildung als Erzieherin in Kürze abschließen kann. Die Schule hat sie mit Erfolg beendet und engagiert sich gerade sehr in ihrem Praktikum mit halbwüchsigen Gehörlosen. Sie soll aber noch ausreichend Zeit für den Abnabelungsprozess haben, sowohl vom Elternhaus als auch von der Therapeutin. Ich halte es daher für sinnvoll, die Therapie noch weiter fortzusetzen, bis sie eine Stelle gefunden und darin Fuß gefasst hat, eventuell auch bis zum dann geplanten Auszug aus dem Elternhaus. Sie soll dafür ausreichend Zeit haben.

Während sich dieser Fortführungsantrag wenig vom Fortführungsantrag für eine Erwachsenen-Therapie unterscheidet (schließlich ist die Patientin ja volljährig geworden), ist es beim Patienten O anders.

Fortführungsantrag für den Jugendlichen O

1. Wichtige Ergänzungen zu den Angaben in den Abschnitten 1.–4. des Berichtes zum Erstantrag PT 3a (K)

Körperlich entwickelte sich Philipp weiter gut. Er hat auf eigenen Wunsch zum Halbjahr die Schule gewechselt, er hatte sich im Gymnasium überfordert gefühlt. Viele Dinge verstehe er einfach nicht und er habe im Unterricht gesessen und nicht gewusst, was er tun solle. Ein durchgeführter Intelligenztest (nach Raven) ergab einen IQ von 111. Philipp selbst gibt an, dass er von zu Hause nicht so gefördert werden kann wie die meisten Schulkameraden, und deshalb hinge er vor allem in Physik und in Geschichte und Sozialkunde hinten dran. Er weiß nicht, wie er auf dieser Basis das Abitur bestehen soll, und möchte lieber den Weg über die Fachoberschule gehen. Philipps Symptome können inzwischen deutlicher eingeordnet werden. Es herrscht in der Familie ein Hang zum Aberglauben, der vor allem von der Mutter ausgeht. Frau B. glaubt an Übersinnliches. Sie hat einen Bruder, der zum Okkultismus neigt. Seine Probleme bespricht er vor allem mit Frau B. Diese reagiert darauf ambivalent. Was ihr Bruder ihr an übersinnlichen Erfahrungen berichtet, erzählt sie ihrer Familie. Bei manchen Dingen glaubt sie daran, bei anderen sucht sie verzweifelt nach einer realen Ursache. Wenn ihr Mann ihr realistische Gründe für Vorkommnisse aufzeigen kann, ist sie beruhigt. In Zweifelsfällen spricht sie mit ihren Kindern darüber weiter. Dies beunruhigt Philipp. Die Mutter lässt für ihn und seine Zukunft ein Kinderhoroskop erstellen und schenkt es Philipp zu Weihnachten.

Zu erfahren ist noch, dass sich die Mutter nach der Geburt von Dieter die Brust hatte verkleinern lassen. Sie hätte sich mit ihrem Riesen-Busen immer sehr geschämt. Nie hätte sie schick aussehen können, weil ihr die Brust im Wege war.

Es gelang, den Vater zu etwas häufigeren Unternehmungen mit seinen Söhnen zu mobilisieren, wobei er zunächst getrennt mit den beiden und später auch zusammen mit ihnen zum Beispiel wanderte oder Radtouren machte. Die sich ohnehin überlastet fühlende Mutter war ganz froh, wenn sie ihre „Männer" ab und zu für einige Stunden los war.

2. Ergänzungen zur Psychodynamik der neurotischen Erkrankung

Philipp ist der Sohn einer narzisstischen Mutter. Frau B. kommt weder mit ihrer Weiblichkeit noch mit ihrer Mutterrolle zurecht. In diesem Sinne muss das dauernd erbrechende Kind für sie eine erhebliche Kränkung dargestellt haben. Philipp hat von Anfang an wenig echte Zuwendung bekommen. Er hat seine Mutter immer als schwach erlebt, und seine Angst um die Mutter wie auch sein Bedürfnis nach Absicherung werden hier verständlich. Seine Mutter kann ihm keine Sicherheit vermitteln. Sie ist hinter ihrer glatten Fassade eine zutiefst verunsicherte Frau. Auf dieser Basis ist der Bruder nicht nur Eindringling, er kann überhaupt nur als Rivale erlebt werden. Beide Kinder müssen um das bisschen Mutter kämpfen, das sie bekommen können. Philipps Sorge tut der Mutter anfangs gut. Als sie sich zu massiven Angst-Ausbrüchen ausweitet, wird sie ihr lästig, sie muss ihn massiv abwehren. Je mehr die Mutter dies tut, umso mehr klammert Philipp. Als er damit ins Leere stößt, kann er nur noch eines: Er klammert sich an sich selbst und entwickelt Rituale, mit denen er seine Angst auf ein erträgliches Maß eindämmen kann. Philipps Kampf mit dem Bruder ist eigentlich ein Kampf ums Ansehen bei der Mutter. Philipp hat den Ehrgeiz, im Gymnasium gut zu sein. Er steckt seine Ziele hoch und kann es nicht ertragen, ihnen nicht annähernd zu entsprechen. Die Kraft, mehr für die Schule zu tun, bringt der Junge nicht auf. Er verbraucht sie in seinen Ritualen, deren Ausbruch mit dem Eintritt in die Pubertät zusammenfällt. Diese Rituale treten neben Wutausbrüchen auf, für die Philipp keinen Grund nennen kann – außer dem, dass sich vor allem für den Waschzwang schämt. Philipps Wut ist narzisstisch, sie hat tatsächlich für ihn keinen ersichtlichen Grund. Da Philipp ja seinen Vater als Igel (in der „Familie in Tieren") gemalt hat, war das Interesse für die Vater-Beziehung bald im Vordergrund, denn die Psychodynamik der Mutter-Beziehung war schon früher klarer. Der Vater erschien ihm „stachelig wie ein Igel", das heißt unzugänglich verschanzt hinter seiner Arbeit und Strenge. Trotzdem bewundert ihn Philipp insgeheim und möchte genauso groß und stark sein und sein Liebling. Er fühlte sich immer dem hilfsbedürftigeren Bruder gegenüber zurückgesetzt, weshalb er ihn ablehnt, bis hin zu Ekelgefühlen. Das Ausmaß dieser Ablehnung ist so intensiv, dass es eine normale Geschwisterrivalität weit überschreitet, und sein Verhalten ist teilweise psychosenah, was bei Zwangssymptomen ja nicht selten ist. Seine Identität wird durch den Bruder bedroht: Er – als Älterer – müsste ja seinem Gefühl nach mehr beachtet werden, aber er erlebt, seit der Jüngere da ist, dass dieser es schafft, von den Eltern mehr beachtet zu werden. Mitten in der Pubertät fühlt er sich ziemlich einsam, mit der geringen Nähe zum Vater. Daher holt er sich von diesem über die nassen Handtücher und den Ärger, den er durch seine Zwänge verursacht, wenigstens eine negative Zuwendung. Diese sind wesentlich weiter reichend als ein einfacher Waschzwang und gehen fast in die Nähe eines Kontaminierungswahns.

3. Ergänzungen zur neurosenpsychologischen Diagnose bzw. Differenzialdiagnose

In diesem Sinne ist die Diagnose weiter zu stellen als im Erstantrag: F 93.3, F 42.2 bei einer narzisstischen Frühstörung.

4. Zusammenfassung des bisherigen Therapieverlaufs

a) Philipps Therapie verläuft streckenweise sehr dramatisch. Er geht ab der 30. Sitzung massiv in Widerstand. Er will keinerlei Deutungen mehr zulassen und zerpflückt jede Äußerung von mir, sodass sie nichts mehr für ihn ist. Dabei lässt sein Waschzwang merklich nach. Es scheint so, als ob ihm der Kampf gegen mich Erleichterung verschafft. Er erlebt sich als stark in seinem Widerstand. In der Gegenübertragung spüre ich deutlich, wie viel Mühe es mir macht, mit dem Jungen zu arbeiten. Von einer Stunde auf die andere rechne ich damit, dass Philipp die Therapie abbricht. Als ich diese Befürchtung thematisiere, ist der Junge ganz erstaunt. Er denke nicht daran, abzubrechen, aber er wolle vor mir doch nicht sein „Gesicht verlieren". Nachdem er dies ausgesprochen hat, schaut er mich sehr erstaunt an: „Da kämpfe ich darum, mein Gesicht nicht zu verlieren, und dabei wollte ich doch immer über meine Probleme sprechen." Über viele Sitzungen bleibt die Angst, das Gesicht zu verlieren, Thema. Philipp kann selbst interpretieren, was es für ihn bedeutet, wenn er das Gesicht verliert: „Dann verliere ich alles Ansehen, dann bin ich nichts und niemand mehr." Er berichtet, wie schrecklich es für ihn ist, wenn in der Schule jemand lacht, weil er eine falsche Antwort gegeben hat. Am liebsten würde er denjenigen kurz und klein schlagen; dies tut er in der Fantasie. In der Realität fehlt ihm der Mut. Philipp kann sehr anschaulich schildern, wie in solchen Situationen die folgenden Schulstunden ablaufen. Er ist so mit seiner Wut und mit dem Sinnen auf Rache beschäftigt, dass er dem Schulstoff nicht mehr folgen kann. Er sieht den Teufelskreis sehr deutlich und kommt plötzlich mit dem Wunsch, in die Realschule zu wechseln, weil er mit dieser „Macke" mit Sicherheit die Schule nicht bis zum Abitur durchhalten kann. In einem gemeinsamen Gespräch mit seinen Eltern kann er seine Gründe recht gut darstellen. Diese sind mit dem Wechsel sofort einverstanden. Nach schnell vollzogenem Wechsel wirkt Philipp zunächst entlastet. Als in der Realschule die Bewährungsprobe als Neuer, der vom Gymnasium kommt, ansteht, ist der Junge zunächst einigen Angriffen von Schulkameraden ausgesetzt. Philipp ist jetzt nicht nur den Schulvormittag über wütend. Er bringt diese Wut mit in die Therapie. Er erzählt, einen Jungen zusammenschlagen zu wollen, er will Psychoterror machen und dem Jungen zusetzen. Wenn er seine Wut abgelassen hat, wird er recht realistisch. Er erklärt, dass er das alles doch nicht tun wird, weil er sich nicht traut. Dann gesteht er, dass er ein offenes Messer im Schulranzen mit sich herumgetragen hat. Dieses Messer haben ihm die Schulkameraden abgenommen. Ohne das Messer fühlt er sich schutzlos. „Ich will mein Messer zurück, und ich werde es bekommen", erklärt er mir wütend. Auf meine Frage, was er denn in seiner bisherigen Schullaufbahn erlebt hat, wenn ein Neuer in die Klasse kommt, erklärt er spontan, dass auch er mitgehänselt hat. Ich brauche ihm nicht mehr zu erklären, was er im Moment erlebt. Wütend fragt er mich, was er tun kann: „Die nehmen mir immer was weg, das macht mich wütend." Ich frage ihn, ob er es denn schaffen würde, die Hänseleien nicht zu beachten. Philipp will wissen, warum. Ich erkläre ihm, dass Hänseleien aufhören, wenn sie ihr Ziel nicht erreichen. Philipp schafft es erstaunlich schnell, die Hänseleien seiner Mitschüler zu ignorieren.

Sein Schulalltag wird erträglicher. In den folgenden Sitzungen spricht Philipp über seine Wut und seine Angst, dumm dazustehen. Er kann recht gut seine Kränkbarkeit erkennen und daran arbeiten. Nach dieser Phase will Philipp spielen. Er wählt vordringlich Strategie-Spiele, und im Spiel fällt auf, dass er erstaunlich gut verlieren kann. Darauf angesprochen erklärt er mir, dass ich für ihn ein gleichwertiger Gegner bin, da käme es ihm mehr darauf an, mir etwas abzuschauen als zu gewinnen. Wenn er gegen seinen Bruder verliere, dann sei das für ihn sehr blamabel, weil er sich dann dumm fühle. Dieses Gefühl tauche bei Erwachsenen nicht auf. Nur ein Spiel gebe es, da werde er bei Erwachsenen und Kindern wütend, wenn er verliert, und dieses Spiel sei „Stadt, Land, Fluss". Er käme sich so dumm vor, wenn er da verliere, da gehe es doch ums Wissen. Nun kann er die Parallele ziehen zwischen dem Sich-dumm-Vorkommen und dem Gefühl, wenn man „das Gesicht verliert": Dummsein ist für ihn schlimm, das Gesicht zu verlieren bedeutet Ohnmacht. Ohnmächtig stehe er dem Bruder gegenüber, wenn dieser sich einschleimt. Ohnmächtig ist er, wenn er gehänselt wird, und diese Ohnmacht kann er als Motor seiner Wut definieren. Warum bin ich so oft ohnmächtig und andere Menschen sind es nicht, fragt er sich, und kann gleich anschließen, dass er nicht weiß, wie man sich richtig wehrt. Das kann er zu Hause nicht lernen, die Mutter wehrt sich nie, der Bruder „schleimt", und was sein Vater macht, weiß Philipp nicht so recht. Er schaut in der Folgezeit sehr viel mehr auf seinen Vater und erklärt mir, dass sein Vater auch oft wütend wird und ausflippt; oft sei es seine Mutter, die dem Ausflippen des Vaters vorbeugt, indem sie beispielsweise seine liegen gelassenen Handtücher wegräumt oder indem sie vom Thema ablenkt und dem Vater etwas erzählt.

b) Frau B. kommt regelmäßig zur begleitenden Psychotherapie. Ihr Mann kommt mit, wenn er Zeit hat. Im Beisein von Herrn B. laufen die Gespräche sehr viel besser. Er ist einfühlsamer als seine Frau und kann recht gut nachvollziehen, wo die Schwierigkeiten bei Philipp liegen. Beim Ausflippen des Sohnes lacht der Vater und erklärt, dass er das bei ihm sehe. Wenn er abends kaputt nach Hause komme und es gebe Probleme, flippe er oft aus. Nur mühsam kann er verstehen, dass Philipps Ausflippen andere Ursachen hat. Frau B. versucht durch viel Reden Gespräche über sich zu verhindern. Sie hat genau wie ihr Sohn Angst, ihr Gesicht zu verlieren. Narzisstische Wut kennt sie angeblich nicht. Sie werde nur sehr selten wütend. Dass sie Kränkungen von vornherein vermeidet, vermag sie sich einzugestehen. Einen Leidensdruck hat sie nicht. Sie verschiebt ihr Leiden auf Philipps Problematik und auf Dieters leichte Behinderung. Als Dieter anfängt, exzessiv zu lernen, weil er in die Realschule will, ist sie stolz, ein Problem sieht sie darin nicht. Herr B. macht sich Sorgen über Dieters Lernerei. Der Junge spiele nicht mehr, unternehme nichts und sitze über seinen Büchern. Für Herrn B. zeichnet sich die Katastrophe schon ab, die dann kommen wird, wenn Dieter nicht mitkommt in der Schule. Dass Dieter einen Teil der familiären Problematik übernimmt und damit seinen Bruder entlastet, können die Eltern nicht erkennen. Unbewusst erscheint Philipp zunehmend vaterfixiert: Der Vater war ja auch der Älteste in seiner Familie, allerdings hatte er nicht nur einen Bruder, sondern vier Geschwister. Philipp ärgert sich über die Macht des Vaters, dieser ärgert sich über die nassen Handtücher. Spielerisch suchen wir nach anderen Möglichkeiten, wie sich Philipp gegen den starken Vater zur Wehr setzen und sein positives Interesse gewinnen könnte. Es wäre so wichtig, dass sich der Vater für seinen Ältesten nicht nur Zeit am Wochenende nähme, sondern auch emotional mehr Nähe zulassen könnte. Die Ablösung von der Mutter geht allmählich vorwärts, nur so ist eine verspätete Triangulierung möglich. Um diese geht es zentral auch im Hinblick auf den Bruder. Je weniger er diesen quält, umso weniger Schuldgefühle muss er im Waschzwang abarbeiten. Inwieweit auch die unterschwellig aufkeimende Sexualität an der Zwangsentwicklung beteiligt ist, war im ersten Therapieabschnitt nicht völlig zu klären.

5. Änderungen des Therapieplans und Begründung

Vorläufig soll am Therapieplan nichts geändert werden.

6. Prognose nach bisherigem Therapieverlauf

Philipp arbeitet sehr an sich. Er kann, nachdem es ihm nicht mehr so viel ausmacht, vor mir sein Gesicht zu verlieren, gut an seine Problematik herangehen. Die Prognose für den Jungen ist gut. Zu befürchten ist, dass Dieter die Rolle des Sorgenkindes übernimmt, je mehr sein Bruder sich von dieser Rolle lösen kann.

Der Umwandlungsantrag

Wie bei den Anträgen für Erwachsene sind die Umwandlungsanträge nichts anderes als Erstanträge, zu deren zehn Punkten ein elfter hinzukommt, der in der Regel vor die zehn übrigen geschoben wird:

11. Dient der Erstantrag einer Umwandlung von Kurzzeittherapie in Langzeittherapie?

1) Welches sind die Gründe für die Änderung der Indikation und die Umwandlung in Langzeittherapie?

2) Welchen Verlauf hatte die bisherige Therapie?

Dann folgt der Erstantrag, wobei die KZT sowohl in eine tiefenpsychologisch fundierte als auch in eine analytische Einzel- oder Gruppentherapie umgewandelt werden kann. Der Antrag für Philipp, den Patienten O, war im Grunde bereits ein Umwandlungsantrag, da er die KZT, die als Krisenintervention begonnen hatte, abgebrochen hat und erst nach einem halben Jahr wiederkam.

Gründe für die Ablehnung von Anträgen

Es kommt immer wieder einmal vor – selbst bei altgedienten Kollegen –, dass ein Antrag abgelehnt wird. Dazu sagen die Richtlinien:

„Bei einer Nichtbefürwortung muss die Stellungnahme des Gutachters es dem Antragsteller ermöglichen, bei einem Antrag auf ein Obergutachten zu den Begründungen der Ablehnung Stellung zu nehmen. Deshalb sind an die entsprechende Stellungnahme besondere Anforderungen zu stellen:

- die Gründe für die Nichtbefürwortung müssen konkret benannt werden (d. h. die Stellungnahme darf sich auf einem nicht zu hohen Abstraktionsniveau bewegen!). Hierbei müssen alle Gründe aufgeführt werden, die zu einer Nichtbefürwortung geführt haben.
- Der Gutachter sollte auch positiv aufführen, welche der geforderten Voraussetzungen für eine Befürwortung im vorliegenden Fall durchaus erfüllt sind: Wenn zum Beispiel ausschließlich erhebliche Mängel an der Psychodynamik zu der Nichtbefürwortung geführt haben, sollte der Gutachter dies hervorheben, aber gleichzeitig auch – falls das der Fall ist – das Vorliegen krankheitswertiger und behandlungsbedürftiger Beschwerden bestätigen sowie auch gegebenenfalls das Vorliegen einer hinreichend differenzierten Darstellung der Lebensgeschichte.

- Formale Mängel des Antrags (Nichteinhaltung der Gliederung, fehlende Unterschrift usw.) können als solches nicht zu einer Nichtbefürwortung führen. Entweder muss der Antragsteller hier zu einer Korrektur aufgefordert werden oder der Gutachter muss die Mängel in Abwägung der übrigen Aspekte akzeptieren. Wenn im Fall einer Nichtbefürwortung auf diese Mängel hingewiesen wird, so muss aus der Art des Hinweises klar hervorgehen, dass diese als solche nicht zu der Nichtbefürwortung geführt haben!

Der Gutachter kann in der Regel kein anderes Behandlungsverfahren vorschlagen. Er nimmt nur zur Indikation des vorgeschlagenen Behandlungsverfahrens Stellung und kann allenfalls das Fehlen einer hinreichenden differenzialindikatorischen Erörterung bei der Wahl des Behandlungsverfahrens bemängeln; der Gutachter kann allenfalls das vorgeschlagene Behandlungsverfahren als aus seiner Sicht nicht sinnvoll und zweckmäßig ansehen und damit die Indikation nicht befürworten." (Rüger et al. 2003, S. 84)

Bei allem: Das letzte Wort hat die Krankenkasse. In der Regel wird sie sich zwar an die Empfehlung des Gutachters halten, sie muss es aber nicht, wenn sie andere Gründe hat.

Was tun, wenn ein Antrag abgelehnt wird?

Zunächst müssen Sie Ihren Schreck verdauen und den Ihres Patienten auffangen. Auch dazu finden sich ein paar Sätze in den Psychotherapie-Richtlinien:

„Lehnt die Kasse den Antrag des Patienten ab, teilt sie dies dem Versicherten und dem Therapeuten mit. Häufig klagen Psychotherapeuten darüber, dass eine ablehnende Mitteilung an den Patienten von diesem als traumatisch belastend erlebt wird, mit der entsprechenden negativen Auswirkung auf die therapeutische Situation. Wenn diese Belastung des Patienten aus kassentechnischen Gründen auch unvermeidbar ist, so müsste der Therapeut doch erwägen, wie weit er den Patienten einbeziehen muss, solange die Entscheidung noch offen ist und eine Korrespondenz mit dem Gutachter geführt wird. Dies ist umso notwendiger, als manche Ablehnungen nicht die Indikation an sich betreffen, also den seelischen Krankheitszustand des Patienten selbst, sondern vielmehr Probleme des Behandlungsplans des Therapeuten und seiner ätiologischen Erörterung des Falles." (ebd., S. 82)

Wir sollen also, auch dies wird im Kommentar zu den Psychotherapie-Richtlinien (dort auf Seite 82) noch besonders hervorgehoben, auf unseren Patienten humanitäre Rücksicht nehmen und zu seiner Entlastung unseren notwendigen Schreibkram, die „Erörterung des fachlichen Problems", ihm weitgehend vorenthalten. So weit, so gut: Wohin aber mit unserer Wut, Enttäuschung, unserem gekränkten Stolz? Es bleibt uns und dem Patienten die Möglichkeit, Widerspruch einzulegen und ein Obergutachten zu beantragen. Rein formal geht das so: Der Patient muss unter der Wahrung einer 4-Wochen-Frist schriftlich bei seiner Kasse Widerspruch einlegen und darauf hinweisen, dass die genaue Begründung von seinem Therapeuten nachgereicht wird. Der Therapeut muss ebenfalls Widerspruch einlegen und kann, um Zeit zu gewinnen, etwas Analoges schreiben; er kann sich aber auch gleich hinsetzen, solange sein Frust noch frisch ist, und sich an die Denkaufgabe eines Antrags auf ein Obergutachten machen. Ich halte dies für besser, als den Ärger lange vor sich herzuschieben. Und so schwierig ist es auch nicht: Die PT-Richtlinien sagen dazu Folgendes:

„Ein Obergutachten stellt gegebenenfalls die letzte Station vor einem Sozialgerichtsverfahren dar. Es muss deshalb in einer Form verfasst werden, die auch ansonsten bei entsprechenden gutachterlichen Stellungnahmen erwartet wird. Dabei hat sich folgender formale Aufbau bewährt:
- Bezugnahme/Gutachtenauftrag
- Aufführung der Unterlagen, auf die sich der Antrag auf das Obergutachten stützt
- kurze Darstellung des Sachstandes (noch ohne eigene Stellungnahme)
- Stellungnahme: Hier soll sowohl kurz zur formalen und inhaltlichen Ablehnungsbegründung des Vorgutachters Stellung genommen werden als auch zum strittigen Bericht des Antragstellers und seiner Stellungnahme zu der Begründung des Erstgutachters für die Nichtbefürwortung. Schließlich werden die darauf fußenden Argumente des Antragstellers noch einmal erörtert, und es folgen dann die eigentliche Stellungnahme des Obergutachters (und eine)
- zusammenfassende Stellungnahme." (ebd., S. 84)

So weit die Richtlinien. Obwohl diese Sätze für den Obergutachter als Richtschnur erlassen wurden, kann der Antragsteller seinen Antrag analog verfassen und liegt dann zumindest formal richtig.

Formales zum Antrag auf ein Obergutachten

Zuerst schreiben wir in freier Form den Antrag auf ein Obergutachten und nehmen dabei Stellung auf den ablehnenden Bescheid vom … durch Herrn XYZ (das Datum und der Gutachter werden klar benannt). Dann schreiben wir, welche Unterlagen beigefügt sind: Es müssen in der Regel eine Kopie des abgelehnten Antrags und der ablehnenden Stellungnahme beigelegt werden sowie (wie beim Erstantrag) ergänzende Berichte wie Klinikberichte, Röntgen- und Laborwerte, falls sie von Relevanz für die Befürwortung sind (z. B. bei Krebs-Patienten). Hinzu kommt (ebenfalls wie beim Erstantrag) das Formular „Antrag des Versicherten PTV 2", der Formularsatz „Angaben des Therapeuten zu den Angaben des Versicherten" und ein neues Formblatt mit dem Namen „Bericht an den Gutachter". Eingepackt für die Post wird es wie bei allen Anträgen: In den roten Umschlag kommen sämtliche Anträge – außer der des Versicherten. Dieser kommt mit einer Kopie der „Angaben des Therapeuten" in den äußeren Umschlag, der an die Zweigstelle der Krankenkasse, bei welcher der Patient geführt wird, geschickt wird. Seien Sie nur mutig: Die meisten Obergutachten werden meiner Erfahrung nach positiv beschieden, etwa mit einer Probetherapie, analog zu einem Richterspruch auf Bewährung. Ein Teil der Patienten, denen es zu lange dauert oder deren Motivation zu schwach ist, um Stürme zu durchstehen, springt bei der ganzen Prozedur ab. Wer es aussitzt, wird jedoch meist belohnt! Und der Patient vertraut seinem Therapeuten, der so für ihn gekämpft hat, immer mehr; das heißt das unangenehme Verfahren steigert die Übertragungsliebe oder baut sie nach der kalten Dusche der ersten Ablehnung als Wechselbad wieder auf.

Beispiel für ein Obergutachten: Patientin P (Privatversicherung)

Zuerst folgt der Erstantrag, der genehmigt wurde, dann der Fortführungsantrag, der abgelehnt wurde, und dann der Antrag auf ein Obergutachten.

Bericht zum Antrag auf ambulante Psychotherapie Chiffre P 000000 Datum

Aktuelle Symptomatik
Die groß gewachsene, leicht übergewichtige, gepflegte Patientin kommt überwiesen vom Kardiologen/Internisten, der mich anruft und sie als dringlich avisiert. Trotzdem vergehen mehrere Wochen, bis sie sich meldet. Sie nimmt zu dem Zeitpunkt abends noch 75 mg Amitriptylin und kaschiert ihre Depression so, dass selbst ein Erfahrener es nicht gleich merken würde. Sie hat als typische Aufsteigerin wohl lebenslang trainiert, ihre Gefühle zu verbergen, berichtet dann, dass ihr Vater auch depressiv gewesen und gefallen sei und sich ihr einziger Bruder mit 49 Jahren suizidiert habe. Sie sei vor zehn Jahren schon einmal stationär in einer psychiatrischen Universitätsklinik in München auf der offenen Station für mehrere Wochen wegen einer Depression gewesen. Damals habe sie ein halbes Jahr lang nicht schlafen können, jetzt habe sie wieder Durchschlafstörungen, die durch das Medikament aber besser geworden seien. Sie frage sich, ob ihre jetzige Depression mit dem vorzeitigen Ruhestand zu tun habe, mit ihrem Besuch

bei ihrer Mutter zu deren 85. Geburtstag (danach hätten die Symptome begonnen) oder mit dem Prostatakarzinom ihres Mannes, der vor ca. acht Wochen deshalb prostatektomiert wurde und jetzt sehr unter seiner seitherigen Inkontinenz leide, weniger unter der Impotenz.

Sie habe schon alles Mögliche versucht, um sich abzulenken und zu beschäftigen, habe auch viel Depressionsliteratur gelesen, aber nichts helfe. Die jetzige Symptomatik hält bereits ca. ein halbes Jahr an, der Internist gab ihr Amitriptylin, zunächst 150 mg pro Tag, dann 75 mg. Inzwischen hat sie es selbst auf 50 mg reduziert und möchte es möglichst bald völlig loswerden.

Biografische Anamnese und Krankheitsentwicklung/-verlauf

Die Patientin stammt aus Osnabrück und ist das jüngere von zwei Geschwistern (sie hat einen 15 Monate älteren Bruder). Sie wuchs zusammen mit diesem Bruder, der Mutter und der Schwester der Mutter in finanziell sehr engen Verhältnissen auf, da der Vater Vermessungsangestellter gewesen war und der Mutter nur eine kleine Rente hinterließ. Diese stammte aus vornehmerer Familie, sie habe es zumindest so empfunden; ihr Vater sei „Schul-Professor" gewesen; die Mutter habe daher verhindert, dass die Patientin Kontakt zu den Verwandten des Vaters hatte, obwohl diese auch in Osnabrück gewohnt hätten.

Die Patientin sei in der Schule immer gut gewesen, die Lehrer hätten gewollt, dass sie auf die Oberschule käme, die Mutter verhinderte es zunächst und wollte, dass sie auf eine Haushaltsschule gehe. Sie habe die Mittlere Reife und dann eine Katasteramtslehre gemacht, von da sei sie als „zu websig", also zu unruhig, zappelig weggeschickt worden. Da habe sie zunächst „etwas gejobbt" und sei dann doch auf die Oberschule gekommen. Dort sei sie sehr

gehänselt worden, weil sie kein Geld hatte; so sei sie nach einem Jahr wieder gegangen und habe sich auf der Ingenieurschule für physikalische Technik (heute Informatik) eingeschrieben, wo sie mit 19 Jahren ihren Ehemann kennen lernte und mit 21 Jahren heiratete. Sie habe vor ihrem Mann Angst gehabt und große Angst vor eigenen Kindern, obwohl sie diese an sich gewollt habe. Sie habe sich sofort untergeordnet und keine „eigene Persönlichkeit entwickelt: Ich weiß bis heute nicht, was ich selber will". Das Paar blieb kinderlos und machte erstaunliche Karrieren, wobei die Patientin schließlich (beide waren beim gleichen Konzern tätig, zunächst in getrennten Abteilungen, dann kam die Patientin in die ihres Mannes) ihren Mann diesbezüglich so überrundet habe, dass er bereits vor fast sieben Jahren deshalb vorzeitig in den Ruhestand gegangen sei, weil er das nicht ausgehalten habe. Trotzdem sei es für beide die große Liebe bis heute, ihr Mann mache nichts ohne sie, sie mache schon einiges ohne ihn, habe in der Jugend auch andere Affären gehabt, während sie seine einzige Partnerin gewesen sei. Er habe ihr zu Beginn Leid getan: Während sie leger in Jeans in die Schule kam, sei er immer korrekt mit Krawatte gekommen, sodass sie zunächst gedacht habe, er sei ein Dozent. Auch heute noch sei er der formellere; dabei ist sie auch immer äußerst korrekt gekleidet, witzigerweise in teurer bayrischer Tracht, obwohl sie nach wie vor mit ihrer Heimatzunge spricht! (Ich denke, auch das ist Ausdruck der einerseits gewollten Überanpassung, andererseits der Sturheit, mit der sie zum Beispiel ihre Karriere machte.) Seit sie im Ruhestand ist, hat sie sich ständig Beschäftigungen gesucht: Im Sommer spielte sie drei- bis viermal pro Woche Golf mit ihrem Mann, dann räumte sie das Haus auf, jetzt konzentriert sie sich auf wohltätige Dinge, wie ehrenamtliche

Nachhilfe für Türkenkinder, Ausfahren gebrechlicher Damen usw. Sie lernt immer noch Sprachen und hat seit 30 Jahren Klavierunterricht, weil sie damals ihrem Mann vorlog, sie könne Klavier spielen; sie wisse aber immer noch nicht, ob sie eigentlich Klavier spielen wolle, sie traue sich aber nicht, ihrem Mann die Wahrheit zu sagen. Kämpfen könne sie sehr gut für andere, nicht für sich. So sei sie Schulsprecherin, Betriebsrätin usw. gewesen, schließlich Personalchefin. Körperlich war sie immer sehr leistungsfähig, habe lediglich, wohl stressbedingt, vor ca. zehn Jahren einen Bluthochdruck entwickelt und war damals beim „Hochdruckpapst" Münchens, der ihr schon gesagt habe, sie solle sich psychiatrische Hilfe holen. Kurz darauf habe sie die erste Depression gehabt. Danach war sie mit ihrem Mann von der Firma aus in Florida; damals habe sie ihm zuliebe ihre eigene Abteilung aufgegeben und in seinem Auftrag in Florida gearbeitet, „sehr nahe bei ihm". Obwohl sie sich völlig untergeordnet habe, sei sie beliebter gewesen und immer mehr gefragt. Nach der Rückkehr nach Deutschland sei dies so geblieben, und so habe er aufgehört zu arbeiten.

Aktueller psychischer Befund

Die Patientin ist voll orientiert, bewusstseinsklar, hochintelligent und -differenziert, keine formalen und inhaltlichen Denkstörungen, keine produktiven Symptome, keine offene Suizidalität. Der Affekt ist merkwürdig flach, stereotyp freundlich; sie scheint durchaus Humor zu besitzen. Die Depression ist stimmungsmäßig bisher kaum merkbar gewesen, wird nur ohne spürbaren Affekt berichtet.

Psychodynamik

Die in ihrer Art eher jünger wirkende Patientin (deren Schrift auch noch ganz kindlich erscheint) hat nie ein echtes weibliches Selbstbewusstsein entwickelt, sondern ist

völlig (wie auch der Ehemann) leistungsorientiert, nach dem Motto: Ich bin nur so viel wert, wie ich leiste und verdiene. Nach außen wirkt sie ruhig, innerlich ist sie ständig getrieben, was sich nur in der Art zu sprechen etwas zeigt. Sie musste – wie der homosexuelle Bruder – der mit 25 Jahren verwitweten Mutter den Partner ersetzen, schlief als Kind in der Küche, der Bruder bei der Mutter. Früh versuchte sie sich dann abzunabeln – via Ehe, die kinderlos blieb. Der berufliche Erfolg verhinderte eine deutlichere Depression bis zu der einen „Phase" vor zehn Jahren, die aber wohl nicht endogen, sondern berufs- und stressbedingt war durch die Auseinandersetzung mit ihrem Mann und auch dadurch, dass sie sehr viel erreicht hatte, es aber nicht genießen konnte. Außerdem ist sicher ein chronischer Auslösefaktor das Sich-immer-zu-sehr-nach-den-anderen-Richten und Zurücknehmen eigener Wünsche bis zu einem Grad von komplettem Nichterkennen, was sie selbst möchte. Hinzu kamen bei der „Phase" vor zehn Jahren der nicht mehr erfüllbare Kinderwunsch und die Wechseljahrproblematik – alles Punkte, über die die Patientin mit niemandem reden konnte, da sie infolge der symbiotischen Partnerbeziehung keine nahe Freundin hat. Latent war sie immer depressiv, vor allem wegen dem Nichtbeachten ihrer wirklichen Wünsche, trotz allem Erfolg.

Behandlungsplan und -ziel

In einer tiefenpsychologisch fundierten, dynamischen Einzeltherapie soll versucht werden, der Patientin Zugang zu ihren Ressourcen und Wünschen zu ermöglichen, damit sie ihr Leben im Ruhestand für sich befriedigender gestalten kann. Wäre sie jünger, wäre diese Patientin sicher eine Analyse-Kandidatin, ob einzeln oder in der Gruppe, sei dahingestellt. So sollen und können nur jene depressionsauslösenden Fokusse behandelt werden, die oben dargestellt wurden. Eine ausreichende Umstrukturierung dürfte trotz aller Krankheitseinsicht nicht mehr zu erreichen sein, ist vielleicht aber auch nicht notwendig. Die Patientin hat schließlich ihr Leben partiell sehr gut bewältigt und eine enorme Entwicklung gemacht.

Prognose

Die Prognose ist für das begrenzte Therapieziel gut, da die Patientin hochmotiviert, absolut verlässlich und ausreichend regressionsfähig ist. Sie hat einen enormen Leidensdruck, ist introspektionsfähig und -willig und möchte noch so viel verändern, dass es ihr mit ihrem Mann gut geht. Dafür scheint sie noch ausreichend flexibel und entwicklungsfähig. Ich beantrage daher mit der Hoffnung, dass dies ausreicht, 50 Sitzungen nach GOÄ 861.

Fortführungsantrag

Versicherungsnummer:
1. Angaben über den Patienten: Name, Geburtsdatum, Beruf, Geschlecht
2. Anzahl der seit Therapiebeginn durchgeführten Einzelsitzungen: 46
3. Anzahl der voraussichtlich noch erforderlichen Einzelsitzungen: 30
4. eventuell Änderungen des Behandlungsplans

Obwohl ich nicht sicher bin, dass die kassentechnisch möglichen 30 Sitzungen zur Beendigung der Therapie ausreichen, möchte ich zum gegenwärtigen Zeitpunkt nur diese beantragen – in der Hoffnung, sie reichen doch für einen ausreichenden und dauerhaften Behandlungserfolg. Da es der Patientin derzeit relativ gut geht, hat sie schon selbst daran gedacht, die Behandlungsfrequenz zu verdünnen, was ohnehin durch nicht überlappende Urlaube in letzter Zeit bereits so war.

Wichtige Ergänzungen zur Symptomatik, Genese, Psychodynamik und Diagnose

Die depressive Symptomatik ist unter dem von mir verordneten Cipramil® (anstelle des Amitriptylins, das der überweisende Kollege verordnet hatte und das ihr ziemlich unerträgliche Obstipation – eine bekannte Nebenwirkung – bescherte) rasch abgeklungen. Der Versuch, es ganz wegzulassen, misslang aber. Es kam zu einem leichten, aber deutlichen depressiven Rezidiv, sodass die Patientin selbst wieder eine kleine Dosis nehmen wollte: Mit derzeit 10 mg pro Tag fühlt sie sich „wie gesund". Wegen erheblicher somatischer Schmerzen infolge eines Fersensporns habe ich sie in die Ambulanz der Universitätsklinik für physikalische Medizin überwiesen, wo sie übermorgen einen ersten Termin hat. Da sie gerne täglich eine Stunde walkt, was ihr auch gegen die Depression gut tut, ist durch den Fersensporn ihre Lebensqualität deutlich beeinträchtigt. Ansonsten ist die leicht übergewichtige Patientin sehr leistungsfähig, kann stundenlang Golf spielen usw. Die Patientin steckt in einer positiven Mutter-Übertragung und will mir alles recht machen – wie ihrer Mutter gegenüber. In letzter Zeit äußert sie zunehmend Wünsche nach privatem Kontakt mit mir, was ich natürlich ablehnen muss. Auch wünschte sie sich zum Beispiel einmal, abends die letzte Stunde bei mir zu haben. Dann wolle sie eine Flasche Wein mitbringen und mit mir trinken (dies, nachdem sie eingestanden hatte, dass sie gelegentlich ein Glas zu viel trinkt, um lustig zu sein). Zur Genese ist dem Erstantrag wenig hinzuzufügen; die Kriegswaise entwickelte eine frühe Parentifizierung und ein altruistisches Verhalten, in der Hoffnung, dass dann auch mit ihr gut umgegangen werde. Dies ist bis heute so geblieben. Ihre Persönlichkeit hat im Sinne C. G. Jungs einen sehr starken Animus, der ihre Erfolge ermöglichte, und eine zarte Anima, die sich immer mehr als kleiner Kobold zeigt. Dabei beobachtet sie mich extrem scharf und wollte lange immer wieder wissen, wie ich sie finde.

Behandlungsverlauf

Die Patientin hat von Anfang an optimal mitgearbeitet, kam stets pünktlich und versuchte, positiv zu erscheinen, auch wenn es ihr schlecht ging. Sie wurde immer offener und erzählte zum Beispiel, dass sie unter der wortkargen Verschlossenheit ihres Mannes und seinen einseitigen Interessen (Arbeiten am PC und Golf spielen) schon vor seiner Prostatakarzinom-Erkrankung sehr gelitten habe. Ihren Kinderwunsch hat sie dahingehend sublimiert, dass sie zu dessen Lebzeiten den homosexuellen Bruder und seinen Lebensgefährten durch hohe monatliche Zuwendungen über Wasser gehalten habe und nach seinem Tod anfing, kostbare Puppen zu sammeln, was sie bis heute tut. Abgesehen von den Kosten für ihren Klavierunterricht und diese Puppen ist sie in Bezug auf sich selbst äußerst bescheiden, anderen gegenüber spendabel. Sie unternimmt aber zunehmend viel allein oder mit Bekannten – ohne Schuldgefühle ihrem Mann gegenüber, dem es besser geht; er hat zwar noch Kontinenzprobleme, kann aber wieder Golf spielen. Das Therapieziel der Patientin ist weiterhin, dass sie die Wurzeln ihrer Depression erkennen möchte und auch deren Folgen in ihrem Verhalten. Es ist ihr schon viel deutlicher geworden, die Therapie muss aber noch fortgesetzt werden.

Nach kurzer Zeit bekam ich eine Ablehnung für diesen Antrag mit folgender Begründung:

> „Beschrieben wird eine weiter behandlungsbedürftige seelische Erkrankung, deren Symptomatik eng mit der strukturellen Entwicklung verbunden ist. Neue Überlegungen zur Differenzialindikation (gegebenenfalls Umwandlung in analytische Psychotherapie) werden nicht mitgeteilt. Für die Fortführung einer tiefenpsychologisch fundierten Psychotherapie wird keine hinreichende Eingrenzung der für die aktuelle Erkrankung bedeutenden Konfliktdynamik und der Therapiezielsetzung vorgenommen."

Natürlich ärgerte ich mich zunächst, musste mir aber eingestehen, dass der Gutachter Recht hatte. So beschloss ich im Einvernehmen mit der Patientin, eine neue Entscheidung herbeizuführen, und hatte Erfolg. Hier der Text an den Gutachter:

„Sehr geehrter Herr Kollege,
infolge eigener Krankheit kann ich erst heute auf ihre ablehnende Stellungnahme antworten, die ich inhaltlich weitgehend akzeptieren kann. Ich möchte aber gleichzeitig für die Umwandlung der bisherigen erfolgreichen Therapie in eine modifizierte Analyse plädieren und erklären, warum ich dies nicht von Anfang an beantragt habe. Ein wenig habe ich es im Behandlungsplan meines Erstantrags vom … angedeutet, als ich schrieb, an sich wäre diese Patientin eine Analyse-Patient. Da ich aber in zwei Fällen vorher von ihnen abschlägige Bescheide für Analyse-Anträge bekam, dachte ich, es sei wenig Erfolg versprechend, einen erneuten zu stellen. Somit bin ich selbst schuld, dass Sie die Fortführung der begonnenen tiefenpsychologisch fundierten Therapie abgelehnt haben, wobei meine damaligen Bedenken, angesichts des Alters der Patientin sei eine Umstrukturierung nicht möglich, inzwischen beseitigt sind: Ich habe in meiner dreißigjährigen Praxis selten eine Patientin gehabt, die so introspektionsfähig und bereit zur Umsetzung von Erkanntem war – auch wenn es unbequem ist – wie diese hochdifferenzierte Frau, die Personalchefin bei einem der größten deutschen Konzerne war. Sie möchte in jedem Fall die Therapie fortsetzen, weil sie so sehr den Gewinn für ihr gesamtes Leben spürt, dass sie bereit wäre, auch selbst zu zahlen. Da Sie mir jedoch darin Recht geben, dass es sich um eine weiterhin behandlungsbedürftige psychische Erkrankung nach den Psychotherapie-Richtlinien handelt, möchte ich die weitere Finanzierung durch die Kasse beantragen, analog zu den gesetzlichen Kassen zunächst 80 Sitzungen nach GOÄ 863, zusätzlich zu den bisherigen 50 Einzelsitzungen nach GOÄ 861. Ergänzend füge ich meinem Antrag den inzwischen eingetroffenen Brief der Klinik für physikalische Medizin der LMU bei, aus dem hervorgeht, dass die Patientin eine Enthesiopathie der Plantaraponeurose beidseits hat, bei der eine psychosomatische Genese zumindest angedacht werden kann. Wenn ich Ihnen abschließend noch gestehe, dass ich in den letzen zehn Jahren außer von Ihnen nur einmal von einem Gutachter einen ablehnenden Bescheid bekam, werden sie vielleicht meine Reaktion verstehen. Ich habe aber daraus gelernt, dass ich mich ungeachtet einer eventuellen Ablehnung nicht in meiner Meinung über eine Therapie verunsichern lassen sollte.
Mit kollegialen Grüßen“

Aufbewahrungspflicht von Anträgen

Wie bereits weiter oben für die Stundenprotokolle erwähnt, gilt auch für die Anträge eine 10-jährige Aufbewahrungsfrist. Dabei ist es Ihre Aufgabe, sicherzustellen, dass kein Fremder an diese Unterlagen kommt. Wenn Sie diese nach zehn Jahren entsorgen, sollten Sie einen Reißwolf benutzen, um ganz sicher zu sein, dass nichts an unerwünschte Leser gerät.

Abrechnung der Anträge

Im (neuen) EBM 2008 ist die Abrechnung der Anträge nicht viel anders als früher, nur die Ziffern haben sich geändert. Mehr Geld bekommt niemand für diesen enormen Aufwand! Für alle gesetzlichen Kassen sind die Abrechnungsziffern die gleichen, nur der Punktwert flottiert.

Folgende Gebührenordnungsziffern sind für Anträge an die gesetzlichen Kassen relevant:

35130 Feststellung der Leistungspflicht zur Einleitung einer **Kurzzeittherapie** (**25** Sitzungen)
Bericht an den Gutachter oder Obergutachter für **tiefenpsychologisch** fundierte Einzel- oder Gruppentherapie bzw. **Verhaltenstherapie** als **KZT**. Dafür gibt es **760** Punkte.

35131 Feststellung der Leistungspflicht zur Einleitung einer **Langzeittherapie** (**50** Sitzungen für **tiefenpsychologisch fundierte** bzw. **160** Sitzungen für **analytische** Einzel- oder Gruppentherapie), dto. **VT** als **LZT**. **Bericht** an den Gutachter oder Obergutachter für eine solche LZT. Dafür bekommt man **1525** Punkte.

Das heißt, der Betrag, den Sie für Anträge bekommen, variiert je nach dem Punktwert für das Quartal, in dem Sie den Antrag geschrieben haben. Schreibgebühren werden nicht erstattet, lediglich das Porto und ein geringer Betrag für Fotokopien mit den Ziffern **40.4** ff. je nach Gewicht:

40120 Brief bis **20 g**
oder **Fax**
oder **digital** (E-Mail) **0,55** Euro

40122 Brief bis **50 g**
oder **digitale Befund-
datenträger** als **Kompaktbrief** **0,90** Euro
40124 Brief bis **500 g** (wird kaum
vorkommen in unserem Fach!) **1,45** Euro
40144 Kopie
oder **EDV-technische Berichte**,
je Seite **0,13** Euro

Bei den **Privatkassen** gibt es analoge Ziffern der **GOÄ**, die mit dem **2,3**-fachen Satz angesetzt werden können, außer Schreibgebühren, Porto und Fotokopien, wofür es natürlich nur den einfachen Satz gibt.
Ziffer **85** GOÄ ist der **Antrag**, je angefangene Stunde **67,03** Euro (**2,5**-fach).
Ziffer **95** GOÄ sind die **Schreibgebühren**, zz. je Seite **3,50** Euro (**1**-fach).
Ziffer **96** GOÄ wird für **Fotokopien** je Seite angesetzt
und vergütet mit **0,17** Euro (**1**-fach).

Für die Anträge gilt normalerweise die Ziffer **808** der GOÄ: **Einleitung** oder **Verlängerung** der **tiefenpsychologisch fundierten** oder **analytischen** Psychotherapie – einschließlich Antrag auf Feststellung der Leistungspflicht im Rahmen des Gutachterverfahrens, **53,62** Euro.

Man kann versuchen **statt 808** die Ziffer **85** je angefangene Stunde mit **zwei** Stunden anzusetzen und bekommt dann **67,03** Euro je Stunde. **Manche Privatkassen erstatten dies.**
Insgesamt wenig Geld für viel Mühe!

Therapeutenwechsel

Da es inzwischen in den meisten Gebieten flächendeckend genug Therapeuten mit Kassenzulassung gibt, wird auch in unserem Fach zunehmendes „Doctor-hopping" betrieben. Manchmal erfahren wir erst nach einigen Sitzungen, wenn es um die Abrechnung geht, dass der Patient schon einen oder mehrere Kollegen aufgesucht hat oder noch aufsuchen wird. So ging es mir vor kurzem: Ein Richter bat um einen Termin, weil er depressiv sei und seinen Arbeitsberg nicht mehr bewältigen könne. Erst nach vier Vorgesprächen sagte er, er sei auch noch bei einem Verhaltenstherapeuten gewesen, der wolle noch ein Paargespräch mit ihm und seiner Frau durchführen, das wolle er noch wahrnehmen. Er habe zwar den Eindruck, meine Sichtweise, die die Ursachen für die Arbeitsstörung in seiner Biografie aufgezeigt habe, liege ihm mehr als die dort vorgeschlagenen Bewältigungsstrategien, die er schon alle kenne, aber er wolle doch noch weitere Meinungen einholen. Ich glaube nicht, dass er sich nochmals meldet. Therapeuten zu wechseln macht manchmal Sinn, da es ja nicht immer beim Erstinterview zur „Liebe auf den ersten Blick" kommt. Häufig entsteht es aber auch nur aus Frust über die Mühen des Erstinterviews, dass jemand vom einen zum nächsten läuft. Innerhalb der Probesitzungen ist es formal nicht weiter problematisch: Der Patient kann insgesamt fünf Mal, bei Analysen sogar acht Mal zu Ihnen oder mir kommen, ehe er entscheiden muss, ob er weiter bleibt oder geht. Komplizierter wird es, wenn der Patient aus einer bereits genehmigten KZT oder LZT zu Ihnen oder mir gewissermaßen überläuft. Dann kann man bei der Kasse des Patienten einen Antrag auf Übertragen der für den früher behandelnden Kollegen genehmigten, aber noch nicht verbrauchten Stunden stellen. Meist wird dem stattgegeben; manchmal wird aber auch ein Neuantrag gefordert, vor allem beim Wechsel von VT in TP oder PA, also von der Verhaltenstherapie in die tiefenpsychologisch fundierte Psychotherapie oder Psychoanalyse. Neben dieser formalen Ebene sollten Sie auf der menschlichen Ebene klären, was der Grund für den Therapieabbruch beim Kollegen war, und – falls sinnvoll – den Patienten motivieren, zu seinem vorigen Therapeuten zurückzugehen. Ob nach Abbruch jemand wiederkommt, lässt sich kaum voraussagen; beim Patienten O hier ist es der Fall gewesen, was für eine schon ausreichend kräftige und tragfähige positive Übertragung spricht. Das Gegenteil gibt es natürlich auch immer wieder, als Alltagsfrust für den Therapeuten. Meiner Erfahrung nach hilft am besten gegen die Kränkung eines Abbruchs, dass wir uns sagen: „Vielleicht ist es gut so, und es bleibt mir eine Menge Ärger erspart." Außerdem sollten wir natürlich selbstkritisch, eventuell mit kollegialer Super- oder Intervision zu klären versuchen, was der Grund war. Nur so wird es immer seltener vorkommen, dass wir viel Anfangsenergie in ein dann scheiterndes Projekt stecken. Und denken wir daran: So etwas kommt auch in anderen Berufsgruppen vor!

Schlussbemerkung

Ich bin zuversichtlich, dass dieses Buch Leser findet, verantwortungsbewusste Kollegen, die nicht nur abkopieren wollen, was andere gemacht haben, sondern sich im Interesse ihrer Patienten eigene Gedankenentwürfe für eine in Aussicht genommene Therapie machen und zu Papier bringen wollen. Anträge schreiben ist machbar, ein integraler Bestandteil unserer Arbeit zumal. Ich wollte Ihnen, meinen Lesern zeigen, dass es nicht so schwierig ist, wie viele befürchten, ja ähnlich Spaß machen kann wie andere Denksportaufgaben: Schließlich hat die Neurobiologie des Gehirns zweifelsfrei herausgefunden, dass unsere Neuronen bis zum Tode plastisch bleiben, und dies gilt umso mehr, je mehr wir unser Gehirn mit ständig neuen Aufgaben herausfordern. In diesem Sinne wünsche ich Ihnen viel Erfolg beim Training!

Sachverzeichnis

A

Abwehr, hysterische 75
Anamnese
– biografische 12 f.
– somatische 14
Anankastisch-depressives Syndrom 72
– Behandlungsplan 60
– Gruppentherapie-Antrag 58 ff.
Angstzustände 53
– Gruppentherapie-Antrag 55 ff.
– probatorische Sitzung 55
Anorexieverdacht
– Erstgespräch ohne Eltern 128 f.
– Jugendlichen-Psychotherapie, Antrags-
  stellung 133 ff.
– probatorische Sitzung 132
Ausdruck, nonverbaler, des Therapeuten 20

B

Beihilfeantrag 108 ff.
Beihilfefähigkeit, Antrag auf Anerkennung
  115 ff.
Beobachtung, nonverbale 19 f.
Beratungstätigkeit 5
Beziehung, therapeutische, niederfrequente
  Therapie 8
Beziehungsstörung 5
– frühkindliche
– – Erstgespräch 124
– – Spieltherapie, analytische
– – – Antragsstellung 125 ff.
– – – Fortführungsantrag 142 ff.

D

Darmbeschwerden, psychosomatische 67
Depression 44 f.

– Einzeltherapie, tiefenpsychologisch
  fundierte
– – Beihilfeantrag 111 ff.
– – probatorische Sitzung 112 ff.
– Erstgespräch 44 f., 111 f.
– Kurzzeit-Einzeltherapie, tiefen-
  psychologisch fundierte
– – Kassenantrag 50 f.
– – probatorische Sitzung 46 ff.
– – Umwandlungsantrag 100 ff.
– Obergutachtenantrag 152 ff.
Depressiv-anankastisches Syndrom
– Behandlungsplan 76
– Bericht zum Fortführungsantrag 94 f.
– Einzeltherapie, psychoanalytische
– – Fortführungsantrag 94 ff.
– – Kassenantrag 73 ff.
– – probatorische Sitzung 68 ff.
– Erstgespräch 65 f.
– Therapieverlauf 95 f.
Dokumentationspflicht 27

E

Einzel-Gruppen-Psychotherapie, kombi-
  nierte 9
Einzel-Langzeittherapie, tiefenpsychologisch fundierte, Leistungsbegrenzung
  7
Einzeltherapie
– psychoanalytische
– – Erstgespräch 63 ff.
– – Fortführungsantrag 93 ff.
– – Kassenantrag 70 ff.
– – probatorische Sitzung 66 ff.
– Therapieraumgestaltung 21
– tiefenpsychologisch fundierte, Beihilfeberechtigter 111 ff.
Erörterungstätigkeit 5

Erschöpfungsdepression, probatorische
  Sitzung 112 ff.
Erstinterview
– analytisch geführtes 12
– strukturiertes 16 ff.
– unstrukturiertes 12, 16 ff.
Erwachsenen-Therapie 30 ff.

F

Familientherapie, Therapieraumgestaltung
  21
Fortführungsantrag 83 ff.
– Einzeltherapie, psychoanalytische
  93 ff.
– Gruppentherapie
– – psychoanalytische 97 ff.
– – tiefenpsychologisch fundierte 89 ff.
– Kinder/Jugendliche 123, 142 ff.
– Langzeit-Einzeltherapie, tiefen-
  psychologisch fundierte 85 ff.
Fragebogen 11

G

Gegenübertragungsentwicklung 23
Gehemmtheit in der Gruppe
– Erstgespräch 77
– Gruppentherapie, psychoanalytische
– – Erstgespräch 78
– – Fortführungsantrag 98 ff.
– – Kassenantrag 81 ff.
Gesprächsanfangsgestaltung 24 f.
Gesprächsendegestaltung 25 f.
Gesprächstechnik 23 f.
Grundversorgung, psychosomatische
– Antrag 63
– Erstgespräch 60 ff.
Gruppenraumgestaltung 22
Gruppentherapie
– Indikation 54
– Kontraindikation 54

– psychoanalytische
– – Erstgespräch 76 f.
– – Fortführungsantrag 97 ff.
– – Kassenantrag 78 ff.
– – probatorische Sitzung 77 f.
– tiefenpsychologisch fundierte 52 ff.
– – Erstgespräch 52 f.
– – Fortführungsantrag 89 ff.
– – Kassenantrag 55 ff.
– – Leistungsbegrenzung 7
– – probatorische Sitzung 54 f.

H

Helfersyndrom 52
Herzangst-Syndrom
– Behandlungsplan 76
– Bericht zum Fortführungsantrag
  94 f.
– Einzeltherapie, psychoanalytische
– – Fortführungsantrag 94 ff.
– – Kassenantrag 73 ff.
– – probatorische Sitzung 68 ff.
– Erstgespräch 60 ff., 65 f.
– Grundversorgung 63 ff.
– Therapieverlauf 95 f.

I

Ich-Entwicklungsdefizit 9
Informationsgewinnung vor Antrag-
  gestaltung 11 ff.
– Vorfeld 14 ff.

J

Jugendliche/r, ältere/r, Erstgespräch ohne
  Eltern 128 f.
Jugendlichen-Psychotherapie
– Leistungsbegrenzung 10 f.
– Therapieraumgestaltung 22

K

Kassenantrag
– Abfassung, Informationen 11 ff.
– Ablehnung 151
– Ablehnungsgründe 150
– Abrechnung 158
– Aufbewahrungspflicht 157
– Eintüten 4
– formale Kriterien 4
– mentales Modell 3
Kinder-/Jugendlichen-Therapie 120 ff.
– Bezugspersonen-Interview 120
– – separates 130 ff.
– Ergänzungsbericht 123
– Kassenantragsstellung, Informationsblatt
  120 f.
– probatorische Sitzung 132 f.
Kinder-Psychotherapie
– Leistungsbegrenzung 10 f.
– Therapieraumgestaltung 22
Krise
– aktuelle 5
– depressive, Kurzzeittherapie-Antrag 51 f.
Krisenintervention 45 f.
Kurzzeit-Psychotherapie
– Antragsstellung 38, 43 ff., 50 ff.
– – Gründe 43 f.
– – für Kinder/Jugendliche 141 f.
– Erstgespräch 44 ff.
– Leistungsbegrenzung 7
– probatorische Sitzung 46 ff.
– Umwandlungsantrag 38 ff.
– – zur analytischen Gruppentherapie
  108
– – zur Langzeittherapie 37 ff., 100 ff.
– – Kind/Jugendlicher 122
KZT s. Kurzzeit-Psychotherapie

L

Langzeit-Einzeltherapie, tiefenpsychologisch fundierte

– Erstgespräch 30 ff.
– Fortführungsantrag 85 ff.
– Kassenantrag 38 f.
– Leistungsbegrenzung 7
– probatorische Sitzung 33 ff.
– Therapeutenwechsel 158
Leistungsbegrenzung 6 ff.
Leistungsorientierung, zwanghafte
– Erstgespräch 52 f.
– Gruppentherapie, tiefenpsychologisch
  fundierte
– – Kassenantrag 55 f.
– probatorische Sitzung 55
Logorrhö 12

M

Magenbeschwerden
– Einzeltherapie, psychoanalytische
– – Fortführungsantrag 93 ff.
– – Kassenantrag 70 ff.
– – probatorische Sitzung 66 ff.
– Erstgespräch 60 f., 63 ff.
– psychosomatisch bedingte
– – Grundversorgung, Erstgespräch
  60 f.
– – probatorische Sitzung 66 ff.
– – Therapieverlauf 94
Magenneurose 72
Mimik 20
Multiple Sklerose 53 f.

N

Narzisstisch-depressive Struktur
  43
Narzisstisch-depressives Syndrom
– Erstgespräch 52 f.
– Gruppentherapie-Antrag
  55 ff.
– probatorische Sitzung 55
Notversorgung 6

O

Obergutachten 151 ff.
– Antragstellung 152 ff.

P

Paartherapie, Therapieraumgestaltung 21
Panikattacken
– Erstgespräch 31 ff.
– probatorische Sitzung 35 ff.
– Psychotherapie, ambulante, Privatkassen-
   Antrag 42 f.
Persönlichkeitsstörung, Psychotherapie,
   Leistungsbegrenzung 8 f.
Persönlichkeitsstruktur, anankastisch-de-
   pressive 75
Probesitzung 26
Psychosomatische Beschwerden
– Einzeltherapie, tiefenpsychologisch fun-
   dierte
– – Kassenantrag 37 ff.
– – probatorische Sitzung 33 ff.
– Erstgespräch 30 ff.
Psychotherapeutengesetz 6
Psychotherapie
– ambulante, Privatkassen-Antrag 42 f.
– analytische, Leistungsbegrenzung 10
– Beihilfefähigkeit 115 ff.
– dynamische, Leistungsbegrenzung 7
Psychotherapie-Richtlinien 4 f.

R

Reaktiv-depressives Syndrom
– Erstgespräch 30 f.
– Kurzzeittherapie
– – Antrag 38
– – probatorische Sitzung 33 ff.
– – Umwandlungsantrag 38 ff.

S

Schlafstörung
– Erstgespräch 30 f.
– Kurzzeit-Einzeltherapie, tiefen-
   psychologisch fundierte
– – Kassenantrag 38
– – Umwandlungsantrag 38 ff.
– Langzeit-Einzeltherapie, tiefen-
   psychologisch fundierte
– – Ergänzungsbericht 88
– – Fortführungsantrag 85 ff.
– probatorische Sitzung 33 ff.
Schuldgefühle 43
Schweigepflicht 27
Seelische Krankheit, behandlungs-
   bedürftige 5 f.
Selbstbeobachtung 23
Signale, verbale, des Patienten 23 f.
Sitzung, probatorische 26
Somatisierungsstörung 72, 75
Sozialisationsbedingungen 13
Spieltherapie, analytische, Antragsstellung
   125 ff.
Sprachniveau 24
Suizidalität, akute
– Erstgespräch 45 f.
– Kurzzeit-Einzeltherapie, tiefen-
   psychologisch fundierte
– – Kassenantrag 51 f.
– – probatorische Sitzung 49
– – Umwandlungsantrag 104 f.
Suizidgefahr 15

T

Terminvereinbarung 15
Therapeutenwechsel 158 f.
Therapieraumgestaltung 21 f.
Tiefenpsychologische Therapie, Leistungs-
   begrenzung 6 ff.

U

Umwandlungsantrag 100 ff.
– Abfassung 100
– beim Kind/Jugendlichen 149 f.

V

Vaterlosigkeit 43
Vater-Sohn-Konflikt
– Erstgespräch 53
– Gruppentherapie, tiefenpsychologisch
  fundierte
– – Kassenantrag 58 ff.
– – probatorische Sitzung 55
Vereinsamungsangst
– Erstgespräch 76
– Gruppentherapie, psychoanalytische
– – Fortführungsantrag 97 f.
– – Kassenantrag 78 ff.
– – probatorische Sitzung 77 f.
Verhaltenstherapie, Therapeutenwechsel
  158

W

Waschzwang beim Jugendlichen
– Erstgespräch mit Mutter 129 f.
– probatorische Sitzung 132
– Psychotherapie
– – Antragsstellung 138 ff.
– – Fortführungsantrag
    146 ff.
– – Therapieverlauf 147 ff.

Z

Zwangsstruktur 53, 93
Zwilling, Ablösungsschwierigkeiten,
  Jugendlichen-Psychotherapie
– Antragsstellung 133 ff.
– Erstgespräch ohne Eltern
  128 f.
– Fortführungsantrag
  144 ff.
– probatorische Sitzung
  132

Literatur

Adler R, Hemmeler W (1986). Praxis und Theorie der Anamnese. Stuttgart: Gustav Fischer.

Adler RH, Herrmann JM, Köhle K, Langewitz W, Schonecke OW, von Uexküll Th, Wesiak W (Hrsg) (2003). Psychosomatische Medizin. 6. Aufl. München, Jena: Urban & Fischer.

Arbeitskreis OPD (Hrsg) (2001). Operationalisierte Psychodynamische Diagnostik. Grundlagen und Manual. 3. Aufl. Bern: Hans Huber.

Argelander H (1989). Das Erstinterview in der Psychotherapie. Darmstadt: Wissenschaftliche Buchgesellschaft.

Best D, Kleinken B, Hess R, Krimmel L (2002). Kommentar zur Gebührenordnung für Psychotherapeuten (GOP). Köln: Deutscher Ärzte-Verlag.

Boessmann U (2000). Berichte an den Gutachter schnell und sicher schreiben. Bonn: Deutscher Psychologen Verlag.

Boessmann U (Hrsg) (2001). Praktischer Leitfaden für tiefenpsychologisch fundierte Richtlinientherapie. 2. Aufl. Bonn: Deutscher Psychologen Verlag.

Dührssen A (1997). Die biografische Anamnese unter tiefenpsychologischem Aspekt. 4. Aufl. Göttingen: Vandenhoeck & Ruprecht.

Eckstaedt A (1991). Die Kunst des Anfangs. Frankfurt a. Main: Suhrkamp.

Henseler H, Wegner P (2000). Psychoanalysen, die länger brauchen. 3. Aufl. Leverkusen: Westdeutscher Verlag.

Hörmann H (1991). Einführung in die Psycholinguistik. 3. Aufl. Darmstadt: Wissenschaftliche Buchgesellschaft.

Jerouschek G (Hrsg) (2004). PsychThG. Psychotherapeutengesetz, Kommentar. München: C. H. Beck.

Kassenärztliche Vereinigung Bayerns (KVB) (Hrsg) (2003). BMÄ – E-GO – EBM. Dachau: Zauner Druck- und Verlags-GmbH.

Köhlke H-U (2000). Das Gutachterverfahren in der Vertragspsychotherapie. Eine Praxisstudie zu Zweckmäßigkeit und Verhältnismäßigkeit. Tübingen: dgvt.

Laimböck A (2002). Das psychoanalytische Erstgespräch. Tübingen: edition diskord.

Margraf J, Schneider S, Ehlers A (Hrsg) (1994). DIPS. Diagnostisches Interview bei psychischen Störungen. 2. Aufl. Berlin, Heidelberg, New York: Springer.

Mundenbruch R (2004). GOÄ 2004. Dachau: Zauner Druck- und Verlags-GmbH.

Richter H-E (1970). Patient Familie. Hamburg: Rowohlt.

Rüger U, Dahm A, Kallinke D (Hrsg) (2003). Faber-Haarstrick: Kommentar Psychotherapie-Richtlinien. 6. Aufl. München, Jena: Urban & Fischer.

Schauenburg H, Freyberger HJ, Cierpka M et al. (Hrsg) (2002). OPD in der Praxis. Nachdruck der 1. Aufl. 1998. Bern: Hans Huber.

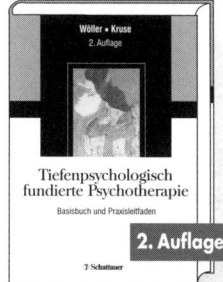
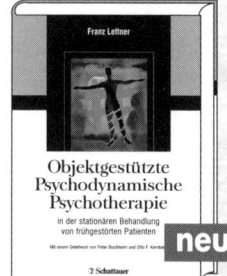
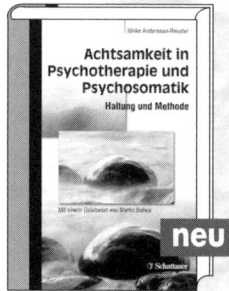
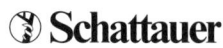

Psychotherapie bei Schattauer

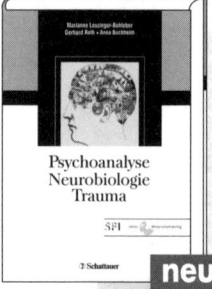
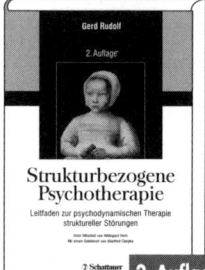
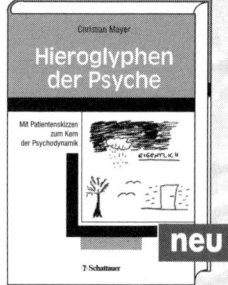
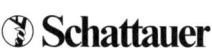